Häfelin – Basis der Bindegewebsmassage BGM
Basic elements of connective tissue massage CTM

Subcutane Reflex Therapie SRT
Subcutaneous reflex therapy SRT

Vierte, neu überarbeitete Auflage
Fourth revised edition

Ein Leitfaden für Physiotherapeuten
A guide for physiotherapists

HERMANN HÄFELIN

Basis der Bindegewebsmassage SUBCUTANE REFLEX THERAPIE

Vierte, neu überarbeitete Auflage

Ein Leitfaden für Physiotherapeuten

ISBN 3-00-015638-0

Diese 4. Auflage ist
Herrn Günther Wittlinger 1928-1986
gewidmet,
der in den Anfängen meiner Lehrtätigkeit
in seinem Hause der
Dr. Vodder Schule in Walchsee/Tirol
mir ein Forum und eine Heimstatt gegeben hat.

Physiotherapeut
(Krankengymnast und Masseur)

Im Bletzenfeld 16
D-78727 Oberndorf am Neckar

Tel. 07423-870691

Im Selbstverlag des Autors

Um Wahrheit sich mühn
Für Schönheit erglühn
Nach Gutem streben
Nur das heißt leben

Familienspruch Häfelin

Vorwort zur 4. Auflage

Wie bekannt, hat Frau **Elisabeth Dicke** die Bindegewebsmassage inauguriert. Sie hat den Namen geprägt, war aber gleichzeitig mit der Bezeichnung nicht glücklich. Ich bin davon überzeugt, dass Frau Dicke den jetzt von mir eingebrachten Terminus technikus

Subcutane Reflex Therapie

akzeptieren könnte.

Mit dem neuen Titel dieses Buches „Subcutane Reflex Therapie“ wird eindeutig , unmissverständlich und zielführend die Therapie beschrieben. Allerdings will ich mich auch bewusst von der „Bindegewebsmassage mit dem Kleinen und Großen Aufbau“ distanzieren. Die moderne Therapie verlangt eine gezielte Vorgehensweise, d.h., es werden nur dort subcutan wirksame Techniken appliziert, wo eine vorausgegangene Befunderhebung dies angezeigt hat.

Gegenüber den bisherigen Auflagen, hat dieses Buch einige Neuerungen. Praktikabel ist sicherlich, dass die Vorder- und Rückseite des Buchumschlags doppelt aufklappbar und alle subcutanen Organzonen dort abgebildet sind. Weiterhin steht vor jedem Kapitel eine Zusammenfassung. Eine solche Zusammenfassung oder Inhaltsangabe habe ich bei meinen eigenen Studien stets geschätzt und als sehr hilfreich angesehen. Im Zeitalter der Globalisierung sehen wir in der Technik aber auch in der Umgangssprache anstelle deutscher Bezeichnungen englische Worte. Dieser Entwicklung versuche ich in einem bescheidenen Rahmen Rechnung zu tragen, indem ich u.a. die Zusammenfassung in deutscher und englischer Sprache geschrieben habe.

Weitere Veränderungen gegenüber den vorhergegangenen Auflagen, entstanden aus neuen Erkenntnissen und dienen nur der allgemeinen Fortentwicklung der Methode.

D - 78727 Oberndorf am Neckar, im Frühjahr 2005

Hermann Häfelin

Vorwort zur 3. Auflage

Vorab ist es mir ein Bedürfnis, all den Menschen zu danken, die bisher meine Bemühungen mit Rat und Tat unterstützt haben, aber ausdrücklich eine namentliche Nennung nicht wünschen. Außerdem möchte ich auch den Lehrkräften an den Schulen danken, die meine Methode weitergeben.

Eine Neuauflage ist aus mehreren Gründen erforderlich. Zum ersten sind es für mich zwischenzeitlich neu gewonnene Erkenntnisse über die Entstehung einer Adhäsion und hier besonders die Rolle des Fibrins. Der zweite Grund für eine Neuauflage war, dass ich in den vorausgegangenen Auflagen nicht eindeutig genug die Spannung der Subkutis als Turgor bezeichnet habe.

Auch erschien es mir wichtig, eine Abhandlung über das Immunsystem einzufügen, zumal wir bei unseren Versuchen, die Wirksamkeit der Bindegewebsmassage zu erläutern, mit Schlagworten operieren, in denen das Immunsystem vorkommt.

Nicht zuletzt zwingt die Tatsache, dass alle Bücher der 2. Auflage vergriffen sind, zu einem Neudruck.

78727 Oberndorf a. N., im März 1999

Hermann Häfelin

Vorwort zur 2. Auflage

Seit Veröffentlichung der 1. Auflage von "Basis der Bindegewebsmassage" vor ca. 10 Jahren ist viel geschehen. Einige Fakten sind klarer hervorgetreten, während "wichtige" Fragen seinerzeit nur eine geringe Rolle spielten. So war z. B. die Frage des richtigen methodischen Vorgehens für mich wichtiger als die Verbindung einer Technik mit einem bestimmten Namen. In der letzten Zeit werde ich aber immer mehr gedrängt, zur Abgrenzung antiquierter Gedanken oder anderer Vorgehensweisen meinen Namen mit dieser Methode zu verbinden. Mit diesem konsequenten Schritt will ich einen Beitrag leisten, klar ein Sachgebiet zu definieren.
Meine Position der steten Weiterentwicklung einer Methode möchte ich mit einem Vers aus "Die Weisheit des Brahmanen" des Dichters Friedrich Rückert (1788 - 1866) beschreiben:

> "Ich habe nichts erdacht, nur manches ausgedeutet,
> gegraben keinen Schacht, nur manchen ausgebeutet.
> Kann ich, wo ich gelernt, auch nicht den Lehrer nennen,
> ich lernte doch und muß als Schüler mich bekennen.
> Und der es mich gelehrt, der wird gelernt es haben
> von seinem Lehrer, dem es andre Lehrer gaben.
> Die Überliefrung ist, wenn auch die Namen schwanden
> der Überliefernden, vom Anfang her vorhanden.
> Wer sagt mir nun, woher der erste selbst es nahm,
> von dem aus Hand zu Hand zur mir herab es kam?
> So kommt der durst'ge Geist auf Wegen der Erfahrung
> durch Überlieferung zum Quell der Offenbarung."

Bei der 1. Ausgabe ging ich davon aus, dass erfahrene und speziell qualifizierte Lehrkräfte zur Technikvermittlung dieses Buch verwenden, während sie die anatomisch-physiologischen Grundlagen anderen Fachbüchern entnehmen. Eine Mehrzahl von Lernenden hat den Wunsch geäußert, das nötige Wissen in einem Buch zu erhalten. So ist die 2. Auflage etwas ausführlicher. Weiter kam es mir darauf an, auch die Grenzbereiche aufzuzeigen und so den richtigen Stellenwert zu verdeutlichen. Wichtige Hinweise, Anregungen und Kritiken erhielt ich von Ärzten, Krankengymnasten und Masseuren, denen ich auf diesem Wege danken möchte.

7022 Leinfelden, im Sommer 1988

Hermann Häfelin

Vorwort zur 1. Auflage

Kranken Menschen zu helfen ist nicht nur eine Verpflichtung der Neuzeit, sondern eine natürliche Handlung, seit es Menschen gibt. Dieses Helfen wurde in den verschiedenen Zeiten je nach Wissensstand, moralischer und religiöser Einstellung unterschiedlich praktiziert. Stets sahen die Behandler den Menschen als eine Einheit von Leib, Seele und Geist. Demgemäß wurden - bewusst oder unbewusst - die Störungen dieses Regelkreises und seiner Umwelt in die Therapie einbezogen. Aufgabe des Arztes ist es, den kranken Menschen in diesem Zusammenhang zu sehen, nach Ursachen der Erkrankung zu forschen und Diagnosen zu stellen. Der Masseur und der Krankengymnast - als Glied in der Behandlerkette - müssen um diese Dinge wissen und ihrerseits versuchen, über Haut, Bindegewebe und Muskulatur Spannungsveränderungen zu erfassen und sie durch gezielte Therapie zu harmonisieren, um dadurch zu einer Einheit von Leib, Seele und Geist beizutragen.
Zum Aufgabenbereich des Masseurs und des Krankengymnasten gehört die Bindegewebsmassage. Die Bindegewebsmassage wiederum gehört zu den Reflexzonenmassagen, die schon viele Jahre vor der Entwickung der Bindegewebsmassage erfolgreich durchgeführt wurden. Entwicklung, Forschung und Verbreitung der Bindegewebsmassage sind den Bemühungen von Frau Elisabeth Dicke und von Frau Dr. Hede Teirich-Leube zu verdanken.
Zunächst hat Frau Dicke alleine, später mit Frau Dr. Teirich-Leube zusammen, die Bindegewebsmassage entwickelt. Sie haben die ersten Schritte getan, und auf ihren Grundlagen kann aufgebaut werden. Ohne ihre Erkenntnisse wäre die Ausarbeitung dieser Schrift nicht möglich. Nach Frau Dicke und Frau Dr. Teirich-Leube wurden Methoden der Bindegewebsmassage benannt. Diese Schrift weicht in wesentlichen Punkten von beiden Methoden ab, so dass eine Benennung nach einer dieser Methoden nicht zutreffend wäre. Ohnehin ist der Verfasser der Meinung, dass jede Veröffentlichung auf diesem Gebiet lediglich einen momentanen Erkenntnisstand darstellen kann und dass es letzten Endes nicht um Namen, sondern nur um die Sache

- die Bindegewebsmassage -

geht.

Stuttgart, im März 1979 Hermann Häfelin

Geleitwort zur 1. Auflage

Die ständige Ausweitung aller Wissensgebiete gilt natürlich auch für das Gebiet der wohl ältesten Therapieform, der Physikalischen Therapie. Aus dieser Erkenntnis fordern nicht nur die Berufs- und Fachverbände, sondern auch die Arbeitsgemeinschaft der Lehrer an Massageschulen seit Jahren eine Erweiterung der fachlichen Ausbildung des Masseurs und medizinischen Bademeisters. Um der vielfältigen Neuentwicklung auf diesem Fachgebiet nachzukommen, muß die Ausbildung intensiviert werden. Dazu gehört nicht nur die praxisbezogene Vermittlung gesicherten Erfahrungsgutes, sondern auch neuer und ergänzender Erkenntnisse. In diesem Zusammenhang verdient das vorliegende Buch besondere Aufmerksamkeit. Es vermittelt die bewährten Grundzüge der Bindegewebsmassage wie auch die persönlichen eingehenden Erfahrungen des Autors. Er hat erfreulicherweise eine Synthese der Bindegewebsmassage gefunden - aufbauend und anlehnend an die Richtungen Dicke und Teirich-Leube - und vermittelt so eine Gesamtschau, die bewusst die bisher leicht divergierenden Strömungen der verschiedenen Ausführungen der Bindegewebsmassage modifiziert und zusammenfasst. Aus diesen Gründen ist der "Basis der Bindegewebsmassage" auch von ärztlicher Seite eine weite Verbreitung und eine Einbeziehung in den Lehrplan der Massageschulen zu wünschen.

Nürnberg, März 1979

Dr. med. Walther Rulffs
Facharzt für innere Krankheiten
- Physikalische Therapie -

Inhaltsverzeichnis

Ich schlief und träumte
das Leben sei Freude,
ich erwachte und siehe
es war Mühe und Arbeit.
Ich arbeitete und siehe
es war Freude.

Rabindranath Tagore (1861-1941)

1. Einleitung

Lernziel

Entscheidend für das Erlernen einer Methode ist Begeisterung und Neugier für eine Sache. Daraus resultiert das Engagement.

Aus dem ersten Kapitel soll erkannt werden, dass klare Definitionen und Kenntnisse der geschichtlichen Entwicklung das Verständnis für eine Methode erleichtern.

1.1 Zusammenfassung Kapitel 1
– Einleitung –

Die Bindegewebsmassage oder die Subcutane Reflex Therapie ist eine Manuelle Reiztherapie des subcutanen Bindegewebes mit einem reflektorischem und vegetativen Bezug zu Geweben und Organen. Sie ist eine spezielle Form der Reflexzonentherapie.

Frau **E. DICKE** hat aus einer persönlichen Erfahrung heraus, ungefähr ab dem Jahre 1929, die Bindegewebsmassage entwickelt. Es ist ihr Verdienst, dass sie die Subcutis als Ansatz für eine Therapie gesehen hat. Später kamen Frau **Dr. H. TEIRICH-LEUBE** und Herr **Prof. W. KOHLRAUSCH** hinzu. Ohne ihre Erfolge und Verdienste zu schmälern, muss kritisch angemerkt werden, dass die starke Betonung der Organwirkungen und das Festhalten an einem starren schematischen Aufbau die ganze Vorgehensweise in eine Sackgasse geführt hat.

Erst durch die erweiterte Technik der Befunderhebung und Therapie – von **H. HÄFELIN** ab dem Jahre 1973 – und der Einbeziehung der Lebens-Rhythmen ist eine variable und individuelle Vorgehensweise möglich geworden.

1.2 Summary of Chapter 1
– Introduction –

Connective tissue massage or Subcutaneous reflex therapy is a manual form of stimulant therapy applied to subcutaneous connective tissue with a reflex autonomic relationship to tissues and organs. It is a specialised form of reflex zone therapy.

Connective tissue massage was developed by Mrs. **E. DICKE** from about 1929 onwards, on basis of her personal experience. Her merit was to see the subcutis as a target for treatment. She was later followed by **Dr. H. TEIRICH-LEUBE** and **Prof. W. KOHLRAUSCH**; without lessening their successes and achievements, the criticism has to be made that their strong emphasis on organ effects and their adherence to a rigid schematic structure has led the whole procedure down a blind alley.

It was only the arrival of expanded techniques of investigation and treatment – by **H. HÄFELIN** since 1973 – and the incorporation of the rhythm of life, that enabled a variable and individualised procedure to be developed.

1. Einleitung

1.3 Aufgabe und Ziel dieser Ausführungen

Dieses Buch ist für Interessenten geschrieben, welche die Absicht haben, sich näher mit der Bindegewebsmassage auseinanderzusetzen. Naturgemäß sind dies überwiegend Schüler an Krankengymnastik- und Massageschulen. Ich denke aber auch an ausgebildeten Physiotherapeuten, die ihren theoretischen und praktischen Wissensstand überprüfen wollen.

Die Ausarbeitung dieses Buches ist aus der Praxis heraus entstanden. Ziel ist, dass
- Studenten durch dieses Buch besser lernen und verstehen können,
- Studenten außerhalb des Unterrichtes sich autodidaktisch mit den angrenzenden Gebieten befassen können,
- Therapeuten aufgrund der anstehenden Fragen aus der Praxis heraus sich intensiver mit diesem Buch befassen und dadurch Antworten auf beobachtete Phänomene erhalten.

1.4 Definition der Subcutanen Reflex Therapie

Bei der Subcutanen Reflex Therapie oder der Bindegewebsmassage nach Häfelin, handelt es sich um eine manuelle Reiztherapie, deren Ziel es ist, mit speziellen Techniken alle Störungen in der Subcutis des ganzen Körpers wie Dysbalance des subcutanen Turgors, subcutane Adhäsionen, sekundär geheilte Narben und Sensibilitätsstörungen und Missempfindungen zu beheben.

1.5 Beschreibung der Methode

Die Subcutane Reflex Therapie bzw. die Bindegewebsmassage nach Häfelin ist eine spezielle Form der Reflexzonenmassage. Man geht davon aus, dass bei Erkrankungen der inneren Organe, des

Bewegungsapparates und lokalen Affektionen der Subcutis eine Dysbalance der subcutanen Spannungen und eine Störung des Stoffwechsels der Subcutis am ganzen Körper entsteht.

Alle Gewebsabschnitte mit einer veränderten Spannung oder einer Verklebung werden mit einer besonderen Technik gereizt, bis ein Spannungsausgleich hergestellt ist. Außerdem sind alle Narben, die als Störherd erkannt werden, zu entstören. Sensibilitätsstörungen und Missempfindungen bedürfen einer besonderen Vorgehensweise. Bei der Ausführung der Bindegewebsmassage empfindet der Patient ein charakteristisches Schneidegefühl ("Ritzen") an allen therapierelevanten Stellen, welches aber **für den Patienten subjektiv angenehm sein muss**.

Das Behandlungsziel ist ein subcutaner Spannungsausgleich am ganzen Körper. Spontan kommt es zu Reaktionen des vegetativen Nervensystems. Indirekt oder reflektorisch werden die Organe und ihre Funktionen beeinflußt. Ein einzelnes, vorher bestimmtes Organ isoliert und gezielt zu reizen, ist nicht möglich. Vielmehr lassen die Wirkungen erkennen, dass die gestörten Funktionen normalisiert werden. Neben diesen allgemeinen und reflektorischen Wirkungen werden durch den lokalen Spannungsausgleich Störungen des Bewegungsapparates verbessert.

Bei allen Überlegungen um Reaktionen und Wirkungen, muss stets gesehen werden, dass einzelne lokale subcutane Störungen des ganzen Körpers untereinander korrespondieren und krankheitsunterhaltend sind und damit logischerweise eine nachhaltige Besserung und Gesundung des Patienten erst zu erwarten ist, wenn alle subcutane Veränderungen behoben sind.

1.6 Ziel der Subcutanen Reflex Therapie

Ziel der der Subcutanen Reflex Therapie bzw. der Bindegewebsmassage nach Häfelin ist es,
- einen allgemeinen Spannungsausgleich im subkutanen Bindegewebe,
- eine Lösung von Verklebungen zwischen Subkutis und Muskelfaszie,
- eine Entstörung sekundär geheilter Narben, die sich im Sinne der Neuraltherapie nach HUNEKE als Störherd darstellen,
- eine Normalisierung von Sensibilitätsstörungen,
- ein normales Aktivitätsmuster der Organe durch Unterstützung, Förderung oder Hemmung der vegetativ gesteuerten Organfunktionen zu erreichen.

1.7 Entwicklung der Bindegewebsmassage

Die Bindegewebsmassage ist eine aus der Erfahrung heraus entwickelte Reiztherapie. Die Krankengymnastin Elisabeth DICKE litt 1929 unter schweren Durchblutungsstörungen des rechten Beines. In diesem Zustand - kurz vor der Nekrose - versuchte sie, das im zugehörigen Segment getastete "infiltrierte" Gewebe zu verteilen. Nach einigen ziehenden Streichungen mit den Fingerkuppen verspürte sie eine nachhaltige Linderung ihrer Beschwerden. Sie hat nun versucht, ihre persönlichen Erfahrungen zum Nutzen anderer kranker Menschen weiterzugeben. 1938 kam sie mit Frau Dr. TEIRICH-LEUBE, der Leiterin der Krankengymnastikschule in Freiburg, zusammen und konnte dort an der Schule ihre Methode demonstrieren. Aus dieser Begegnung entwickelte sich eine fruchtbare Zusammenarbeit und intensive Entwicklung der Methode, an der später ebenfalls Prof. KOHLRAUSCH beteiligt war.
Seitdem haben aufmerksame Behandler "mosaiksteinchenartig" ihre eigenen Erfahrungen ausgetauscht. Besondere Verdienste hat sich Frau HEIDEMANN aus Freiburg erworben.
Einen wesentlichen Anteil an der Weiterentwicklung der Bindegewebsmassage hat HÄFELIN, indem er das ursprünglich starre System aufgelöst und eine befundorientierte individuelle Vorgehensweise entwickelt hat. Offiziell hat Häfelin ab dem Jahre 2005 die neue Bezeichnung

Subcutane Reflex Therapie

eingeführt.

1.8 Heutiger Entwicklungsstand

Die Ausführung der Subcutanen Reflex Therapie bzw. der Bindegewebsmassage nach Häfelin beginnt, indem zunächst der Sicht-, Tast- und Funktionsbefund erhoben wird, wobei dem Tastbefund absolute Priorität einzuräumen ist. Soweit bekannt ist, führt der Autor als erster seit dem Jahre 1980 konsequent den Tastbefund (Hautfaltentastung nach HANSEN oder KIBLER) im Verlauf der Spaltlinien der Haut durch. Damit ist die Grundlage gegeben, auch an den Extremitäten einen Tastbefund zu erheben und so eine gezielte Behandlung zu ermöglichen. Anschließend wird der Gewebsbefund normalisiert. Im Gegensatz zur Arbeitsweise von Frau DICKE, die von einem "Kleinen Aufbau" und einem "Großen Aufbau" spricht, werden bei der hier beschriebenen

Methode bereits in der ersten Sitzung alle unterspannten subkutanen Bindegewebsstellen des Körpers gereizt. Diese Vorgehensweise hat bereits Frau TEIRICH-LEUBE in ähnlicher Weise beschrieben, wenn auch völlig anders interpretiert. In der Regel wird zuerst die Stelle gereizt, welche die größte Unterspannung aufweist.
Gleichzeitig werden die Bindegewebstechniken um die SUBKUTANE PETRISSAGE erweitert, wodurch Verklebungen zwischen Subkutis und Muskelfaszie manuell zu lösen sind. Jeder einzelne Griff der Subkutanen Petrissage kommt im Rahmen der Klassischen Massage vor. Wichtig ist jedoch, dass die Anordnung der einzelnen Griffe und die Subkutane Petrissage als Ganzes gesehen wird. Diese Techniken sind bei genauer Indikationsstellung in den Behandlungsaufbau einzufügen. Die Subkutane Petrissage wurde vom Autor erarbeitet und seit 1975 erfolgreich in die Bindegewebsmassage eingebracht.
Nach dem derzeitigen Erkenntnisstand müssen alle Funktions- und Strukturveränderungen des subkutanen Bindegewebes bei der Beurteilung und der anschließenden Therapie einbezogen werden. Hierzu gehören neben den Turgorveränderungen die Narben, insbesondere die sekundär geheilten Narben und die bereits erwähnten Verklebungen der Subkutis mit der Muskelfaszie. Was die Narben anbelangt, so haben hier die Neuraltherapeuten mit ihrer Arbeit über das Sekundenphänomen nach HUNEKE den Weg gewiesen. Analog zu diesen Erfahrungen werden auch bei der Bindegewebsmassage die Narben durch Anhaken entstört.
Seit 1998 hat der Autor zusätzlich Sensibilitätsstörungen und Missempfindungen in die Behandlung einbezogen. Die Behandlungsergebnisse und deren Prognose waren dann immer günstig, wenn sie die Folge von trophischen Störungen der Subcutis, also Stoffwechselstörungen waren.

Im allgemeinen geht man davon aus, dass sich neben der jeweils spezifischen Pathogenese mit der Krankheitsentwicklung eine subkutane und muskuläre Dysbalance aufbaut. So wird verständlich, dass nach dem heutigen Therapieverständnis eine Krankheit in den meisten Fällen nicht nur mit einem Verfahren behandelt wird. Neben der Bindegewebsmassage werden üblicherweise gleichzeitig andere Methoden der Physikalischen Therapie angewandt und zusätzlich die Behandlungen medikamentös unterstützt.
Wenn hier für eine sinnvolle Kombinationstherapie plädiert wird, so hat dies den Grund, weil jedes Gewebe eine spezifische Reiztechnik erfordert. Erfahrungsgemäß sind z. B. Flüssigkeitsansammlungen nur durch Lymphdrainage, subkutane Veränderungen nur durch

Bindegewebsmassage und arthrotische Gelenke nur durch eine Manuelle Therapie erfolgreich zu behandeln.
Diese Feststellung lässt aber auch den Umkehrschluß zu, dass eine Therapie (Bewegungstherapie, Bäder, Klassische Massage) ohne Berücksichtigung subkutaner Veränderungen ein Stückwerk bleibt. Um den Stellenwert der Bindegewebsmassage zu verdeutlichen, ist festzustellen, dass im Rahmen der Krankengymnastik (sog. "Packegriffe") und Massage (sog. "Rollgriffe") auch Griffe ausgeführt werden, die in der Subkutis ansetzen und so Wirkungen im Sinne der Bindegewebsmassage zeigen. Aus den Erkenntnissen der Bindegewebsmassage resultiert daher die Forderung, dass vor Ausführung eines „Packe- oder Rollgriffes", ein Tastbefund und anschließend konsequent eine Reizung unterspannter Gebiete erfolgen muss.

Die richtige Vorgehensweise bzw. der richtige Behandlungsaufbau zeigt sich erst bei vegetativ labilen und besonders sensiblen Patienten. Die Forderung nach einer exakten und gezielten Therapie bezieht sich nicht nur auf die richtige Reiztechnik und Applikationsstelle sondern auch auf die Einhaltung einer bestimmen Behandlungszeit. Erfahrungen haben gezeigt, dass bei Krankheiten - wie Angina pectoris, Schlaflosigkeit, Asthma bronchiale und chronischer Obstipation - die tageszeitabhängige vegetative Reaktionslage besonders und individuell berücksichtigt werden muss.
Bei der Standortbestimmung einer modernen Bindegewebsmassage kann einerseits auf dem Wissen der Medizin und andererseits auf dem Erkenntnisstand über Wirkungsweisen von Behandlungstechniken aus dem Gebiet der Krankengymnastik und Massage aufgebaut werden. Daraus ergibt sich eine sehr variable und berechenbare Bindegewebsmassage, die von objekten und subjektiven Kriterien des Patienten ausgeht und eine individuelle, d. h. angepasste Behandlungsform entstehen lässt.

Seht ihr den Mond dort stehen?
Er ist nur halb zu sehen
und ist doch rund und schön.
So sind wohl manche Sachen,
die wir getrost belachen,
weil unsre Augen sie nicht sehn.

Matthias Claudius (1740-1815)
aus "Der Mond ist aufgegangen"
Vers 3

2.

Zonen

Lernziel

In diesem Kapitel soll gezeigt werden,
dass die Vernetzung neuraler Strukturen
zu Zonen in verschiedenen Geweben führt.
Entwicklung und Aussagekraft einer Zone
sollen begriffen werden.

2.1 Zusammenfassung Kapitel 2
- Zonen -

Eine Zone ist eine umschriebene Gewebsstelle mit reflektorischen Verbindungen zu bestimmten Organen und Geweben. Es sind Reaktionspunkte, die erst im Falle einer Störung auftreten und durch eine zielgerichtete Therapie wieder beseitigt werden können.

Im Rahmen dieses Buches interessieren in erster Linie die Zonen in der Subcutis. Dennoch soll erwähnt werden, dass Zonen an Händen, Füßen, Ohren, Iriden, Nasenschleimhaut und den Zähnen beschrieben und therapeutisch genutzt wurden. Meist werden Zonen nach dem Gewebe bezeichnet, in dem sie vorkommen (z.B. Haut-, Muskel- oder Periostzonen). Manchmal tragen sie auch den Namen dessen, der sie als Erster beschrieb (z.B. Headsche Zone oder Mackenziesche Zone). Obwohl manche Zonen deckungsgleich lokalisiert sein können, basieren Überlegungen nach Ursache und Wirkungen auf völlig unterschiedlichen theoretischen Ansätzen.

Als mögliche Ursachen für die Entstehung von Bindegewebszonen kommen statische Fehlbelastungen, Traumen, Organ- und Hauterkrankungen und Narben in Frage. Man darf sich die Entstehung und Entwicklung einer Bindegewebszone nicht als einen einmaligen, spontanen und definitiven Vorgang vorstellen. Vielmehr handelt es sich um reversible Vorgänge. Es sind teils funktionelle, teils morphologische Turgor- bzw. Stoffwechselveränderungen, die sich ständig auf- und abbauen.

Nach dem derzeitigen Erkenntnisstand lassen sich Bindegewebszonen am ganzen Körper - sehr zahlreich am Rumpf (dorsal und ventral) und weniger zahlreich an den Extremitäten - feststellen und erfolgreich mit gezielten Techniken behandeln.

2.2 Summary of Chapter 2
- Zones -

A zone is a circumscribed area of tissue with reflex connections to particular organs and tissues. Zones are reaction points which only arise in the presence of a disorder, and which can be again eliminated by targeted therapy.

In the context of the present book, the primary focus of interest is on zones in the subcutis. Nevertheless, it must be pointed out that zones have also been described, and therapeutically used, in the hands, feet, ears, irises, nasal mucosa and teeth. Zones are usually designated by the tissues in which they occur (e.g. skin, muscle or periosteal zones). Sometimes they also bear the name of the first person to describe them (e.g. Head's zone or Mackenzie's zone). Although some zones can be localised congruently, considerations of cause and effect are based on entirely different theoretical premises.

Possible causes for the occurrence of connective tissue zones include inappropriate static loads, trauma, organ or skin disease, or scarring. The occurrence and development of a connective tissue zone must not be regarded as a one-off, spontaneous and definitive process; on the contrary, these processes are reversible ones. They represent partly functional and partly morphological alterations in turgor or metabolism, undergoing a constant process of build-up and decay.

According to present knowledge, connective tissue zones can be identified over the whole body; they are very numerous on the trunk (dorsal and ventral) and less so on the extremities. They can all be successfully treated by appropriate specific techniques.

2. Zonen

2.3 Definition

Eine Zone ist eine umschriebene Gewebsstelle mit reflektorischer Verbindung zu bestimmten Organen und Geweben.

2.4 Zonen in den verschiedenen Geweben

Zonen können in den verschiedenen Geweben vorkommen. Eine Aufstellung der nach schulmedizinischen Gesichtspunkten anerkannten Zonen entnehmen Sie der Tabelle 1.

2.4.1 Allgemeines

Im Rahmen dieses Buches interessieren in erster Linie die Zonen im subcutanen Bindegewebe. Dennoch soll an dieser Stelle ein allgemeiner Überblick erfolgen. Es ist davon auszugehen, dass die Wechselbeziehungen zwischen dem Körperinneren und der Haut im Rahmen von Diagnose und Therapie von aufmerksamen Behandlern schon immer beobachtet und teilweise auch genutzt wurden. Diese Wechselbeziehungen werden allgemein mit dem Begriff "Reflexzonen" umschrieben. Nur gelegentlich wird der Ausdruck "Somatotopien" verwendet, der aus der Neurologie und Neurochirurgie stammt und die zentralen Hirnrindenareale bezeichnet, in denen sich motorische und sensorische Gebiete projizieren.
Die Beobachtungen auf diesem Gebiet wurden von den verschiedenen Autoren jeweils in ein Schema gebracht. In der Regel erfolgte die Benennung der Methode nach dem Körperteil, an dem die spezielle Behandlung durchgeführt wurde. So kennt man z. B. eine Ohr-, Hand- und Fußreflexzonen-Therapie.
Jedes Schema einer Reflexzonentherapie ist als ein in sich geschlossenes System zu betrachten. Überlagerungen und Überschneidungen der verschiedenen Zonen sind häufig zu beobachten. Genauso oft kommt es vor, dass die Punkte sich weit auseinander befinden. Der Grund kann darin liegen, dass die Ausbreitungsgebiete eines peripheren Nerves naturgemäß in den verschiedenen Geweben - wie Haut, Subkutis, Muskulatur oder innere Organe - stark divergieren.

Die gelegentlich zufällige Übereinstimmung von Reflexpunkten oder Zonen hinsichtlich ihrer Lage und ihrer Funktionsaussage ist zufällig und erlaubt keine Ableitung einer vermeintlichen Richtigkeit einer Methode und gestattet natürlich auch nicht, von einer wissenschaftlichen Begründung zu sprechen.

Wichtig ist die Feststellung, dass die Zonen Reaktionspunkte sind. Das bedeutet, dass erst im Falle einer Störung der Nachweis möglich ist und über den rückläufigen Reflex diese Gewebsirritation durch eine zielgerichtete Therapie wieder beseitigt werden kann. Die Wirkung, Zonen zu beseitigen, wird auch als "Auslöschphänomen" bezcichnet.

Die Symptomatik der verschiedenen Reflex- oder Reaktionspunkte reicht von thermisch unterschiedlichen Bereichen über Tonus- bzw. Turgorveränderungen bis hin zu manifesten Stoffwechselstörungen. Funktionsstörungen innerer Organe oder Gelenke können korrelierende Punkte gleichzeitig in den verschiedenen Systemen zur Folge haben. Allerdings kann man beobachten, dass sich Störungen mit qualitativen und quantitativen Unterschieden in den verschiedenen Somatotopien projizieren, so dass in einem Falle dieser Methode und in anderem Falle jener speziellen Therapie der Vorzug zu geben ist.

Zur Information sollen nachfolgend Zonen in unterschiedlichen Geweben kurz dargestellt werden. Diese Auswahl soll zeigen, dass auf völlig unterschiedlichen theoretischen Grundlagen Therapieformen entstanden sind. Bei der Betrachtung und Gegenüberstellung der verschiedenen Methoden bleibt festzustellen, dass jedes System in seiner Spezifität, in seiner Aufgabe und Aussage eigenen Gesetzen unterworfen ist.

Tabelle 1 Zonen in den verschiedenen Geweben

Gewebe	Bezeichnung	Reizausbreitung	Symptome	Untersuchungsmethode
Haut	*Headsche* Zone	segmental	Hyperalgesie, Hyperästhesie	Bestreichen der Haut mit Gegenstand (Pinsel oder Nagel)
Bindegewebe	Bindegewebszone (BgZ)	reflektorisch	Spannungsveränderungen (Über- und Unterspannung), Narben, Adhäsionen, Empfindungsstörungen	Inspektion, Palpation, Hautfaltenmethode, Bestreichen der Haut mit Gegenstand (Pinsel oder Nagel)
Muskulatur	*Mackenziesche* Zone	segmental	Myalgien, Hypertonus	Palpation
Periost	Periostzone	reflektorisch	Schmerzen, Periostaufquellung	Palpation

2.4.2 Akupunktur

Die Akupunktur genießt in medizinischen und außermedizinischen Kreisen größte Anerkennung und Wertschätzung. Die Grundlagen beruhen auf altchinesischen Überlieferungen.

Man kennt eine Vielzahl von exakt festgelegten Hautpunkten, die bei funktionellen reversiblen Erkrankungen oder Störungen spontan- oder druckschmerzhaft sein können. Die Verbindung dieser Punkte ergibt eine Linie, die als Meridian bezeichnet wird. In diesen Meridianen zirkuliert Energie mit gegensätzlicher Polarität, die unter der Bezeichnung YANG und YIN bekannt ist.

In der Therapie werden die einzelnen Punkte mit Gold- und Silbernadeln gestochen und je nach beabsichtigter Wirkung unterschiedlich lang belassen. Wie die Abbildungen erkennen lassen, durchziehen teils geradlinig und teils zackig die einzelnen Meridiane mit ihren Punkten als ein dichtes Netz den Körper.

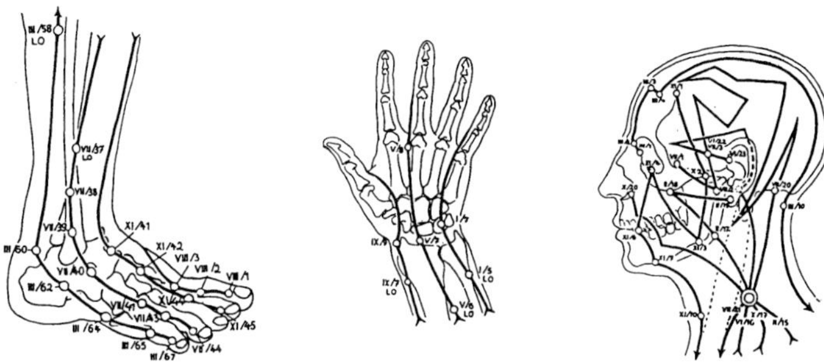

Abb. 1 Meridiane

2.4.3 Ohrreflexzonentherapie (Auriculo-Therapie)

Die Auriculo-Therapie wurde erstmals 1956 von NOGIER aus Lyon als Akupunktur der Ohrmuschel wissenschaftlich veröffentlicht. Bei der Lagebeschreibung der Reflexzonen im Ohr geht man davon aus, dass aus der embryonalen Entwicklung, der Keimblattlehre und der nervalen Versorgung des Ohres sich die Projektion im Ohr, die zum Bild des Embryo in utero führt, ergibt.

Die einzelnen Punkte oder Zonen können sowohl massiert als auch mit Akupunkturnadeln gestochen werden. Die Abbildungen zeigen eine bildhafte Darstellung zur Groborientierung und eine altchinesische Darstellung mit exakter Punktangabe.

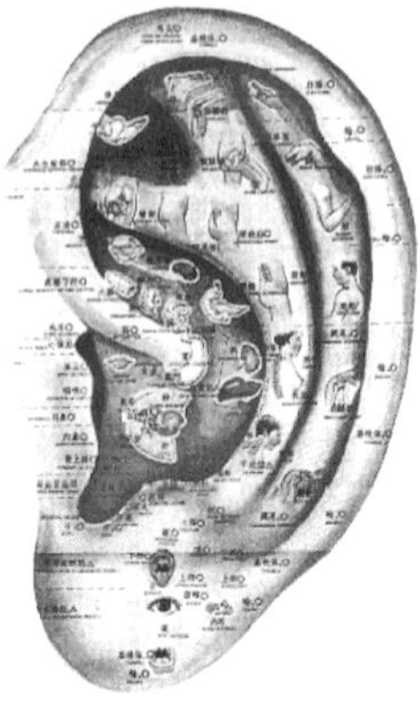

Abb. 2a Ohrreflexzonen (chinesische Darstellung)

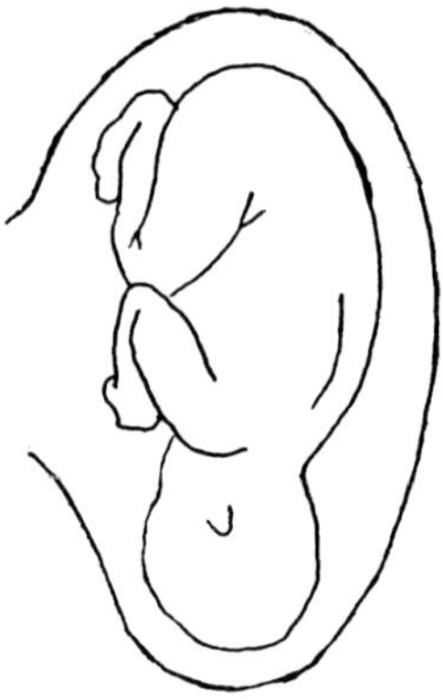

Abb. 2b Ohrreflexzonen (bildhafte Darstellung zur Groborientierung der Zonen)

2.4.4 Fußreflexzonenmassage

Die Fußreflexzonenmassage wurde 1938 von D. INGHAM beschrieben und erfreut sich gerade in den letzten Jahren in Kreisen von Heilpraktikern und Physiotherapeuten weiter Verbreitung. Die Fußreflexzonenmassage basiert auf der Überlegung, dass der Körper in 10 **vertikale** Segmente einzuteilen ist und befindet sich damit im Gegensatz zur **horizontalen** Ausbreitung der Dermatome. Die Segmente durchziehen in ihrem Verlauf von kranial nach kaudal alle Organe und teilen auch den Fuß von Ferse bis Zehen in 10 Körperzonen ein.

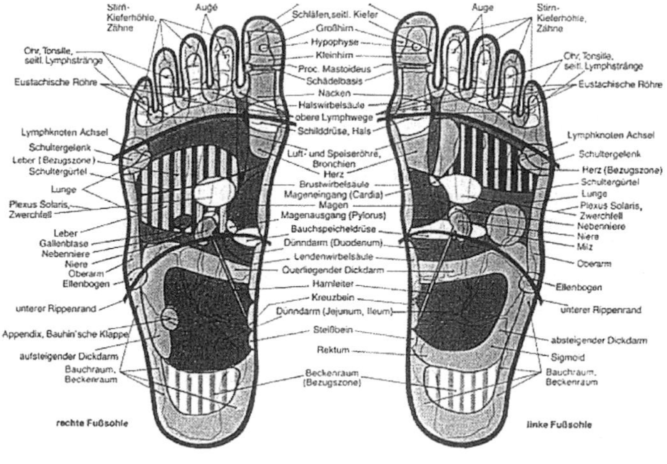

Abb. 3 Fußreflexzonen

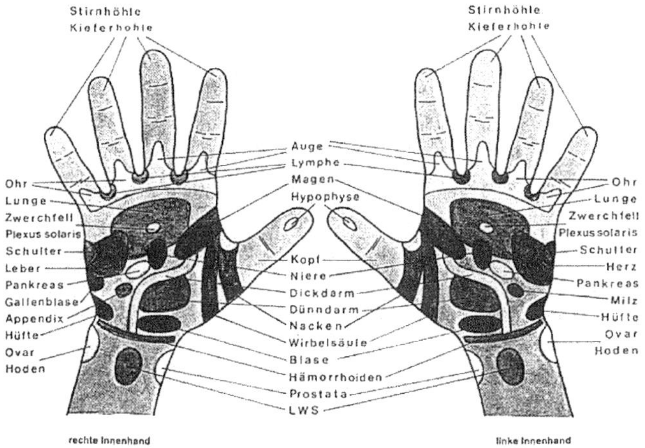

Abb. 4 Handreflexzonen

2.4.5 Handreflexzonen

Ähnlich wie an den Füßen, kennt man auch Reflexzonen an den Händen, die erstmals von M. CARTER beschrieben wurden.

2.4.6. Reflexzonen an Zähnen

Interessant sind auch die Überlegungen von VOLL und KRAMER, die den einzelnen Zähnen bestimmte Sinnesorgane, Gelenke, Rückenmarksegmente, Wirbel und Organe zuschreiben.

	R 8	7	6	5 (V)	4 (IV)	3 (III)	2 (II)	1 (I)	1 (I)	2 (II)	3 (III)	4 (IV)	5 (V)	6	7	L 8
1	Innenohr	Kieferhöhle		Siebbeinzellen		Auge	Stirnhöhle		Stirnhöhle		Auge	Siebbeinzellen		Kieferhöhle		Innenohr
2	Schulter Ellbogen	Kiefer		Schulter Ellbogen		Knie hinten			Knie hinten			Schulter Ellbogen		Kiefer		Schulter Ellbogen
						Hüfte	Kreuzsteißbein		Kreuzsteißbein		Hüfte					
	Hand ulnar Fuß plantar Zehen u. 1*	Knie vorn		Hand radial Fuß Großzehe		Fuß			Fuß			Hand radial Fuß Großzehe		Knie vorn		Hand ulnar Fuß plant. Zehen u. 1*
3	Th 1 C 8 Th 7 Th 6 Th 5 S 3 S 2 S 1	Th 12 Th 11 L 1		C 7 C 6 C 5 Th 4 Th 3 Th 2 L 5 L 4		Th 8 Th 9 Th 10	L 3 L 2 Co S 5 S 4		L 2 L 3 S 4 S 5 Co		Th 8 Th 9 Th 10	C 5 C 6 C 7 Th 2 Th 3 Th 4 L 4 L 5		Th 11 Th 12 L 1		C 8 Th 1 Th 5 Th 6 Th 7 S 1 S 2 S 3
4	B 1 H 7 B 6 B 5 S 2 S 1	B 12 B 11 L 1		H 7 H 6 H 5 B 4 B 3 L 5 L 4		B 9 B 10	L 3 L 2 Co S 5 S 4 S 3		L 2 L 3 S 3 S 4 S 5 Co		B 9 B 10	H 5 H 6 H 7 B 3 B 4 L 4 L 5		B 11 B 12 L 1		H 7 B 1 B 5 B 6 S 1 S 2
5	Herz rechts	Pancreas		Lunge rechts		Leber rechts	Niere rechts		Niere links		Leber links	Lunge links		Milz		Herz links
	Duodenum	Magen rechts		Dickdarm rechts		Gallenblase	Blase rechts urogenitales Gebiet		Blase links urogenitales Gebiet		Gallengänge links	Dickdarm links		Magen links		Jejunum Ileum links

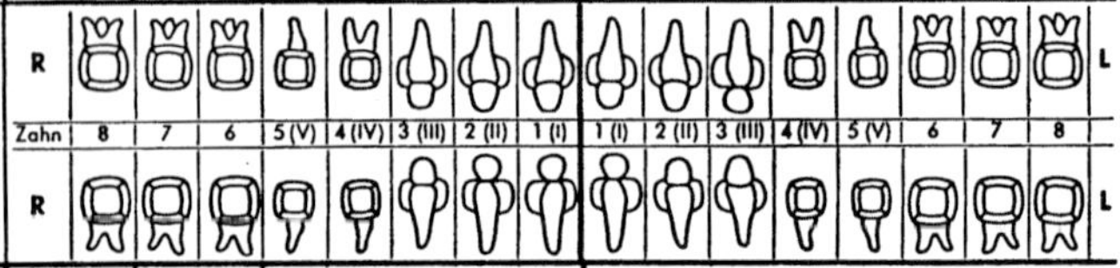

	R 8	7	6	5 (V)	4 (IV)	3 (III)	2 (II)	1 (I)	1 (I)	2 (II)	3 (III)	4 (IV)	5 (V)	6	7	L 8
5	Ileum rechts	Dickdarm rechts		Magen rechts Pylorus		Gallenblase	Blase rechts urogenitales Gebiet		Blase links urogenitales Gebiet		Gallengänge links	Magen links		Dickdarm links		Jejunum Ileum links
	Ileocoecales Gebiet															
	Herz rechts	Lunge rechts		Pancreas		Leber rechts	Niere rechts		Niere links		Leber links	Milz		Lunge links		Herz links
4	B 1 H 7 B6 B5 S2 S1	H 7 H 6 H 5 B 4 B 3 L 5 L 4		B 12 B 11 L 1		B 9 B 10	L 3 L 2 Co S 5 S 4 S 3		L 2 L 3 S 3 S 4 S 5 Co		B 9 B 10	B 11 B 12 L 1		H 5 H 6 H 7 B 3 B 4 L 4 L5		H 7 B 1 B 5 B 6 S 1 S 2
3	Th 1 C8 Th 7 Th 6 Th 5 S 3 S 2 S 1	C 7 C 6 C 5 Th 4 Th 3 Th 2 L 5 L 4		Th 12 Th 11 L 1		Th 8 Th 9 Th 10	L 3 L 2 Co S 5 S 4		L 2 L 3 S 4 S 5 Co		Th 8 Th 9 Th 10	Th 11 Th 12 L 1		C 5 C 6 C 7 Th 2 Th 3 Th 4 L 4 L 5		C 8 Th 1 Th 5 Th 6 Th 7 S 1 S 2 S 3
2	Schulter – Ellbogen			Knie vorn		Knie hinten			Knie hinten			Knie vorn		Schulter – Ellbogen		
	Hand ulnar Fuß plantar Zehen u. 1*	Hand radial Fuß Großzehe				Hüfte	Kreuzsteißbein		Kreuzsteißbein		Hüfte			Hand radial Fuß Großzehe		Hand ulnar Fuß plant Zehen u. 1*
				Kiefer		Fuß			Fuß			Kiefer				
1	Ohr	Siebbeinzellen		Kieferhöhle		Auge	Stirnhöhle		Stirnhöhle		Auge	Kieferhöhle		Siebbeinzellen		Ohr

1 Sinnesorgane 2 Gelenke 3 Rückenmarksegmente 4 Wirbel 5 Organe

Abb. 5 Reflexzonen an Zähnen

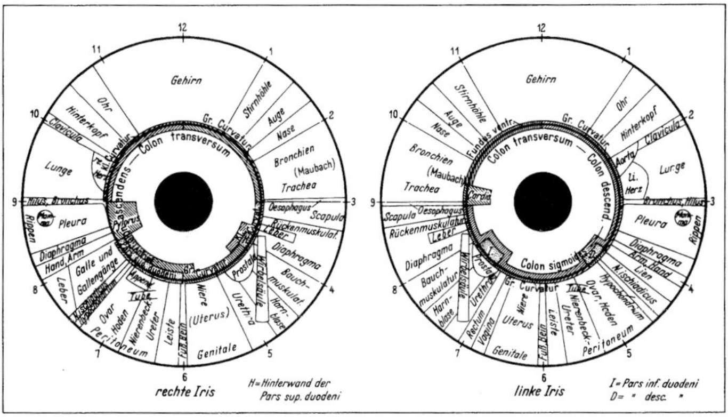

Abb. 6 Reflexzonen an Iriden

2.4.7 Reflexzonen an Iriden

In einer Darstellung über Reflexzonen sollte die Iristopographie zumindest eine Erwähnung finden. Die Einteilung der Iriden dient ausschließlich der Diagnosenstellung und nicht der Therapie. Bei dieser Betrachtungsweise kommt es nicht nur auf die Zone an, sondern auch auf die Art und Weise der Darstellung.

2.5 Ursachen für die Entstehung von Bindegewebszonen

2.5.1 Organstörungen

Als Ursachen für die Entstehung von Bindegewebszonen kommen nicht nur klinisch nachweisbare Organerkrankungen, sondern sowohl funktionelle Beschwerden als auch Schwächen der vegetativen Konstitution in Frage. Die Reizausbreitung erfolgt in zentrifugaler Richtung. Es wird somit der viszerokutane Reflex (Abb. 63) ausgelöst.

Eine Sonderstellung finden wir beim Diabetes, weil hier - besonders bei der Polyneuropathie - nicht so sehr die Turgorveränderungen, sondern vielmehr lokale trophischen Störungen der Subcutis den Patienten quälen. Es sind Sensibilitätsstörungen und Missempfindungen, die meist in den Füßen beginnen und aufsteigend zum Knie (und evtl. darüber hinaus) sich ausbreiten.

2.5.2 Statische Fehlbelastungen

Zu dieser Gruppe gehören Überbelastungen durch Arbeit und Sport, Gelenkleiden, Degenerationen, fibrös ankylosierende Gelenkleiden, Kontrakturen und Inaktivitätsfolgen. Durch statische Fehlbelastungen kommt es zu Schub- und Scherkräfte, die zu Spannungsveränderungen in Haut, Subcutis, Muskulatur aber auch im Knochen und hier in der Spongiosa und im Periost führen können. An bestimmten Stellen kann es zur Atrophie kommen, in anderen Bereichen zu Tonus-, Turgor- und Stoffwechselerhöhungen. Die Bindegewebszonen entstehen in diesem Falle reflektorisch.

2.5.3 Traumen

Äußere Einwirkungen können die verschiedensten Verletzungen an allen Strukturen zur Folge haben. Geringste Traumatisierungen führen in der Regel nur zu Ödemen und temporären Schmerzen. Auch kleinste Traumatisierungen in der Arbeitswelt und beim Sport führen oftmals zu umschriebenen und vorübergehenden Verletzungen, die der Körper aufgrund seines Immunsystems ohne Folgeerscheinungen behebt und bedürfen deshalb keiner besonderen Therapie.

Ganz anders liegt der Fall, wenn es auch zu Verletzungen der Blutgefäße kommt. Zwar wird stets sofort und unmittelbar die Blutgerinnung eingeleitet und doch kommt es nicht selten zu ausgedehnten Hämatomen. Verletzungen in Gelenknähe oder Durchtrennung der Haut bzw. langsam verlaufende Heilungsprozesse können Adhäsionen und Narben in der Subkutis zur Folge haben und verlangen deshalb eine aufmerksame Beobachtung und falls erforderlich eine eingehende Behandlung durch Bindegewebsmassage bzw. Subcutane Reflex Therapie.
Aber auch i.m. - oder i.c. - oder s.c.-Injektionen können bei nicht sorgfältiger Durchführung Verklebungen bewirken.
Die jeweils beschriebenen Ursachen haben durch äußere Einwirkungen zu einer Veränderung der Subcutis und damit zur Entstehung einer Bindegewebszone beigetragen. Die Reizausbreitung vollzieht sich in zentripedaler Richtung. Das bedeutet, dass aufgrund jahrelang bestehender Verklebung zwischen Haut, Bindegewebe und Faszie Bindegewebszonen entstehen und über den kutiviszeralen Reflex Störungen an dem dazugehörigen Organ auftreten können.

Ankylose = vollständig von innen her versteiftes Gelenk

2.5.4 Hauterkrankungen

Hier muß vor allen Dingen an Hauterkrankungen (Phlegmonen) gedacht werden. Entscheidend ist die Frage, ob lediglich Epidermis und Corium betroffen sind oder ob auch wie im Falle bei tiefsitzenden Phlegmonen die Subcutis betroffen ist. Erschwerend ist es, wenn eine Entzündung oder Eiterung hinzukommt und narbiges Gewebe entsteht. Auch in diesen Fällen können örtliche Störungen reflektorisch über den kutiviszeralen Reflex ferngelegene Organe beeinflussen.

2.5.5 Narben

Grundsätzlich verursachen primär geheilte Narben keine Zone und bedürfen deshalb auch keiner Behandlung.
Im Rahmen der Bindegewebsmassage interessieren uns nur die sekundär geheilten Narben. Die Ursache für eine verzögerte Heilung, kann darin liegen, dass sich in der Wunde ein Fremdkörper befindet oder dass die Wunde außerordentlich tief und groß ist. Meistens jedoch ist die Wunde nicht "aseptisch", sondern infiziert. Sekundär geheilte Narben können zum Störherd werden.

2.6 Entstehung und Entwicklung einer Bindegewebszone

Man darf sich die Entstehung und Entwicklung einer Bindegewebszone nicht als einen einmaligen, spontanen und definitiven Vorgang vorstellen. Vielmehr handelt es sich hier um einen Gewebsabschnitt, in dem sich reversible Vorgänge ständig verändern.
Es sind teils funktionelle, teils morphologische Turgor- bzw. Stoffwechselveränderungen, die sich in einer bestimmten Reihenfolge mit fließenden Übergängen auf- und abbauen.

2.6.1 Turgorveränderungen

Durch ständige dynamische Bewegungen oder kurze statische Haltearbeiten des täglichen Lebens kommt es über den myostatischen Reflexbogen zu palpablen Tonusveränderungen in der Muskulatur und gleichzeitig auch zu Turgorveränderungen in der Sukutis.

---
aseptisch = keimfrei
Phlegmone = eitrige Zellgewebsentzündung

Diese "normalen" körperlichen Aktivitäten hinterlassen keine nachhaltigen Reaktionen in den peripheren Geweben wie Haut mit Subkutis und Muskulatur. Diese funktionsbedingten Spannungsveränderungen sind physiologisch. Wir könnten auch sagen, dass sie flüchtig, vorübergehend oder spontan reversibel sind. Dagegen kommt es bei Erkrankungen innerer Organe und des Bewegungsapparates regelmäßig zu funktionellen oder morphologischen Gewebereaktionen. Diese Gewebereaktionen zeigen sich nicht nur um das erkrankte Organ oder das Gelenk selbst, sondern auch im entfernten Gebiet kommt es zu reflektorisch bedingten Veränderungen in den verschiedenen Gewebsstrukturen. Aber auch statisch bedingte Schub- und Scherkräfte bei Gelenk- oder Wirbelsäulenerkrankungen zeigen verifizierbare Turgorveränderungen in der Subkutis.

2.6.2 Adhäsionen oder Verklebungen

Adhäsionen oder Verklebungen sind die Folge von Stoffwechselstörungen im Raum zwischen Subkutis und Muskelfaszie.

Heute wissen wir, dass das subkutane und perivaskuläre Bindegewebe maßgeblich am Austausch von Stoffwechselprodukten und Wasser beteiligt ist. So bestimmt z. B. die Struktur des subkutanen und interstitiellen Bindegewebes den Hydratationsgrad und damit den Turgor des Gewebes.

Besonders nachhaltige Reaktionen sind stets bei rezidivierenden Leiden zu beobachten. Diese Stoffwechselveränderungen sind zunächst reversibel. Adhäsionen sind erst möglich, wenn die abführenden Lymphkapillare spastisch verschlossen sind und die extrazelluläre Lymphe sich lokal ablagert. Große Mengen von Lymphe führen zunächst zu Quellungen, später zu Gelosen und in der Endphase zu Vakat-Fett. Kleine Mengen von Lymphe führen relativ rasch zu Verklebungen.

Eine entscheidende Rolle bei den subkutanen Adhäsionen spielt das **Fibrin.** Die Vorstufe des Fibrins, das Fibrinogen, wird ständig in der Leber produziert. Bei der Blutgerinnung und bei fibrinösen Entzündungen entsteht unter der Einwirkung von Thrombin aus Fibrinogen das Fibrin.

Hydratation = Vorgang in wässrigen Lösungen, bei dem infolge bestimmter Wertigkeiten der Ionen und Molküle sich Wassermoleküle anlagern

perivaskulär = um ein Blutgefäß herum

Dieses lösliche Fibrin polymerisiert dann zu einem Fibrinnetz. Das fadig-netzförmige Gebilde ist nicht nur das Produkt einer Blutgerinnung, sondern kommt auch bei fibrinösen Entzündungen in Form von membranartigen Auflagerungen vor.

Eine Adhäsion, also ein Vorgang ohne Blutgerinnung und Entzündung, kann nur stattfinden, weil Fibrin zu ca. 20 % außerhalb des Blutes, z. B. im Interstitium und bei Exsudaten vorkommt. Hier führen die Eigenschaften des Fibrins zu sekundären bindegewebigen Verwachsungen von Hohlräumen, z. B. den Pleurablättern bei Pleuraergüssen und zu Verwachsungen der tangentialen Gewebe von Subkutis und Muskelfaszie, was wir als Adhäsion bezeichnen.

Eine zusätzliche Schonhaltung mit der zwangsläufigen Atrophie bewirkt in der Endphase kollagene Einsprossungen in die benachbarten Gewebe, wodurch eine morphologische Verbindung hergestellt ist. In der Folge beobachten wir u. a. Sensibilitätsstörungen, deren Ursache wohl in einer Störung der Trophik der neuralen Strukturen liegt und zwangsläufig eine Auswirkung auf den pH-Wert der Subcutis hat. Außerdem bewirkt die Verklebung eine Verringerung der Bewegungsamplitude.

2.6.3 Sensibilitätsstörungen

Im gesunden subcutanen Stoffwechsel spielen sich ständig Aufbau- und Abbauvorgänge ab. Außerdem benötigt die Rezeptorenfunktion einen lebendigen Stoffwechsel mit einem fein abgestimmten Elektrolythaushalt, in dem Osmose und Diffusion für einen Austausch sorgen.
Nur wenn in den Körperflüssigkeiten und im Innern der Körperzellen ein **Gleichgewicht zwischen Säuren und Basen** besteht, können alle lebenswichtigen Reaktionen störungsfrei ablaufen. Bei einem pH-Wert von 7 ist die Flüssigkeit neutral. Ein gesundes Bindegewebe, das noch nicht mit einem Säuredepot überlastet ist, zeigt einen **pH-Wert** zwischen 7,08 und 7,29.
Die meiste Säure wird über Lunge, Darm, Blase und Haut ausgeschieden. Die Restsäure wird fast ausschließlich im kollagenen

Diffusion = das gegenseitige Durchdringen von Gasen und Flüssigkeiten
Morphologische Veränderungen = die Form oder Struktur betreffende Veränderungen
Osmose = Übergang einer Lösung in eine stärker konzentrierte Lösung durch eine feinporige Scheidewand (Membran)

Bindegewebe, also im bradytrophen Gewebe z.B. Knorpel, Sehnen und Faszien abgelagert.
Nur unter ganz bestimmten Bedingungen, nämlich wenn der subcutane Stoffwechsel zum Stillstand kommt, lagert sich Säure in der Subcutis ab und es entstehen Sensibilitätsstörungen und Missempfindungen.
(Weitere Ausführungen zum Thema „pH-Wert" im Anhang unter **8.5 Der pH-Wert**).

Zum Thema „Entstehung von Sensibilitätsstörungen"

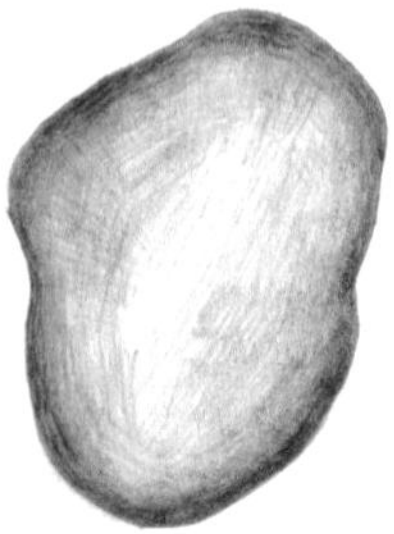

Aus didaktischen Gründen ein Beispiel aus der Natur:
Ein Moor entsteht, wenn bei einem stehenden Gewässer die Umgebung verhindert, dass Wasser abfließen oder Frischwasser zufließen kann. Unter Sauerstoffabschluss kommt es zu einer chemischen Umwandlung: der pH-Wert wird sauer.

Abb. 7 Beispiel aus der Natur:
Ein Moor entsteht

Indirekt oder reflektorisch können die verschiedenen pathologischen Zustände das Stoffwechselmilieu der Subcutis im Sinne einer Aktivierung oder Hemmung beeinflussen. In einer solchen Phase kann es aufgrund einer lokalen Stoffwechselreaktion zu einem Ödem kommen, wenn durch Auslösung einer Ischämie eine Acidose entsteht.

Auf der anderen Seite des Stoffwechselgeschehens steht die Inhibition. Die Stoffwechselverlangsamung hat zunächst einen unmittelbaren Einfluss auf den Elektrolythaushalt und bewirkt atrophische Vorgänge mit Störung der Rezeptorenfunktion und Sensibilitätsstörungen. Zu den ursächlichen Faktoren der Atrophie gehört neben einer fehlenden oder mangelhaften funktionellen Beanspruchung insbesondere eine Reduktion des zellspezifischen Stoffwechsels mit einer Auswirkung auf den pH-Wert.

Elektrolyt = ein durch Strom zersetzbarer Stoff
Elektolythaushalt = Bestand und Verteilung von Elektrolyten in Flüssigkeiten, Regulation des Wasserhaushaltes

Entscheidend aber bei der Entstehung von Sensibilitätsstörungen ist der ***Sauerstoffmangel****, der zu einem verzögerten oder vollständig unterbrochenem axonalen Transport geführt hat und so verantwortlich für die Fehlfunktion der Rezeptoren ist.*

Sensibilitätsstörungen und Missempfindungen

Wir kennen vier verschiedene Ursachen von Sensibilitätsstörungen und Missempfindungen.
Zum einen sind es Missempfindungen um Narben. Diese Bereiche können hyperästhetisch oder hyperalgetisch sein. Manchmal jedoch ist genau das Gegenteil vorhanden, dass nämlich ein Gebiet um eine Narbe gefühllos und taub oder pelzig ist. Die Form kann amöboid sein und mitunter einen Durchmesser von 30 cm haben.

Sensibilitätsstörungen und Missempfindungen treten häufig als Folge trophischer Störung bei der diabetischen Polyneuropathie auf. Es sind neuralgische oder lanzinierende Beschwerden, die oft als sockenförmige Hypästhesie und Hypalgesie auftreten. Die Patienten klagen vor allem über nächtliche in den Füßen auftretende Parästhesien, also Kribbeln, Pelzigsein. Unter Umständen treten sie mit Schmerzcharakter und Dysästhesien auf.

Die dritte große Ursache für Sensibilitätsstörung sind zentrale Störungen. Z.B. bei der Apoplexie. Während es bei der Trans Ischämischen Attacke (TIA) zu flüchtigen d.h. vorübergehenden Symptomen kommt, welche meist unbehandelt wieder verschwinden, bereitet es beim echten Schlaganfall schon etwas Mühe, die Gefühlsstörungen zu beseitigen.

Störungen oder Unterbrechungen eines Spinalnerves können Sensibilitätsstörungen in seinem Ausbreitungsgebiet zur Folge haben. Ursachen können sein: Quetschungen infolge von Traumen, operative Durchtrennung und lokale Entzündungen.

2.6.4 Narben

Es handelt sich um eine Störung des subcutanen Stoffwechsels mit der Folge, dass der Energiefluss unterbrochen ist.

Ischämie = mangelnde oder fehlende Blutzufuhr
lanzinierende Beschwerden = lanzenstichartige (blitzartige) Schmerzen

Von einer primären Wundheilung sprechen wir, wenn eine Wunde ohne Probleme in einer vorgesehenen Zeit (ca. 14 Tage) verheilt. Sie bedarf keiner zusätzlichen Behandlung. Im Gegenteil! Eine manuelle Beeinflussung bewirkt viel mehr eine Verzögerung des Heilungsvorganges.

Oberflächliche Narben sind keine Störherde. **Ein Störherd entsteht erst, wenn die Narbe inclusiv ihrer Verwachsungsvorgänge bis in die Subcutis reicht und man davon ausgehen kann, dass eine Unterbrechung des Energieflusses vorliegt**. Unser Aufgabengebiet sind sekundär geheilte Narben, die zum Störherd geworden sind.
Was versteht man darunter? HUNEKE hat festgestellt, dass diese Narben über Jahrzehnte hinaus funktionelle und manifeste Erkrankungen an Organen und Gewebsstrukturen des Bewegungsapparates auslösen und unterhalten können. Besonders bei Wetterwechsel und im Vorfeld von Unwetter können heftige Gelenk- und Phantomschmerzen auftreten.

In aller Regel beginnen diese Beschwerden ein Jahr nach der Verletzung der Subcutis. Man muss sich das so vorstellen, dass eine infizierte Wunde nicht verheilt, sondern dass hier eine bakterielle Entzündung mit Eiterbildung abläuft. In der anabolischen Phase einer Entzündung kommt es zu umschriebenen Kreislaufveränderungen mit Transsudation von Blutplasma und Transmigration von Blutzellen sowie zu einer Proliferation emigrierter oder ortsständiger Zellen. In der katabolischen Phase kommt es aufgrund einer lokalen Stoffwechselreaktion zu einem Ödem, wenn durch Auslösung einer Ischämie eine Acidose entsteht. Die Permeabilität wird erhöht und es entsteht schließlich das typische entzündliche Exsudat. Die Acidose bewirkt eine Quellung der kollagenen Fibrillen. Es kommt zur Ansiedlung von Fibroblasten, wodurch schließlich neue kollagene Fibrillen entstehen.
Zusätzlich kommt vermehrt Fibrinogen an diese Stelle und bewirkt eine Verklebung. So entsteht eine Narbe, die der tastende Finger gut spüren kann.

Acidose = krankhafte Vermehrung des Säuregehaltes
Anabolische Phase = Aufbauphase
Katabolische Phase = Abbauphase
pH-Wert = Maßzahl für das Verhältnis von Säuren und Basen
Prädilektionsstelle = von einem Krankheitsprozeß bevorzugte Körperstelle
Proliferation = Wucherung
Transmigration = Auswanderung von Blutzellen aus Gefäßen
Transsudation = nicht entzündliche Ergüsse in Körperhöhlen

Die Narbe selbst ist so dicht und für jegliche Flüssigkeit undurchlässig. So kommt es zwangsläufig zu einer Störung des Elektrolythaushaltes. Das Umfeld kann berührungs- und schmerzempfindlich sein.

Weiterhin gilt es zu bedenken, dass die Platzierung einer Narbe und die Stelle, wo die Narbe subjektiv oder objektiv als Störung wahrgenommen wird, weit auseinander liegen kann
Aus didaktischen Gründen ein Beispiel aus der Natur.
Die Larven des Borkenkäfers leben unter der Rinde und unterbrechen so den Fluß der Nährstoffe. Der vorher schon „kränkliche" Baum stirbt ab.

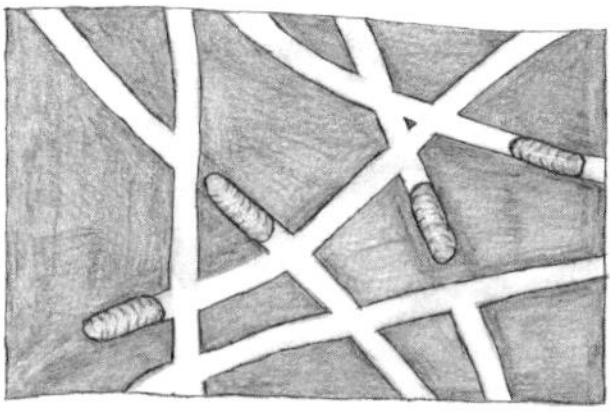

Abb. 8 Beispiel aus der Natur:
Larve des Borkenkäfers

2.7 Grundspannung und Bindegewebszonen

Die Spannung der Subkutis, die überwiegend flächenmäßig am ganzen Körper besteht und bezüglich des Turgors zwischen Über- und Unterspannung angesiedelt ist, bezeichnen wir als Grundspannung. Häufig wird die Grundspannung auch als normale Spannung bezeichnet. Vergleicht man mehrere Menschen miteinander, die nach medizinischen Erkenntnissen gesund sind, so stellt man fest, dass alle unterschiedliche Grundspannungen aufweisen. Eine straffe oder schlaffe Grundspannung der Subkutis sagt primär nichts über Gesundheit oder Krankheit aus.

Es kann davon ausgegangen werden, dass wir die Grundspannung durch das Erbgut, also die Gene, erhalten haben. Weiterhin kann wohl angenommen werden, dass Ernährung, berufliche Tätigkeit, Familie, die Begegnung zwischen den Geschlechtern und auch die Landschaft mit ihrem Klima einen prägenden Einfluß auf die Grundspannung ausübt. Allerdings geschieht die Veränderung der Grundspannung nur innerhalb von großen Zeiträumen. Normale Tagegeschehen haben keinen Einfluss auf die Grundspannung.

Ganz anders ist es bei den lokalen Bindegewebszonen, die durch Therapie und Tagesgeschehen signifikant und nachhaltig verändert werden können.
An der Grundspannung orientiert sich die Aussage, welche qualitative Spannungsveränderungen eine Zone aufweist. Die Bildung einer Bindegewebszone verändert je nach Spannungszustand u.U. das gesamte subkutane Bindegewebe. Durch einen akuten Prozeß in einem Körperabschnitt können reflektorisch in einem bestimmten Areal (Zone) erhöhte Bindegewebsspannungen auftreten. Es kann auch der Fall eintreten, dass insuffiziente oder infantile, kraftlose Zustände Störungen oder Schmerzen verursachen, die sich ebenso reflektorisch, allerdings als unterspannte Bindegewebszone, zeigen.

Lokale Spannungsveränderungen sind zwar örtlich begrenzt zu beobachten, beeinflussen aber das gesamte subkutane Bindegewebe des Körpers. Man muß wohl davon ausgehen, dass sie untereinander korrespondieren und krankheitsunterhaltend sind. So haben Spannungserhöhungen an einer bestimmten Stelle zur Folge, dass gleichwertig eine Spannungsabnahme am übrigen subkutanen Bindegewebe im gesamten Bereich oder punktförmig erfolgt.

2.8 Organzugehörigkeit

Nach dem derzeitigen Erkenntnisstand befinden sich Bindegewebszonen am ganzen Körper, wenngleich sie nur am Rumpf (dorsal und ventral) systematisch beschrieben werden.

Eine genaue Lagebeschreibung entnehmen Sie bitte den nachfolgenden drei Tabellen. Eine graphische Darstellung subcutaner Organzonen finden Sie auf den doppelt aufklappbaren Vorder- und Rückseiten des Buchumschlags.

Für die Durchführung der Bindegewebsmassage spielt die Frage nach der Organzugehörigkeit einer Zone keine Rolle.

Tabelle 2 Bindegewebszonen nach ihrer Organzugehörigkeit

Organ	Lage dorsal	Lage ventral	Größe
1 Blase	Oberes Ende der Analfalte		2-Euro-Münze
2 Arterielle Beinzone	a) Grübchenbildung im Bereich des Os sacrums b) Abflachung im Bereich des Trochanter major		a) Ø ca. 4 cm b) keilförmig
3a Genitalien (Hypomenorrhoe/Hoden)	Großflächig von L3 bis S3	Unterleib	ca. 10 cm breit und 10 cm hoch
3b Genitalien (Dysmenorrhoe)	Unterhalb 5. LWK		ca. 5 cm breit und 1,5 cm hoch
4 Venen-Lymphband	Unterhalb Crista iliaca Anmerkung: Bei Männern ist Einziehung biologisch		ca. 1 cm breit
5 Dickdarm (Verstopfung)	Zieht vom Os sacrum nach schräg unten außen evtl. Verlängerung bis Tractus iliotibialis		ca. 1 cm breites Band
6 Dünndarm	In Höhe des 5. Lendenwirbels		1 cm hoch und 5 cm breit
7 Ureter		In der Mitte einer gedachten Linie zwischen den beiden Darmbeinstacheln	ca. Ø 1,5 cm
8 Niere	paravertebral von Th 12 bis L3		ca. 3 cm breit und 10 cm hoch
9 Gallenblase	a) Winkel, gebildet vom unteren Rippenrand und Wirbelsäule rechts	b) Punkt in der Mitte einer gedachten Linie auf dem untern Rippenrand, rechts	ventraler Punkt ca. Ø 2 cm

Tabelle 3 und 4 Bindegewebszonen nach ihrer Organzugehörigkeit

Organ	Lage dorsal	Lage ventral	Größe
10 Leber	a) Punkt am lateralen Ende der Spina scapulae, rechts b) Punkt zwischen Wirbelsäule und Margo mediale scalpulae, rechts, in Höhe Th 6 c) Punkt über dem unteren Rippenrand, rechts	d) Epigastrischer Winkel rechte Hälfte e) Interkostalraum 10, rechts	alle Punkte können zwischen 0,8 und 2 cm groß sein
11 Zwölffingerdarm	a) Winkel, gebildet vom unteren Rippenrand und der Wirbelsäule, rechts	b) direkt am Nabel, rechts	a) 4 x 4 cm b) 1 cm breit und 3 cm hoch
12 Magen	a) lateraler Punkt der Spina scapulae, links b) Winkel, gebildet vom unteren Rippenrand und der Wirbelsäule, links (dieser Punkt kann sich zwischen Th 9 und Th 12 bewegen)	c) Epigastrischer Winkel, linke Hälfte d) Interkostalraum 9 bis 12, links	alle Punkte Ø ca. 1,5 cm
13 Pankreas	a) Winkel, gebildet vom unteren Rippenrand und der Wirbelsäule, links	b) direkt auf dem unteren Rippenrand, links	a) Ø ca. 1, 5 cm b) ca. 2 cm breit
14 Milz	Punkt über dem unteren Rippenrand, links	-	Ø ca. 2 cm

Organ	Lage dorsal	Lage ventral	Größe
15 Herz	a) Band vom 7. HWK bis Achselhöhle links b) Punkt über dem unteren Rippen-rand, links	c) linke Hälfte Sternum d) unterhalb lateralem Drittel der Klavikula, links e) Interkostalraum links	Mit Ausnahme von Punkt c) alle Punkte Ø ca. 2 cm
16 Bronchien	Zwischen den Schulterblättern	-	ca. 12 cm breit und 16 cm hoch
17 Asthma		Unterhalb Klavikula	ca. 2,5 cm breit
18 Erkältung	Relief über dem gesamten Thorax		-
19 Kopf	a) Zwischen den Schulterblättern (herausgestanzt) b) Nackenband	-	a) ca. 10 cm breit und 12 cm hoch b) ca. 1.5 cm breit
20 Augen	Margo mediale unterhalb spina scapulae	-	Ø ca. 2 cm
21 Ohren	Dicht unterhalb der Crista iliaca, in der Mitte einer Linie zwischen Spina iliaca ant. sup. und Dornfortsatz 4. LWK	-	Ø ca. 1,5 cm
22 Armzone	Als Band oder Punkt unterhalb spina scapulae und in Verlängerung an Schulter	-	ca. 1cm breit

2.9 Anmerkungen zur Platzierung von Zonen

Gelegentlich auftretende Reaktionen an den Extremitäten oder beobachtete Organreaktionen nach Reizung an den Extremitäten lassen auch dort Zonen vermuten. Es wurde bereits wiederholt eine Handbreit oberhalb des Knies (nach lateral gelegen) eine Ohrzone beobachtet und an der Innenseite des Knies von einer Nasenzone berichtet. Auch die am unteren Drittel des Unterschenkels beobachteten Reaktionen lassen auf Zusammenhänge mit dem Unterleib schließen.
Die dargestellten Bindegewebszonen sind nach sorgfältigen und wiederholten Beobachtungen beschrieben worden. Es liegt in der Natur von empirischen Ergebnissen, dass sie im Laufe von Jahren unter Umständen eine Korrektur erfahren. Abweichungen von diesen Angaben können ihre Ursache auch in einer von der Norm abweichenden Lageveränderung eines einzelnen Organes haben. So wird verständlich, dass diese Zoneneinteilung als Anhaltspunkt dienen kann, jedoch geringfügige Unterschiede möglich sind.

2.10 Diagnostische Aussagen einer Zone

Die Zone gibt Hinweise auf die vegetative Konstitution eines entsprechenden Organes oder Gewebes. Diese Konstitution kann ererbt oder erworben sein. Es können deshalb auch klinisch gesunde Organe Zonen aufweisen.
Vorübergehend auftretende Organreaktionen in Form funktioneller Beschwerden zeigen stets spontan Spannungsveränderungen in der Subcutis des entsprechenden Organes. Der subcutane Tastbefund ist also schon zu erheben, bevor die Diagnose durch ärztliche Untersuchungen zu verifizieren ist. Darüber hinaus zeigt der Tastbefund auch, welche weiteren Organe vegetativ und funktionell betroffen sind.
Wenn auch letztlich keine Aussage über Art und Weise der Erkrankung abgegeben werden kann, so läßt doch der Tastbefund gewisse Rückschlüsse zu. So zeigen Entzündungen erhöht gespannte Zonen, während Insuffiziens von Geweben und Organen unterspannte Bindegewebszonen zur Folge haben.
Grundsätzlich bleibt es dennoch höchst fragwürdig, aufgrund einer Zone eine Diagnose zu erstellen.

Wer das erste Knopfloch verfehlt, kommt mit dem Zuknöpfen nicht zu Rande.

Johannn Wolfgang v. Goethe (1749-1832)
aus "Maximen und Reflexionen"

3. Befund-erhebung

Lernziel

Das Lernziel dieses Kapitels ist, die Befunderhebung fachgerecht durchzuführen und die Ergebnisse richtig zu definieren. Eine gezielte Behandlung ist ohne Befunderhebung nicht gewährleistet.

3.1 Zusammenfassung Kapitel 3
- Befunderhebung -

Grundlage für die Durchführung einer jeden Behandlung ist die Befundaufnahme. Je umfangreicher die Befundaufnahme und Analysierung eines Zustandes vorgenommen wird, desto genauer kann die Therapie der Beschwerden erfolgen.

Als genaueste Methode zur Feststellung des subcutanen Turgors hat sich die Hautfaltenmethode nach **HANSEN (oder KIBLER)** herausgestellt. Das Abheben der Hautfalten im Verlauf der Spaltlinien der Haut wurde erstmals 1980 von **HÄFELIN** beschrieben. Erst ab diesem Zeitpunkt war es möglich, eine Tastung am ganzen Körper vorzunehmen.

Soll eine vergleichende Tastung brauchbare Ergebnisse bringen, muß immer unter den gleichen Bedingungen das gleiche Verfahren in Anwendung gebracht werden.

Bei der Aussage, ob eine Zone erhöhte oder verminderte Spannung aufweist, orientiert sich ein Behandler stets an der Grundspannung. Die Grundspannung (oder "normale" Spannung) definiert sich als individuelle, auf den einzelnen Menschen bezogene Spannung des Bindegewebes. Signifikante Änderungen der Grundspannung sind nur im Laufe des Lebens festzustellen, während lokale und umschriebene Veränderungen innerhalb der Grundspannung - also sog. Zonen - sich spontan bereits während einer Therapie verändern können.

Da sich Subcutisveränderungen durch adäquate Techniken und gezielte Anwendungen beeinflussen lassen, ist es zweckmäßig nur den ersten Befund in einer Karteikarte zu erfassen. In den nachfolgenden Behandlungen ist lediglich der Fortschritt einzutragen. Besonders Narben - zumal wenn sie sich an einer behaarten Körperstelle befinden - sind hinsichtlich Größe und Lokalität exakt in einer Kartei festzuhalten.

3.2 Summary of Chapter 3

-Physical examination-

-Findings-

The essential prerequisite for any form of treatment is the physical examination. The more comprehensive the physical examination and analysis of the patient's condition, the more specific can the treatment of his symptoms be.

The most accurate method for measuring subcutaneous turgor has proved to be **Hansen's** (or **Kibler**'s) skin-fold technique. Raising a skin-fold in the linc of the cleavage lines of the skin was first described by **Häfelin** in 1980; only then did it become possible to undertake palpation over the entire body.

In order for comparative palpation to yield usable results, it is essential that the same procedure is always used under identical conditions.

When determining whether a zone shows increased or reduced tension, the treater always bases his conclusion on the basic tension. Basic (or "normal") tension is defined as the individual tension of the connective tissue characteristic of an individual person. Significant alterations in basic tension can only be observed during the course of a person's life, while local and circumscribed changes within the basic tension (forming so-called "zones") can develop even during treatment.

Since alterations in the subcutis can be influenced by adequate techniques and specific procedures, it is appropriate to record on a filing card the findings of the first physical examination only. At subsequent treatments, only the patient's progress needs to be recorded. Scars in particular - especially when present on a hair-bearing area of the body - should be accurately recorded in a card-index, with their size and location.

3. Befunderhebung

3.3 Allgemeine Voraussetzungen

3.3.1 Allgemeine Vorbemerkungen

Die Befunderhebung hat ausschließlich den Zweck, einen gezielten Behandlungsaufbau und eine an der aktuellen Patientensituation orientierte modifizierte Behandlung durchzuführen.
Die Befunderhebung hat vor jeder Behandlung zu erfolgen, so dass zwischenzeitlich eingetretene Veränderungen erfasst und berücksichtigt werden können.

Anamnese und Untersuchungsmethoden dürfen nur in dem Umfang erfolgen, als sie tatsächlich in ihrer Aussagekraft für die betreffende Behandlung wichtig sind. Weitergehende Untersuchungen haben zu unterbleiben.

Der Befund hat sich auf die exakt gezeigten Symptome und die geschilderten Reaktionen der letzten Behandlung zu beschränken. **Die Befunderhebung sollte nicht die Absicht verfolgen, eine Diagnose zu erstellen**, weil diese schwierige und verantwortungsvolle Aufgabe zum absoluten und unbestrittenen Privileg eines Arztes gehört. Selbst auf eindringliches Drängen des Patienten sollte sich der Physiotherapeut nicht zu einer derartigen Aussage überreden lassen. Diese Forderung beruht nicht nur auf eindeutige juristische Hintergründe, sondern ist durch umfassende Möglichkeiten des Arztes (apparative Labor- und Röntgenuntersuchungen sowie Hinzuziehung von anderen Fachärzten) gerechtfertigt.

Aufgabe des Behandlers ist es, den Befund zu normalisieren und die Beschwerden des Patienten zu beheben. Dieser Anspruch zwingt den gewissenhaft und sorgfältig arbeitenden Therapeuten Gedanken und Zusammenhänge zu entwickeln. Deshalb ist es für ihn auch nicht unwichtig, ob beispielsweise Spannungsveränderungen im LWS-Bereich durch degenerative Prozesse der Wirbelsäule, Erkrankungen der Adnexe oder statische Fehlstellungen des Beckens entstanden sind bzw. ob ein Trauma als Ursache in Frage kommt, weil diese „Befundkette" in die Behandlung einbezogen werden muß. Weiterhin muss auch bedacht werden, dass die Behebung einer Ursache immer höherwertig gegenüber einer symptomatischen Therapie ist.

Bei der Beurteilung einer Veränderung oder eines Schmerzsyndroms genügt es deshalb auch nicht, sich nur über die eigentliche Schmerzstelle, die veränderte Gewebszone oder die verminderte Gelenkleistung zu informieren.
Es ist wichtig, dass der ganze Körper in die Beurteilung einbezogen wird und nicht nur eine Extremität oder nur der Rücken befundet wird. Eine Begründung für dieses Vorgehen liegt darin, dass die örtlichen Veränderungen erst nach Ermittlung der Grundspannung, evtl. bestehender statischer Fehlbelastungen und nach Erkennen des Primärstörherdes richtig beurteilt werden kann. **Besonders wichtig ist die empirische Aussage, dass subcutane Zonen des ganzen Körpers untereinander korrespondieren und deshalb eine ganzkörperliche Betrachtung erfordern**. Nicht selten gibt so erst der Gesamteindruck einen wichtigen Hinweis für therapeutisches Vorgehen.
Bevor man mit der Befunderhebung beginnt, sollte man klare Vorstellungen über die Aussagemöglichkeiten des jeweiligen Untersuchungsverfahrens haben und die Konsequenz für die jeweilige Therapie bedenken.
Nur unter der kritischen Anwendung dieses Leitsatzes gelingt die vielschichtige Erfassung von Normabweichungen, wobei die Wertigkeit der Einzelmethoden von der Erfahrung des Untersuchers ebenso abhängt wie die Deutung der Befundeinzelheiten. Die Befunderhebung erfordert nicht nur fachliches sondern auch pädagogisches und menschliches Geschick und großes Einfühlungsvermögen.

3.3.2 Anamnese

Die Erhebung einer Anamnese ist ein eigenständiger "Programmpunkt" der Behandlung. Allerdings ist es üblich, während der Behandlung sich relativ ungezwungen über den Zustand des Patienten zu unterhalten und im angemessenen Moment gezielte Informationen zu erhalten.
Die Anamnese gibt wichtige Hinweise auf Krankheitsentstehung und -entwicklung. Ebenso erfahren wir durch diese Anamnese, welche bisherigen Behandlungen der Patient erhalten hat und wie die Reaktion war. So ist die Frage nach der Prognose leichter zu beantworten und eine Kombinationstherapie gezielter zusammenzustellen.
Die Hauptgedanken bei der Anamnesestellung kreisen wohl um die Frage, ob es sich beim Patienten um reversible oder irreversible Zustände handelt und ob die gewählte Therapie - sinnvoll eingesetzt - die Symptome lindern oder beseitigen kann.
Der Schmerz, als psychosomatisches Erlebnis, ist stets subjektiv und bedarf deshalb zu seiner Feststellung der persönlichen

Schmerzbeschreibung des Patienten. Da der Schmerz ein wichtiger Indikator ist, müssen entsprechende Fragen gestellt werden.
- Wann und unter welchen Umständen treten Schmerzen auf und unter welchen Bedingungen verstärken sie sich?
- Wie ist das Schmerzverhalten während der Tages- und Nachtzeit?
- Wie lange halten die Schmerzen an und wohin strahlen sie aus oder sind sie nur örtlich?
- Sind die Schmerzen flammend, stechend oder brennend?
- Besteht ein Druckschmerz?
- Bestehen Sensibilitätsstörungen?
- Was geht dem Schmerzgefühl voraus?
- Bestehen neben den geschilderten Schmerzen noch andere Schmerzen?
- Was wird zur Schmerzbekämpfung unternommen?

Hauptsächlich werden die Fragen natürlich um derzeitige und frühere Krankheiten kreisen. Die Antworten müssen insbesondere im Hinblick auf limitierende Faktoren betrachtet werden. Sie können auch wichtige Hinweise auf die Dosierung geben und vor allen Dingen den Behandler auf Abschnitte lenken, die unbedingt in die Behandlung einbezogen werden müssen.
Bei bestehenden Narben sollte nach der Ursache (Operation oder Unfall) gefragt werden.

3.3.3 Inspektion

Im Rahmen der Befunderhebung für Subcutane Reflex Therapie bzw. Bindegewebsmassage nach Häfelin gibt die Inspektion einen Grobhinweis auf mögliche Prädilektionsstellen und Ansätze für die nachfolgende Therapie. Der Grobhinweis der Inspektion muß durch eine anschließende exakte Tastung gesichert werden. Zunächst wird der Körperbautyp (Pykniker, Leptosomer, Athletiker) aufgenommen. Ferner gehören zum allgemeinen Eindruck ungefähre Größe und Gewicht, das Geschlecht und die Haltung. Weiteres Interesse gilt der Statik (die Stellung der Ebenen und Achsen zueinander und evtl. Abweichungen von der Normal-Null-Stellung), da von ihr starke Zugkräfte auf Haut, Bindegewebe und Muskulatur ausgehen, die schließlich und endlich Tonus, Turgor und Stoffwechsel der beteiligten Gewebe verändern.
Die Inspektion in Bewegung ist auf Arm-, Bein-, Hüft-, Schulter- und Kopfbewegungen zu richten. Diese Bewegungen sollen koordiniert, evt. synchron, aber rhythmisch durchgeführt werden, wobei keine Schonhaltung oder -bewegung erfolgen darf. Außdem haben wir die Benutzung von Hilfsmitteln (Gehstöcke, Prothesen) zur Kenntnis zu

nehmen und evtl. in der Kartei schriftlich festzuhalten. Bei der Inspektion in Ruhe ist deshalb auf Gelenkfehlstellungen, Missbildungen und Kontrakturen zu achten. Für die anschließende Behandlung ist wichtig, ob der Patient hellhäutig oder rothaarig ist und evtl. abnorme Veränderungen der Hautfarbe, starke Krampfadern und Narben besitzt. Muttermale oder Leberflecken bedürfen besonderer Beachtung, weil sie melanomverdächtig sind, wenn sie Aussehen und Größe verändern. Dies gilt insbesondere für Muttermale und Leberflecken mit einer Größe von über 6 mm und einer unregelmäßigen (bogig-zackigen) Begrenzung. Die Farbe kann uneinheitlich rot, braun, schwarz, blau oder hell sein. Es kommen aber auch Tumore mit einer gleichmäßigen dunkelbraunen oder schwarzen Färbung vor. Die Oberfläche dieses Hautkrebses kann in frühem Stadium unverändert und in späterem Stadium glänzend, schuppend, rauh oder höckerig sein. An behaarten Körperstellen können diese Hautveränderungen leicht übersehen werden.
Melanome an Finger- und Zehenendgliedern verursachen keine Schmerzen und sind deshalb leicht zu übersehen, zumal sie als Quetschblutung, chronische Entzündung oder "einfache" Onycholyse gedeutet werden.

Bei Inspektion und Palpation sind stets auf die linke und rechte Körperseite zu achten und beide Seiten miteinander zu vergleichen. Prüfungen sind immer unter den gleichen Bedingungen durchzuführen.

3.3.4 Palpation

Im Rahmen dieses Buches interssiert in erster Linie der subcutane Befund.
Wir haben aber als Therapeuten die verschiedensten Behandlungsmethoden erlernt und so sind wir sensibilisiert für alle Befunde, die wir von der ersten Begegnung an mit einem Menschen aufnehmen.
So ist es nicht verwunderlich, dass intuitiv eine Palpation in Bewegung bereits einsetzt, wenn dem Patienten eine Hilfestellung bei der Lagerung auf einen Hocker oder eine Massagebank zuteil wird. Um einen Eindruck über Gelenkbewegungen und Gewebsspannungen zu erhalten, lassen wir eine Hand auf ein später zu behandelndes Gelenk oder Gewebeareal ruhen. Bei der Palpation in Ruhe kann am entspannten Muskel ebenfalls ein Befund erhoben werden.

Melanom = gut- oder bösartiges Geschwulst der Haut
Onycholyse = Ablösung der Nagelplatte vom Nagelbett

Ist der muskuläre Befund bei der Subcutanen Reflex Therapie erforderlich? Gerade Erkankungen der Wirbelsäule und des Bewegungsapparates zeigen eine deutliche Mitbeteiligung der Muskulatur.
Deshalb wird nicht selten die Frage aufkommen, ob das Befundergebnis in Relation zu den vom Patienten geschilderten Symptomen steht. Es ist vorstellbar, dass signifikante Unterschiede im subkutanen Bindegewebe bestehen und deshalb eine gezielte Subcutane Reflex Therapie unbedingt erfolgen muss und die relativ geringen Unterschiede im muskulären Tonus zu vernachlässigen sind. Bei Vorhandensein von geringen muskulären Befunden sollten diese nach Möglichkeit entweder im Rahmen der Subcutanen Reflex Therapie oder bei stärkeren Befunden (mit einem rigiden Hypertonus und ausgeprägten Myalgien) speziell mit der Kombinationstherapie behandelt werden.

Wegen der Gefahr von Venenentzündungen (Venenentzündungen sind Kontraindikationen !), sind bei Schmerzen in den Beinen die Venendruckpunkte zu prüfen. Die Haut ist mit besonderem Augenmerk auf Hauttemperatur, Hyperhidrosis und Sensibilitätsstörungen zu betrachten.

Entsprechend dem Krankheitsbild wird es gelegentlich auch einmal notwendig sein, eine Gelenkprüfung vorzunehmen und den Befund zu normalisieren. Hier kommen natürlich auch andere krankengymnastische Methoden hinzu.

3.3.5 Zeitlicher Aufwand

Es ist nicht genau zu begrenzen, wo die Befunderhebung beginnt und endet bzw. wo die Therapie beginnt und endet.
Grundsätzlich bleibt festzustellen, dass Befunderhebung und Therapie mit dem ersten Kontakt zwischen Patient und Behandler beginnt und endet, wenn die Verabschiedung stattfindet. Befunderhebung und Therapie erfolgen »Hand-in-Hand«, selbst wenn die Regel gilt, dass die Befunderhebung einer Therapie vorangehen muss.

Der Zeitaufwand für die Befunderhebung hängt natürlich von vielen Faktoren ab. Zum einen ist es die Erfahrung und Routine des Therapeuten. Zum anderen, ob die Persönlichkeit des Patienten und sein spezielles Leiden in der Praxis bekannt ist.

Hyperhidrose = vermehrte Schweißbildung

Überlicherweise rechnet man für die Befunderhebung bei der Bindegewebsmassage ca. 5 Minuten. Diese Zeit ist nur dann realistisch, wenn die Anamneseerhebung im Rahmen der Gespräche während der Behandlung erfolgt und sich die 5-minütige Befunderhebung tatsächlich auf Inspektion und Palpation beschränkt. Mit dem Fortgang der Behandlungsserie wird der Informationsfluss zunehmen und dadurch der Behandlungsschwerpunkt verändert. Die Zeit für die Befunderhebung wird reduziert, wodurch mehr Zeit für die eigentliche Behandlung zur Verfügung steht.
Anfangs wird die Befunderhebung und die Beobachtung der Reaktion des Patienten im Vordergrund stehen. Im Laufe der Behandlungsserie wird die Zeit für die Befunderhebung zugunsten der eigentlichen Reizung abnehmen. Am Ende der Behandlungsserie wird das Hauptaugenmerk auf die Vermeidung von Rezidiven gerichtet sein und die Aufklärung und Erläuterung evtl. erforderlicher unterstützender Maßnahmen einen wichtigen Stellenwert einnehmen.

Grundlage für die Durchführung einer jeden Behandlung ist die Befundaufnahme. Ohne Befundaufnahme ist jegliche medizinische Behandlung eine Zufallsbehandlung. Je umfangreicher die Befundaufnahme und Analysierung eines Zustandes vorgenommen wird, desto genauer kann die Therapie der Beschwerden erfolgen.
Der Tastbefund wird von Krankengymnasten und Masseuren zur Befundaufnahme und nicht mit der Absicht, eine Diagnose zu stellen, vorgenommen. Der Tastbefund ist erforderlich, um eine gezielte Behandlung durchführen zu können.
Er erscheint zunächst als ein objektives Kriterium. Dieser Eindruck trügt, weil die Beurteilung nicht messbaren Größen unterliegt und daher die verschiedenen subjektiven Faktoren das Ergebnis stark beeinflussen können.

Soll eine vergleichende Befunderhebung brauchbare Ergebnisse bringen,
muss immer unter den gleichen Bedingungen das gleiche Verfahren in Anwendung gebracht werden.

3.4 Technik der Hautfaltentastung

Die Subcutane Reflex Therapie (SRT) setzt mit ihrer Technik in der Subkutis an. Daher ist es wichtig, dass die Spannung der Subkutis genauestens ermittelt wird. Zwar lassen sich durch Inspektion bereits Veränderungen in oder an der Haut erkennen, z. B. Eindellungen, Narben oder abnorme Behaarung, jedoch sagt dieser Sichtbefund nichts

über die Spannungsqualität aus. Der Sichtbefund ist daher als Ausgangspunkt für die Therapie ungeeignet, weil er z. B. nicht erkennen läßt, ob eine Eindellung unter- oder überspannt ist oder eine normale Grundspannung vorliegt. Auch die flächige Tastung, die noch mancherorts gelehrt wird, ist nach meinen Erfahrungen ungenau.
Am besten geeignet und als genaueste Methode hat sich die Tastung in Form der Hautfaltenmethode nach HANSEN erwiesen. Es sei am Rande angemerkt, dass dieses Abheben der Haut von anderen Autoren auf KIBLER zurückgeführt wird.

Das Abheben der Hautfalte im Verlauf der Spaltlinien der Haut wurde erstmals 1980 von HÄFELIN beschrieben. Somit war es möglich, eine Tastung am ganzen Körper vorzunehmen.

Es wird eine Hautfalte mit Daumen, Zeige- und Mittelfinger gefasst und abgezogen (s. Abb. 9).

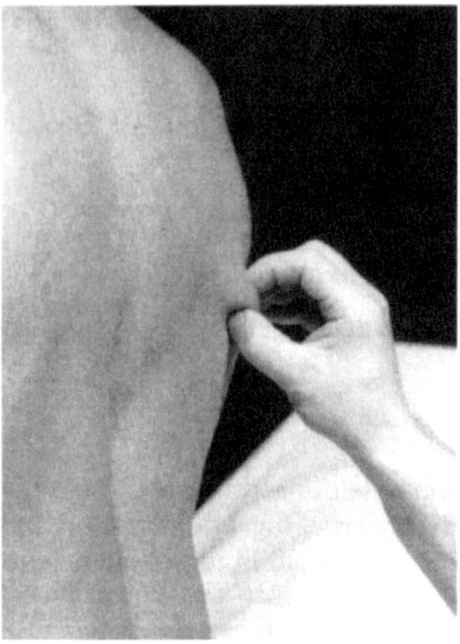

Die Hautfalte wird im Verlauf der Spaltlinien der Haut abgezogen. Es ist darauf zu achten, dass der rechte und linke Abstand zur Wirbelsäule gleich ist - also spiegelbildlich - und die Tastung in der gleichen Höhe durchgeführt wird.
Die Hautfalte wird dabei behutsam gefasst, abgezogen und behutsam wieder in die alte Lage zurückgelegt. Zu langes oder wiederholtes Anziehen ist ebenso zu vermeiden, wie plötzliches Loslassen der Falte, so dass diese zurückschnellt.

Abb. 9 Hautfaltentastung

Unsachgemäß durchgeführte Tastungen führen zu einer erheblichen Reizung und können Störungen hervorrufen. Während des Vorgangs darf kein Schmerz noch Kneifen vom Patienten verspürt werden.
Gelegentlich auftretende Berührungs- und Schmerzempfindlichkeit beim Berühren der Haut (bei richtiger Tastung) lassen auf eine gleichzeitig bestehende HEADsche Zone schließen.

3.4.1 Tastung im Bereich des Rückens

Während des Tastvorganges im Rückenbereich sitzt der Patient auf einem Hocker "übertrieben gerade". Die Beine sind in Hüfte und Knie im rechten Winkel gebeugt und die Fußsohlen haben mit dem Fußboden Kontakt. Es ist darauf zu achten, dass die Beine nicht übereinandergeschlagen oder zu weit gespreizt sind, da sich sonst die Spannungsverhältnisse im Beckenbereich verändern.

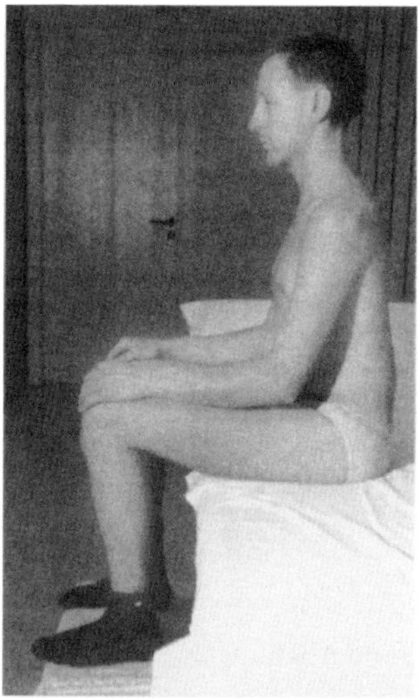

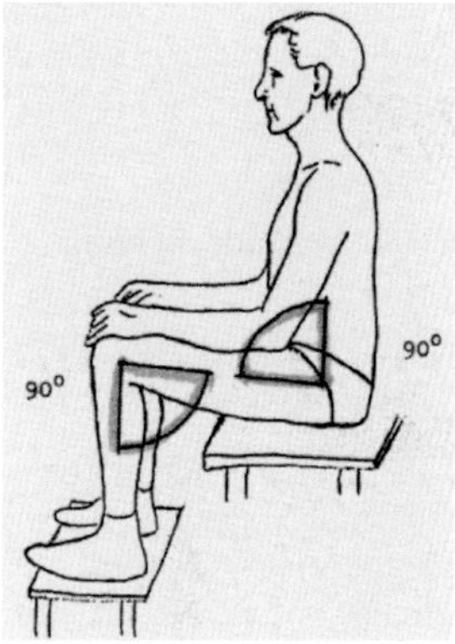

Abb. 10 Ausgangsstellung Befunderhebung Rücken

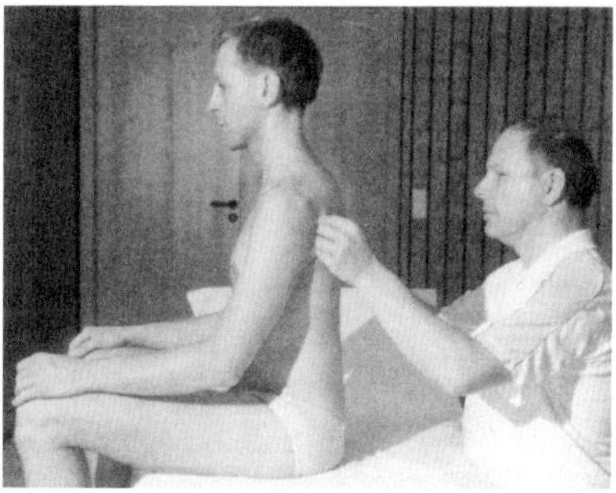

Abb. 11 Tastung im Bereich des Rückens

3.4.2 Tastung im Bauch- und Brustbereich sowie der Extremitäten

Die Tastung im Bauch- und Brustbereich sowie der Extremitäten wird in Rückenlage ausgeführt.

3.4.3 Kleidung

Während des Tastvorganges sind beengende Kleidungsstücke in diesem Bereich abzulegen, damit eine eindeutige Befunderhebung erfolgen kann und nicht durch Einschnürungen der Eindruck künstlicher "Indurationen" entsteht.

3.5 Ziel der Befunderhebung

Ziel der Befunderhebung ist es, zu prüfen und damit die Fragen zu beantworten

- Qualität der unterspannten Zonen ?
- Qualität der überspannten Zonen ?
- Ausdehnung einer Adhäsion ?
- Ausdehnung von Sensibilitätsstörungen bzw. Missempfindungen ?
- Narben als Störherde vorhanden ?

3.6 Die verschiedenen subcutanen Befunderhebungen

Je nach Elastizität und der hiermit verbundenen Abziehbarkeit der Hautfalte sprechen wir von einer Grundspannung oder einer Über- und Unterspannung.
Darüber hinaus können Quellungen, Verklebungen und Sensibilitätsstörungen festgestellt werden.
Die ersten Tastungen dienen der Feststellung der Grundspannung. Dies geschieht, indem an fünf oder sechs markanten Stellen mittels der Hautfaltentastung der Zustand geprüft wird. Danach beginnt die Feststellung der einzelnen Zonen und ihrer Spannungsqualitäten.

Induration = Gewebsverhärtung infolge Bindegewebsvermehrung

3.6.1 Grundspannung oder normale Spannung

Die Spannungsqualität zwischen Über- und Unterspannung wird als normale Spannung bezeichnet. Die Aussage über eine Spannungsqualität bedarf einer großen Erfahrung und einer ständigen Übung. Befunderhebung mittels der Hautfaltentastung.

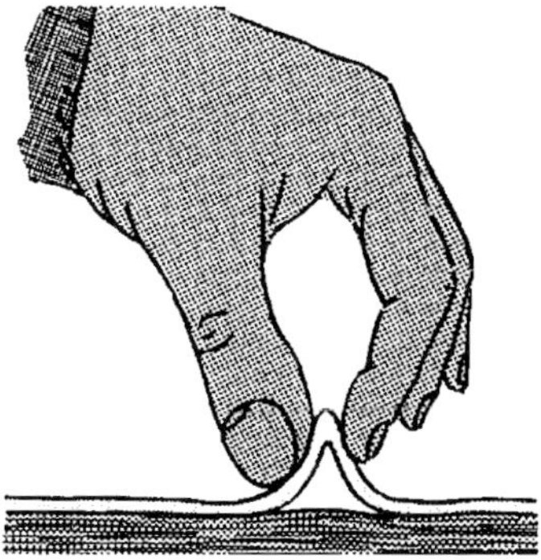

Abb. 12 Normale Spannung

3.6.2 Überspannung

Unter dem Begriff Überspannung sind alle Gewebe zu verstehen, die - gemessen an der Grundspannung - eine erhöhte Resistenz bzw. eine vermehrte Spannung aufweisen und sich schwer oder fast nicht abheben lassen, aber noch eine gewisse Elastizität besitzen. Befunderhebung mittels Hautfaltentastung. Im Regelfall wird das erhöht gespannte Gewebe nicht gereizt.

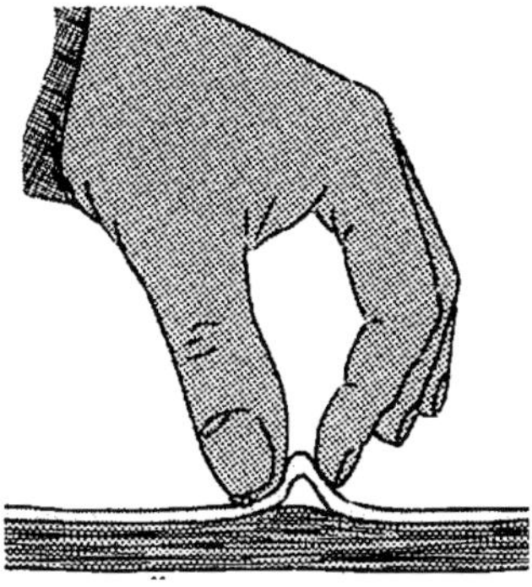

Abb. 13 Überspannung

3.6.3 Unterspannung

Die Gewebsabschnitte, die sich – verglichen mit der Grundspannung – mehr oder weniger weit abziehen lassen, sind therapeutisch am wichtigsten. Befunderhebung mittels Hautfaltentastung. Diese Abschnitte werden als unterspannte Zonen bezeichnet und mit einer speziellen Technik gereizt.

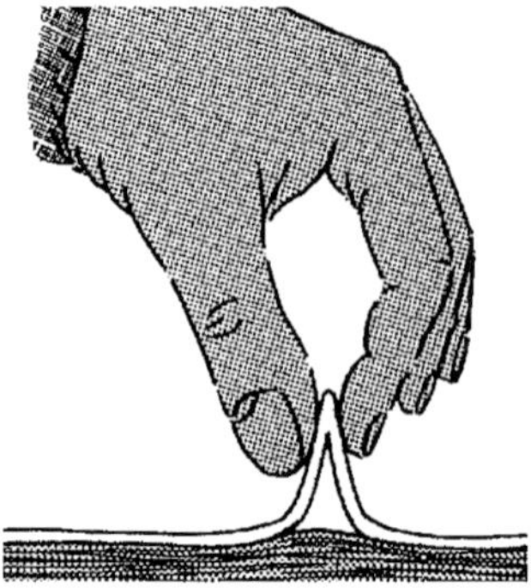

Abb. 14 Unterspannung

3.6.4 Quellung

Bei der Quellung ist eine deutliche Infiltration der Subcutis festzustellen. Die Quellungen gelten als >Tabuzonen <. Eine Quellung kann

- als Folge eines akuten örtlichen Prozesses
- als Folge einer stürmisch verlaufende Organerkrankung
- durch eine benachbarte, angrenzende Adhäsion, welche die Gewebsflüssigkeit nach außen schiebt entstanden sein.

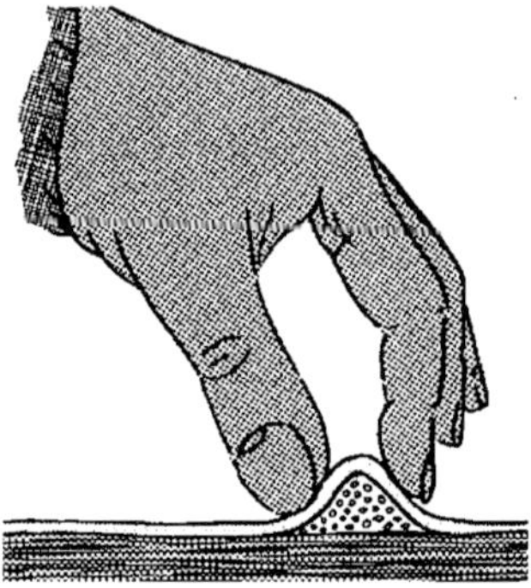

Abb. 15 Quellung

Befunderhebung mittels Palpation mit den Fingerkuppen unter leichtem Druck.

Bitte bedenken Sie, dass eine weiche oder auch derbe Schwellung mit einer Fettanhäufung leicht verwechselt werden kann.

3.6.5 Adhäsion oder Verklebung

Bei der Verklebung bzw. Verschwartung ist die Gleitfähigkeit in der Verschiebeschicht nicht gewährleistet. Das Abheben ist nicht möglich. Die Induration kann sich auch durch eine Erhöhung oder als Eindellung bzw. Einziehung darstellen. Befunderhebung mittels Hautfaltentastung.

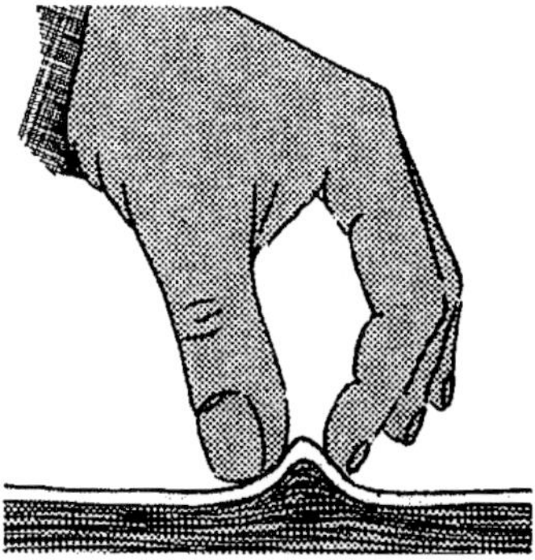

Abb. 16 Verklebung

Da sich durch die Therapie der subcutane Befund hinsichtlich Spannungsqualität und Ausdehnung - von einer zur anderen Behandlung - verändert, muss vor jeder neuen Behandlung eine Befunderhebung erfolgen.

3.6.6 Sensibilitätsstörung

Die Qualität der Sensibilitätsstörungen wird durch leichte Berührung mit den Fingerkuppen festgestellt. Dabei sind wir auf die Mitarbeit des Patienten angewiesen. Nur der Patient kann uns sagen, ob er z.B. die Berührung als Schmerz oder Taubheitsgefühl oder als ein anders geartetes missliebiges Empfinden wahrnimmt.
Für unsere Arbeit sind besonders die Übergänge vom normalen taktilen Empfinden zum gestörten Empfinden von ausschlaggebender Wichtigkeit, weil in der nachfolgenden Therapie bis scharf an den Rand gereizt wird. Erfahrene Behandler können aber auch aufgrund des Gewebewiderstandes die Grenze exakt benennen.

3.6.7 Narbe

Wie erkennt man, dass eine Narbe ein Störherd ist?
In aller Regel schildern die Patienten ihre Beschwerden sehr exakt und ausführlich. Erklären aber sofort, dass sie mit diesen Beschwerden „wohl leben müssen“ und wir als Therapeuten dieses Geschehen auch nicht beeinflussen können. Der erste Erfolg einer kurzen Probebehandlung erleichtet den Einstieg in eine erfolgreiche Entstörung.

Ob eine Narbe ein Störherd ist, kann auch mit nachfolgendem Vorgehen ermittelt werden.

Test
Mit kurzen Anhakstrichen ringförmig um die Narbe (bis dicht an den Narbenrand) reizen.
Anschließend ist die Reaktion zu kontrollieren.

Ergebnis I
Zeigt sich im Anschluß an die Reizung ein ischämischer Ring um die Narbe, können wir davon ausgehen, dass die Narbe **ein Störherd** ist.

Ergebnis II
Ist aber ringförmig um die soeben gereizten Stelle eine deutliche Hyperämie sichtbar, kann man davon ausgehen, dass die Narbe
kein Störherd ist.

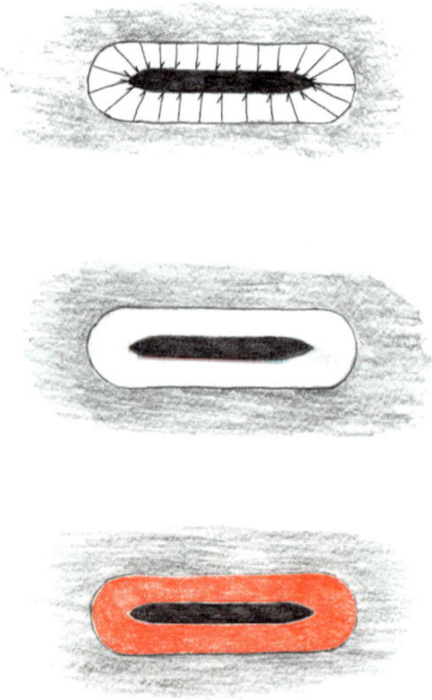

Abb. 17 Narbenprüfung I

Um eine Narbe näher zu charakterisiern, können wir einen sanften Druck mit den Fingerkuppen auf die Narbe ausüben. Dabei kann sie sich als eine deutliche Spalte oder als derber Strang zeigen. Beide Narbentypen können Störherde sein oder auch nicht. Es kommt in jedem Falle darauf an, ob das Narbengewebe bis in die Subcutis reicht oder nicht.

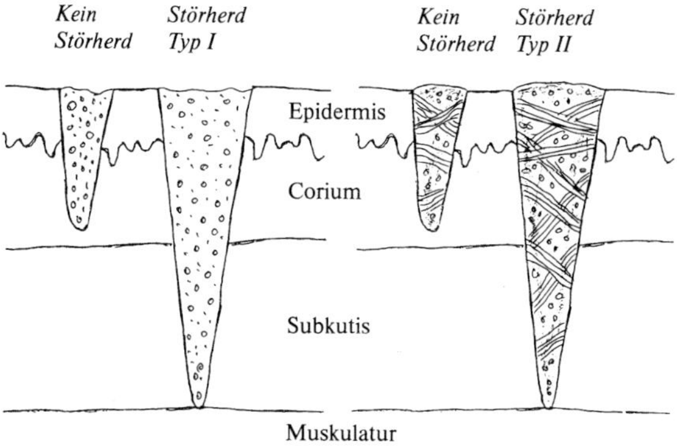

Abb. 18 Narbenprüfung II

Die Störung einer Narbe kann sich auch so darstellen, dass der Patient ringförmig um die Narbe kein Schneidegefühl angibt. Nicht selten wird aber auch das gegenteilige Phänomen beobachtet, dass ringförmig um die Narbe eine Hyperästhesie oder Hyperalgesie besteht. In beiden Fällen kann die Ausbreitung unregelmäßig, also amöboid, verlaufen und unter Umständen einen Durchmesser von mehr als 30 cm haben. Selbstverständlich sind Sensibilitätsstörungen vor der eigentlichen Narbenentstörung zu beseitigen.

3.7 Einzeichnen des Befundes

Während ich noch vor Jahren den gesamten Tastbefund auf der Patientenkartei notierte, speichere ich nur noch die Daten, die für den Fortgang der Behandlung wichtig sind. In diesem Zusammenhang denke ich nicht an über- oder unterspannte Zonen, weil diese schon innerhalb einer Behandlung ausgeglichen werden können. Vielmehr denke ich z.B. an Narben, die sich an besonders behaarten Stellen befinden und gerne übersehen werden. Zu denken ist auch an Sensibilitätsstörungen, besonders wenn sie an den Beinen oder im Bereich des Kopfes sind.

Der Befund muss so klar beschrieben werden, dass auch andere Kollegen ohne Mühe sich zurecht finden und die Behandlung fortsetzen können.

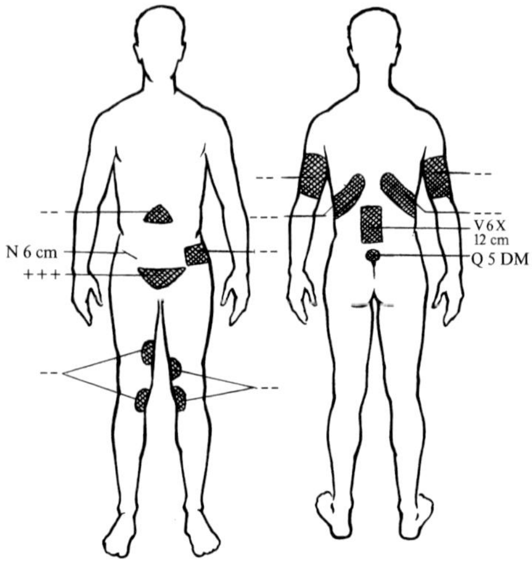

Abb. 19 Einzeichnen des Bindegewebsbefundes

Herr, wie sind deine Werke so
groß und viel! Du hast sie
alle weislich geordnet.

Bibel, Psalm 104, Vers 24

4.

Haut und Bindegewebe

Lernziel

Erkenne das Wunderwerk HAUT und BINDEGEWEBE mit seinen mannigfachen und lebenswichtigen Funktionen.

4.1 Zusammenfassung Kapitel 4
- Haut und Bindegewebe -

In diesem Kapitel werden sehr ausführlich die Haut mit ihren Rezeptoren und das Bindegewebe mit den fixen und den beweglichen Zellen sowie das kollagene, elastische und retikuläre Bindegewebe beschrieben. Das Bindegewebe, in seinen verschiedenen Ausprägungen, finden wir am ganzen Körper. "Schwaches" Bindegewebe zeigt sich in Form von Varizen, Hämorrhoiden sowie in Insuffizienz an Muskeln, Ligamenten und Gelenken.

Bei der Ausführung der BgM interessiert besonders die Subcutis. Deshalb soll im Rahmen dieser Zusammenfassung besonders auf die Subcutis eingegangen werden. Bei der Subcutis handelt es sich um weiches oder elastisches Bindegewebe, das zur Stabilisation kollagene Fasern enthält. Diese kollagenen Bindegewebsfasern sind in einer ganz bestimmten Anordnung, deren Verlauf wir als Spaltlinien bezeichnen.

Bezüglich den Stoffwechselverhältnissen der Subcutis kann festgestellt werden, dass sie eine überragende Stellung einnehmen, da das subcutane und perivaskuläre Bindegewebe maßgeblich am Austausch von Stoffwechselprodukten und Wasser beteiligt ist. So bestimmt z.B. die Struktur des subcutanen und interstitiellen Bindegewebes den Hydratationsgrad und damit den Turgor des Gewebes.
Die Rezeptoren der Haut benötigen für ihre Funktion einen lebendigen subcutanen Stoffwechsel mit einem fein abgestimmten Elektrolyt, in dem Osmose und Diffusion für einen Austausch sorgen. Eine Veränderung dieses Milieus bewirkt eine Störung der Trophik der neuralen Strukturen und ist so auch als Ursache für eine Sensibilitätsstörung anzusehen, wie wir sie bei Narbenstörungen und der Polyneuropathie feststellen.

Besonders nachhaltige Reaktionen sind bei rezidivierenden Leiden zu beobachten. Unter entzündungsähnlichen Zuständen wird das Fibrinogen, welches ständig in der Leber produziert wird, vermehrt gebildet. Außerdem können pathologische Zustände zu einer Transsudation von Blutplasma und zu einer Transmigration von Blutzellen und somit zu Proliferation von Zellen führen. Unter diesen Bedingungen polymerisiert das Fibrin zu einem Fibrinnetz. In der nachfolgenden Zeit kommt es zu sekundären bindegewebigen Verwachsungen, welche als Adhäsionen oder Verklebungen bezeichnet werden.

4.2 Summary of Chapter 4

- Skin and connective tissue -

This chapter describes in great detail the skin with its receptors and the connective tissue with its fixed and mobile cells, together with the collagenous, elastic and reticular connective tissue. Connective tissue in its various manifestations is present throughout the body. "Weak" connective tissue shows up in the form of varices, haemorrhoids, or as insufficiency of muscles, ligaments and joints.

In the practice of connective tissue massage, particular interest attaches to the subcutis. This summary therefore focuses particularly on the subcutis.

The subcutis consists of soft or elastic connective tissue which contains collagen fibres for stabilisation. These collagenous connective tissue fibres lie in a very precise arrangement giving rise to what are known as cleavage lines.

The metabolic activity of the subcutis is of overriding importance, since the subcutaneous and perivascular connective tissue is crucial for the exchange of metabolic products and water. Thus, for example, the structure of the subcutaneous and interstitial connective tissue determines the degree of tissue hydration and hence the tissue turgor.

In order to function, the receptors in the skin require living subcutaneous metabolism with a delicately adjusted electrolyte balance, with osmosis and diffusion operating to bring about exchange. Any change in this medium disturbs the trophic relationships of the neural structures, and can therefore be regarded as a cause of impaired sensitivity such as is seen in scar disorders or polyneuropathy.

Particularly long-lasting reactions are seen in relapsing disorders. Under conditions resembling inflammation, there is an increase in the normal continuous production of fibrinogen by the liver. At the same time, pathological conditions can lead to transudation of blood plasma and transmigration of blood cells, going on to cause cellular proliferation. Under these conditions, the fibrin polymerises to form a fibrin mesh. This leads secondarily to growing-together of the connective tissue, forming what are called adhesions.

4. Haut

4.3 Allgemeines

Die Haut bildet eine die äußere Oberfläche des Menschen bedeckende Hülle. Die Hautfarbe ist von Mensch zu Mensch verschieden und hängt vom Blut- und Pigmentgehalt der Haut sowie von der Hautstärke ab. Die Haut weist nicht nur bei den Menschen eine unterschiedliche Stärke, sondern zusätzlich erhebliche Unterschiede der einzelnen Regionen auf. Beim Erwachsenen mittlerer Größe hat die Haut eine Ausdehnung von ca. zwei Quadratmetern. Sie ist dehnbar und zugleich elastisch. An den echten Körperöffnungen geht die Haut in die örtliche Schleimhaut über. Der Haut obliegen verschiedene Funktionen. Zur Wahrnehmung der äußeren Reize besitzt sie wichtige Sinnesorgane. Außerdem erfüllt sie wesentliche Schutzfunktionen.
Die Haut steht in inniger Wechselbeziehung zum übrigen Körper. Erkrankungen des Organismus zeigen sich durch Veränderungen in der Haut. Ebenso ist bei einer Hauterkrankung der Organismus in Mitleidenschaft gezogen.

4.4 Die einzelnen Schichten

4.4.1 Epidermis

Die Epidermis besteht aus einem mehrschichtigen Plattenepithel mit verhornter Oberfläche. Bei sehr starker Vergrößerung erkennen wir fünf verschiedene Schichten.
Die unterste Schicht, die basale Keimschicht (Stratum basale), geht eine feste Haftung mit der Lederhaut ein. In dieser Epithelschicht findet auch die Zellvermehrung statt. Oberflächenhaft folgt nun die Stachelzellenschicht (Stratum spinosum). Die nächste Schicht (Stratum granulosum) steht mit der Hornschicht in Zusammenhang (Keratohyalin). Hier wird das eigentliche Horn (Keratin) gebildet. Zur Oberfläche hin folgt die Glanzschicht (Stratum lucidum), die ein starkes Lichtbrechungsvermögen hat. Den äußeren Abschluß bildet die Hornschicht (Stratum corneum). Im Gegensatz zur Keimschicht sind die Zellen der Hornschicht kernlos. In der Basalmembran sind die Pigmentkörper eingelagert. Die Epidermis besitzt eine unterschiedliche Stärke. Während sie im Bereich der Fußsohle eine besondere Dicke aufweist, ist sie an den Augenlidern, dem Scrotum und anderen Hautstellen sehr dünn.

Die Epidermis ist gefäßfrei, da die Blutgefäße nur bis zu den Coriumpapillen reichen. Die Ernährung erfolgt von hier aus durch Diffusion.
Das Gewicht der Epidermis beträgt beim Erwachsenen ca. 500 g.

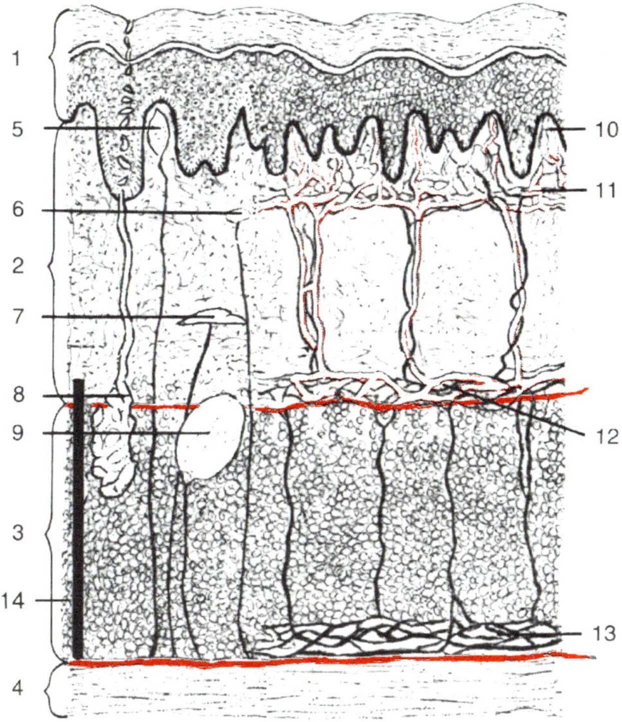

Abb. 20 Schnitt durch die Haut mit Drüsen, Rezeptoren und Gefäßversorgung

1 Epidermis
2 Corium
3 Subkutis
4 Skelettmuskulatur
5 *Meißner*sches Tastkörperchen
6 *Krause*sche Endkolben
7 *Ruffini*sches Körperchen
8 Schweißdrüse
9 *Vater-Pacini*sches Lamellenkörperchen
10 Kapilarschlingen
11 Subpapiläres Netz
12 Cutanes Arterien- und Venennetz
13 Fasziales Arteriennetz
14 Kollagene Faser

4.4.2 Corium

Corium (auch Korium) oder Lederhaut besteht aus dichtem Bindegewebe von 0,3 bis 2,4 mm Dicke. Man unterscheidet zwei Schichten:
Eine dünne oberflächige Schicht ist durch gefäß- und nervenreiche Papillen und Leisten miteinander verzahnt und wird daher auch Stratum papillare genannt. Durch diese warzen- und leistenförmigen Papillen ist die Epidermis mit dem Corium fest verbunden und gegen Abscherungen gesichert.
Die tiefere Schicht des Coriums ist bindegewebig dicht verflochten und reich an elastischen Fasern. Kollagene Faserbündel durchkreuzen und durchflechten sich netzartig unter Beimischung von elastischen Fasern. Die tiefere Schicht des Coriums ist wesentlich dicker als die oberflächige Schicht und wird als Stratum reticulare bezeichnet. Diese beiden Schichten sind nicht scharf gegeneinander abgegrenzt.

Das Corium enthält die Sinnesrezeptoren der Haut, wie z. B. Meißnersche Tastkörperchen, Ruffinische Sinneszellen, Krausesche Endkolben, freie Nervenendigungen, Vater-Pacinische Körperchen. Darüber hinaus befinden sich im Corium die Haarwurzeln, die Schweiß-, Duft- und Talgdrüsen und das Lymphkapillarnetz.

4.4.3 Subkutis

Die für die Subkutis (auch Subcutis) gebräuchlichen Bezeichnungen lauten: Tela subcutanea, Unterhaut, Unterhaut-Fettgewebe, Unterhaut-Bindegewebe. Die Subkutis geht ohne scharfe Begrenzung aus dem Corium hervor. Hier im Grenzbereich liegen auch die Rezeptoren für die Tiefensensibilität (Lamellenkörperchen).
Die Subkutis besteht aus weichem oder elastischem Bindegewebe mit mehr oder weniger reichlich eingelagerten Fettzellen und kollagenen Fasern. Die tieferen Schichten bestehen hauptsächlich aus Fettgewebe (Panniculus adiposus) und haben viel Wasser eingelagert. Die meisten Körperstellen weisen Fettgewebsläppchen auf, die lokal von unterschiedlicher Stärke sind und neben verschiedenen Funktionen vor allem körperformend wirken. Nur einige Hautstellen sind fettfrei (Augenlider, Skrotum, Ohrmuscheln u. a.).

Die Grenze der Subkutis zur darunterliegenden Muskulatur bildet eine dünne Fascia superficialis. Durch kollagenelastische Bindegewebszüge wird das Unterhaut-Bindegewebe in Segmente aufgeteilt (siehe

Spaltlinien, Abb. 23). Die kollagenen Bindegewebsfasern stellen eine Verbindung zwischen Subkutis und Faszie oder Periost dar.

Zum Thema des stabilisierneden Effektes der kollagenen Fasern innerhalb der Subcutis, aus didaktischen Gründen ein Beispiel aus der Technik des Hausbaus: Zur Stabilisierung wird im Innern eines Betonkörpers ein Gerüst aus Armiereisen platziert.

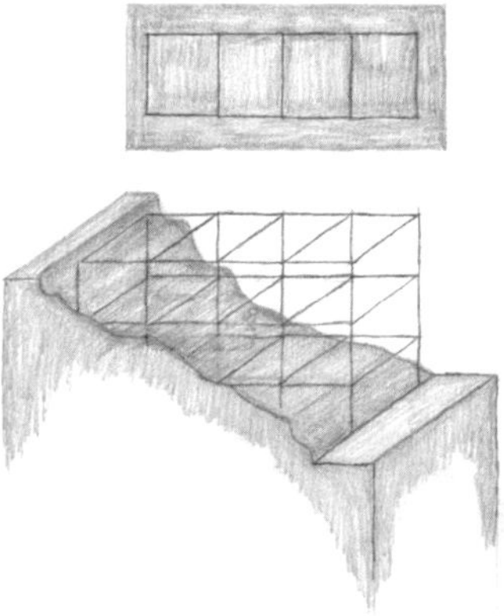

Abb. 21 Beispiel aus der Technik: Gerüst aus Armiereisen zur Stabilisierung des Betons

So wie also im Hausbau Eisen in den Beton zur Armierung verlegt wird, stabilisieren kollagene Fasern in der Subkutis die Stroma. Diese "armierte" Stroma enthält eine Matrix von Glykoproteiden und Mucopolysacchariden. Die Subkutis hat für den Elektrolythaushalt eine besondere Bedeutung. Hier finden Auf- und Abbau von Flüssigkeiten beträchtlichem Umfang statt, weil die Halbwertzeit nur einige Tage beträgt. Wichtig ist festzustellen, dass auch die Bindegewebsfasern durch Fibroblasten ständig umgebaut werden. Auf diese Weise wird ständig eine Anpassung der Faserzahl und des Fasertyps an mechanische Erfordernisse gesichert. Beim Abbau sind Enzyme mit beteiligt. Die physikalisch chemische Eigenschaft des subkutanen und perivaskulären Bindegewebes ist maßgeblich am Austausch von Stoffwechselprodukten und Wasser beteiligt. Diesen Vorgang bezeichnen wir als Hydratation. So bestimmt z. B. die Struktur des subkutanen und interstitiellen Bindegewebes den Hydratationsgrad und damit den Turgor des

Matrix = Muttergewebe = eine Grundsubstanz, in die eine Struktur eingelagert ist.
Stroma = das interstitielle Bindegewebe eines Organs

Gewebes. Diese Spannungs- und Stoffwechselveränderungen werden als Bindegewebszonen bezeichnet, die von uns exakt lokalisiert und therapiert werden können. Zum Thema der „Stoffwechselvorgänge in der Subcutis" und die Ernährung von Rezeptoren und Zellen.

Aus didaktischen Gründen ein Beispiel aus der Natur:
Zwischen Rinde und Stamm fließt ein Strom mit einer ungeheuren Kraft, der die Nährstoffe des Baumes von der Wurzel bis in die äußersten Blattspitzen – mitunter über eine Entfernung von mehreren Metern – transportiert.

Abb. 22 Beispiel aus der Natur: Rinde am Baum

Die überragende Bedeutung als Ansatz für eine Therapie erlangt die Subkutis erst durch die physiologischen Vorgänge in diesem Gewebe. In der Subkutis befinden sich die verschiedenen Rezeptoren und verschiedenartigen Nervenfasern; außerdem findet hier (wie oben bereits erwähnt) der Umschlag von Nährstoffen, Aufbau- und Abbauprodukten statt. Für die Funktion der Rezeptoren und besonders für den axonalen Transport ist die Versorgung mit Sauerstoff (und damit die Durchblutung der Subcutis) von ausschlaggebender Wichtigkeit. Siehe hierzu weitere Ausführungen unter 4.14 Grundsubstanzen, Seite 89.

4.5 Spaltlinien

Der Verlauf der Bindegewebsfasern in der Lederhaut kann mit einer speziellen Methode (subkutane Infiltration von Tusche) sichtbar dargestellt werden. Dieses sich abzeichnende Muster nennen wir Spaltlinien. Im Verlauf der Spaltlinien (Abb. 23) hat die Haut ihre größte Zugfestigkeit. Sie geben die Richtung der geringsten Dehnbarkeit der Haut an. Daher legen die Chirurgen nach Möglichkeit in dieser Richtung den Operationsschnitt an. Die Hautfaltentastung wird entsprechend dem Verlauf der Spaltlinien ausgeführt. Die Spaltlinien markieren den Verlauf (Anordnung) der kollagenen Bindegewebsfasern innerhalb des subkutanen Bindegewebes.

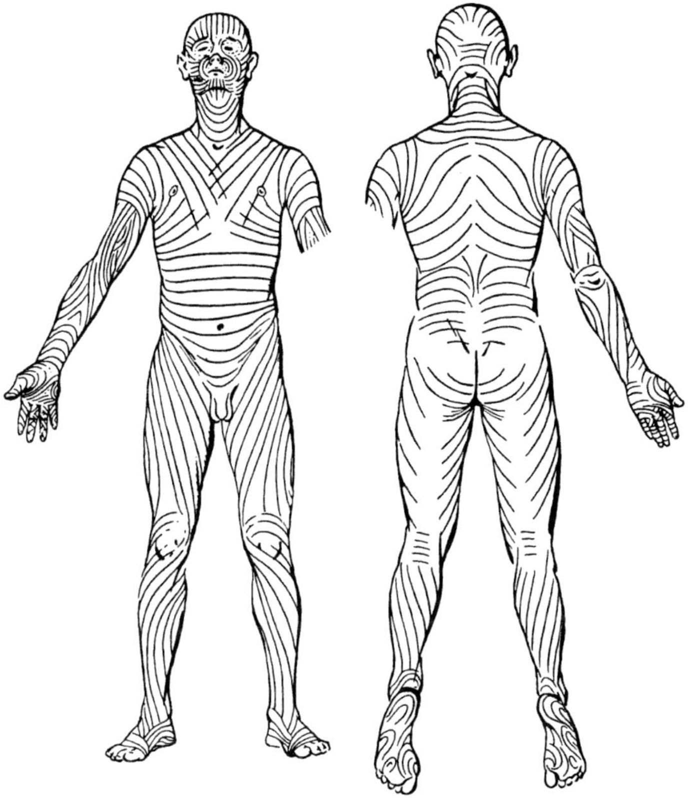

Abb. 23 Spaltlinien der Haut

4.6 Verschiebeschicht

Wie bereits ausgeführt, geht ohne scharfe Begrenzung das Corium in die Subkutis über. Zwischen den beiden Schichten befindet sich das kutane Venen- und Arteriennetz. Die Verschiebbarkeit ist gering. In dieser Verschiebeschicht setzt die Hauttechnik bei der Bindegewebsmassage an.
Die größte Verschiebbarkeit befindet sich zwischen Subkutis und Muskelfaszie. Sie hängt vom Geschlecht und Alter des Menschen und von der bindegewebigen Grundspannung ab. In dieser Verschiebeschicht setzt der therapeutische Zugreiz der BgM bzw. der SRT an.

4.7 Rezeptoren und Drüsen der Haut

4.7.1 Meissnersche Tastkörperchen

Bei den Meissnerschen Tastkörperchen handelt es sich um Rezeptoren, die - wie die Bezeichnung schon aussagt - beim Tasten erforderlich sind. Die manchmal vorgenommene Einordnung der Tastkörperchen zu den Druckrezeptoren ist nicht korrekt. Sie kommen in unterschiedlicher Häufigkeit vor (sehr zahlreich in den Fingerspitzen).
Es handelt sich bei den Meissnerschen Tastkörperchen um Sinnesorgane, die ihren Sitz in den Papillen des Coriums haben und von denen 3 - 5 markhaltige Nervenfasern ausgehen. An der Handfläche zählt man in einem cm^2 100 - 200 Körperchen.

4.7.2 Vater-Pacinische Lamellenkörperchen (Corpuscula lamellosa)

Sie sind die eigentlichen Druckrezeptoren und liegen in der Subkutis. Ihre Länge beträgt 2 - 3 mm und ihre Breite 1 - 2 mm. Unter dem Mikroskop erkennt man eine Nervenfaser, um die eine Anzahl konzentrischer Bindegewebslamellen zwiebelschalenartig gelagert ist. Hierbei handelt es sich um Rezeptoren für die Tiefensensibilität.
Die Lamellenkörperchen kommen nicht nur in der Haut, sondern auch in inneren Organen und im Periost vor.

4.7.3 Krausesche Endkolben

Die Krauseschen Endkolben dienen der Kälteempfindung. Es handelt sich um ca. 0,1 mm lange runde und ovale Gebilde, die im Inneren eine markreiche Nervenfaser besitzen. Sie liegen in den Papillen des Coriums. Der Mensch besitzt ca. 250 000 Kälterezeptoren.

4.7.4 Ruffinische Körperchen

Die Ruffinischen Körperchen nehmen die Wärmereize auf. Es sind spindelförmige Organe bis zu 1,5 mm Länge. Sie liegen im Grenzbereich zwischen Corium und Subkutis. Der sehr verzweigte oder aufgefaserte Nerv wird von einer bindegewebigen Kapsel umgeben. Durchschnittlich besitzt der Mensch ca. 30 000 Wärmerezeptoren.

4.7.5 Schweißdrüsen (Glandulae sudoriferae)

Die Schweißdrüsen liegen als Schlauchknäuel aufgerollt in der Leder- und Unterhaut und enden in einem senkrecht nach oben gerichteten Ausführungsgang.

Die Austrittsstellen der Schweißdrüsen sind in den Furchen und Papillarleisten der Haut. Besonders an der Hand und am Fuß sind hintereinander gereihte Öffnungen zu finden.
Die Schweißsekretion ist eine vegetative Funktion, an der fast ausschließlich der Sympathikus (im Gesicht auch parasympathische Fasern) beteiligt ist. Der Schweiß besteht zu 99% aus Wasser. Die restlichen Bestandteile sind Kochsalz, Harnstoff, flüchtige Fettsäuren, Cholesterin und Epithelien.

4.7.6 Duftdrüsen

Die Bezeichnung beruht auf dem Sekretgeruch dieser Drüsen. Die Duftdrüsen liegen im Bereich der Achselhöhle, der Schamgegend, der Brustwarzen, des Nasenvorhofes und des äußeren Gehörganges.

4.7.7 Talgdrüsen (Glandulae sebaceae)

Die Talgdrüsen liegen im Corium. Mit Ausnahme von Handteller, Fußsohle und wenigen anderen Stellen ist der ganze Körper mit Talgdrüsen versehen. Stets münden sie gemeinsam mit den Haaren auf der Hautoberfläche. Talg ist ein Gemisch aus Fetten, Zellen, freien Säuren und anderen Stoffen.

4.7.8 Milchdrüsen (Glandulae mammariae)

Die Milchdrüse ist die größte Hautdrüse, deren Sekret - die Milch - unter bestimmten Voraussetzungen (Schwangerschaft) produziert wird.

4.8 Gefäßversorgung

Nur Corium und Subkutis werden von Blutgefäßen durchzogen. Die Epidermis ist gefäßfrei und erhält die nötigen Stoffe über die Coriumspapillen durch Diffusion zugeführt.
Die Blutversorgung erfolgt durch drei hintereinander geschaltete Arteriengeflechte: Zwischen Muskelfaszie und Subkutis befindet sich das fasziale Arteriennetz. Zwischen Corium und Subkutis breitet sich das kutane Gefäßnetz aus. Schließlich liegt unterhalb der Papillen das subpapilläre Gefäßnetz. Parallel verläuft ein venöses Netz. Einen eigenen Kapillarkreislauf besitzen die Schweißdrüsen und je einen weiteren eigenen die Haarwurzeln und die Lamellenkörperchen.

4.9 Nervenversorgung

Die Haut wird von zahlreichen Nerven verschiedener Art durchzogen. Bei den bisher beschriebenen Nerven im Zusammenhang mit den Rezeptoren handelt es sich um markhaltige, sensible afferente Nerven. Sie haben die Aufgabe, äußere Reize dem Zentrum zuzuleiten.
Ferner finden wir in der Haut Spinalnerven. Sie gelangen vom Rückenmark zur Haut. Je nach Austritt des Nerven (z. B. aus dem Foramen intervertebrale des dritten Lendenwirbels) wird der Abschnitt, in dem der Nerv verläuft, als Segment (L3) bezeichnet. Die Austrittsbereiche eines Nerven innerhalb der Haut nennt man Dermatome, die dachziegelartig übereinander gelagert sind. Außerdem stellen wir die Erhöhung der Spannungsverhältnisse in der Subkutis bei Organveränderungen fest. Es müssen daher auch Nervenfasern in der Subkutis enden, deren Verlauf an den Organen beginnt.
Schließlich sind in der Haut die Ausläufer des vegetativen Nervensystems zu finden. Für die Änderung der Hautdurchblutung, Drüsentätigkeit u. a. Funktionen müssen diese vegetativen Efferenzen verantwortlich gemacht werden. Darüber hinaus bestehen über Synapsen Verbindungen zwischen Nerven, so dass theoretisch alle Gewebsstellen im Körper untereinander in Verbindung stehen und miteinander korrespondieren können.

4.10 Funktionen

4.10.1 Speicherung

Die Haut speichert Wasser, Kochsalz und Fett. Sie ist der wichtigste Wasser- und Kochsalzspeicher des Körpers. Die Fettspeicherung dient nicht allein der Speicherung von Energie, sondern gleichzeitig dem mechanischen Schutz und der Wärmeregulation.

4.10.2 Thermoregulation

Die Regulation der Körpertemperatur geschieht einerseits durch die Stoffwechselvorgänge des Organismus (Verbrennung), andererseits durch die Haut. Dies geschieht durch Änderung der Weite und Durchströmungsgröße ihrer Blutgefäße und durch Absonderung von Schweiß.

4.10.3 Ausscheidung

Die Haut scheidet Schweiß, Talg und Kohlendioxyd aus. Dadurch entsteht ein Emulsionsfilm auf der Haut, den wir Säuremantel der Haut nennen. Chemisch ist er sauer und hat einen ph-Wert von 5 beim Mann und 5,5 bei der Frau. Die so genannte Hautatmung ist kein Gaswechsel im Sinne der Atmung, sondern ein Abdunstungsvorgang.
Durch die Haut ausgeschieden werden:
Kalium-, Kalzium- und Magnesiumsalze, Ammoniak, Harnstoff, Harnsäure, Kreatin, Aminosäure, Salizylsäure, Jod und Arsen. Die Haut unterstützt daneben auch die Nierenfunktion. Bei starkem Schwitzen können größere Mengen Kochsalz ausgeschieden werden.

4.10.4 Schutz

Die Haut schirmt das Körperinnere gegen chemische, physikalische und bakterielle Einwirkungen ab.Talg- und Schweißdrüsen überziehen die Haut mit dem Säuremantel, der auch körpereigene Bakterien enthält. Der Säuremantel bildet Schutz gegen Erreger, Bakterien und Pilze. Darüber hinaus produziert die Haut Gewebshormone (Histamin) und Antikörper (zelluläre und humorale Abwehrkräfte). Die Bildung von Hornhaut bei mechanischen Reizen muss ebenfalls als eine Schutzfunktion angesehen werden. Gegen zu starke Belichtung sind zum Schutze feinste Melaninkörper – Pigmente - in den tiefsten Schichten der Epidermis eingelagert. Schließlich können Abwehrreflexe bei Organstörungen bestehende Spannungen in Haut- und Unterhaut verändern.

4.11 Bindegewebe

4.11.1 Allgemeines

Was ist Bindegewebe? Bindegewebe ist eine Kategorie der vier Gewebearten, die der menschliche Körper enthält: Epithel-, Muskel-, Nerven- sowie Binde- und Stützgewebe. Die Bezeichnung Bindegewebe fasst also eine Anzahl verschiedenartiger Gewebe zusammen. Unter Gewebe versteht man einzelne Arten der Zellverbände, die gemeinsame Funktionen besitzen und die den Körper aufbauen. Die gemeinsame Herkunft aus mittlerem Keimblatt - dem Mesenchym -kennzeichnet die Zellen des Bindegewebes.
Das Bindegewebe ist am Aufbau aller Organe beteiligt, indem es Stroma, Kapseln und weitere Strukturen bildet. Mit ihm gelangen Gefäße und Nerven in die Organe. Es beeinflusst den Stoffwechsel, den Wasserhaushalt und die körpereigene Abwehr. Aus dem Bindegewebe entstehen die Stützgewebe, Knorpel und Knochen.
Wie wir noch sehen werden, weisen viele bindegewebige Strukturen nach Bau und chemischer Natur so große Verschiedenheit auf, dass ihre Einteilung in eine Gruppe auf den ersten Blick befremdend und unbegründet erscheinen mag. So wird auch die Bezeichnung Bindegewebe weitgehend als ungeeignet empfunden, das Wesen dieses Gewebes zu charakterisieren.

Tabelle 5 Aufgaben und Funktionen des Bindegewebes

Aufgaben und Funktionen des BINDEGEWEBES

Allgemeine Funktionen	Spezielle Funktionen
1. Stütz- und Haltefunktion	1. Immunologisierung
2. Bündelung von Gewebsgruppen	2. Wärmehaushalt
3. Speicherung von Wasser, Fett, Hormonen	3. Vegetative Reaktion
4. Regeneration von erkranktem Gewebe	4. Trophik (Transitfunktion)

4.12 Fasern

Tabelle 6 Aufbau und Vorkommen der Bindegewebsfasern

Fasern

kollagene Fasern	**elastische Fasern**	**retikuläre Fasern**
Aufbau: 4 Schichten 1. im Innern Protofibrillen 2. quergestreifte Mikrofibrillen 3. netzartiger Fibrillenschlauch 4. äußere Ringstruktur	Aufbau: Von Fibroblasten gebildet, kommen sie als Netz vor (100 – 150 % dehnbar)	Aufbau: Filzartige Verflechtung feinster Fibrillen (Fasergitter)
Vorkommen: Knochen, Knorpel, Sehnen, Faszien, Corium	Vorkommen: Subkutis, Lunge, Arterien, Bindegewebskapsel der Organe	Vorkommen: Als mechanisches Grundgerüst, z. B. in Leber, Milz, Nieren, um Kapillare, Nerven- und Muskelfasern

Übergeordnet unterscheidet man drei Arten von Bindegewebsfasern: Kollagenfasern, elastische Fasernetze und retikuläres Bindegewebe.

4.12.1 Kollagene Fasern

Kollagenfasern sind um etwa 5% dehnbar und dank ihrer leicht gewellten Anordnung im Bindegewebe um ca. 3% zu verlängern. Die Wellung wird durch den molekularen Bau der Fasern erzeugt. Die Kollagenfasern stellen sich auf einen typischen mittleren Spannungszustand ein. Werden sie längere Zeit entlastet (entspannt), so verkürzen sie sich; bei andauernder Dehnung werden sie länger, bis die ursprüngliche Spannung wieder erreicht ist. Wechselnd verstärkte Zugspannung führt zur Verdickung (Aktivitätshypertrophie). Kollagenfaseriges Bindegewebe ist durch die Textur der in der Grundsubstanz liegenden Fasern charakterisiert. Nach Menge und

Anordnung der Fasern lassen sich verschiedene kollagene Bindegewebstypen unterscheiden:

- Straffes Bindegewebe als geflechtartiger Verband in Lederhaut, harter Hirnhaut, Organkapseln
  und als parallelfaseriger Verband in Sehnen und Aponeurosen
- Hartes Bindegewebe in Lamellenknochen und Zahnbein

4.12.2 Elastische Fasern

Je nach Feinstruktur und Vorkommen existieren noch folgende Bezeichnungen: Lockeres, faseriges (interstitielles), ungeformtes und feinfaseriges Bindegewebe.

Mechanische Leistungen treten ganz oder weitgehend zurück.

- Elastische Fasern
  Ganz besondere Bedeutung für die Bindegewebsmassage hat das elastische Bindegewebe, weil es in erster Linie die Subkutis bildet. Elastische Fasern kommen in Form von Netzen vor. Sie liegen als Begleitstrukturen der Kollagenfasern in Organkapseln und in großen Mengen in der Lunge; in der Wand herznaher Arterien bilden sie gefensterte Membrane. Nahezu rein elastische Strukturen sind selten und beim Menschen nur im Ligamentum flavum (zwischen den Bögen benachbarter Wirbel) zu finden; sie sehen gelb aus. Elastische Netze sind reversibel stark dehnbar (etwa wie Gummi) und können durch einen Zug von ca. 20 kg/cm^2 bis auf 150% verlängert werden.
- Lockeres, faseriges oder interstitielles Bindegewebe
  Lockeres Bindegewebe begleitet als interstitielles Bindegewebe Nerven und Gefäße in die Organe hinein und verbindet als Stroma die spezifischen Gewebsanteile der Organe, das Parenchym. Es besitzt keine selbständige Eigenform. Hauptaufgabe des interstitiellen Bindegewebes ist es, Fugen und Lücken zwischen den einzelnen Gebilden (Muskeln, Organen) auszufüllen. Dabei bildet es eine Verschiebeschicht. Das lockere Bindegewebe dient als Wasserspeicher. Neben der Füll- und Verschiebefunktion dient es dem allgemeinen Stoffwechsel und der Regeneration. Es hat große Bedeutung für Abwehr und Regenerationsvorgänge, weil die Zellen der Abwehr größtenteils im lockeren Bindegewebe liegen.

4.12.3 Retikuläres Bindegewebe

Das retikuläre Bindegewebe steht in formaler Hinsicht dem Mesenchym nahe; beide bilden einen Zellschwamm, einen weitmaschigen

dreidimensionalen Verband. Durch die Ausbildung von Retikulinfasern, die den netzartigen Zellverband versteifen, erweist sich das retikuläre Bindegewebe, im Gegensatz zum faserlosen Mesenchym, als differenziert.
Vorkommen: Das retikuläre Bindegewebe bildet das Grundgerüst der lymphatischen Organe (besonders ausgeprägt in Milz und Lymphknoten und im Knochenmark). Die Retikulumzellen sind ein Bestandteil des retikuloendothelialen Systems und haben einen intensiven Stoffwechsel.

Retikulinfasern
Retikulinfasern sind zug- und biegungselastisch und nicht selten in einem direkten Zusammenhang zu kollagenen Fibrillen zu sehen. Retikulinfasern kommen auch ausserhalb des retikulären Bindegewebes im lockeren Bindegewebe vor. Sie bilden in Leber, Niere, Muskel (Endomysium), Nerven (Endoneurium) und an anderen Stellen die letzten feinsten Bindegewebsausläufer an der Grenze zum Parenchym.

4.13 Bindegewebszellen

Tabelle 7 Bindegewebszellen

Zellen

fixe Zellen	**bewegliche (mobile) Zellen**
- Fibrozyten (Vermehrung im Gewebe durch Fibroblasten) - Mesenchymzellen - Retikulumzellen - Pigmentzellen - Fettzellen	- Plasmazellen - Eosinophile Granulozyten (bei allergischen Reaktionen, Wurm- und Parasitenbefall) - Mastzellen (siehe Textteil) - Lymphozyten (bei immunolog. Reaktionen und Virusinfektionen) - Neutrophile Granulozyten (bei bakteriellen Entzündungen) - Histiozyten (sie gehören zum RHS-System; vermehrte Bildung bei frischen Ödemen)

4.13.1 Fixe Zellen des Bindegewebes

Im Raum, den das Bindegewebe einnimmt, liegen die fixen Bindegewebszellen, die Fibroblasten (Fibrozyten); sie produzieren die zwischenzelligen Substanzen (Grundsubstanz und Bindegewebsfasern). Zu den fixen Zellen gehören:
- Fibrozyten, - Mesenchymzellen, - Retikulumzellen, - Pigmentzellen,
- Fettzellen

Bedenke: Die Fibroblasten sind die Vorstufen der Fibrozyten. Beide Bezeichnungen werden gelegentlich auch synonym verwendet.

4.13.2 Bewegliche oder freie Zellen

Bewegliche oder freie Zellen sind nicht an eine bestimmte Stelle im Körper gebunden, sondern können im Rahmen der immunologischen Reaktion überall im Organismus auftreten. Ihre Abwehrtätigkeit üben die weißen Zellen des Blutes (Granulozyten, Monozyten usw.) bevorzugt im retikulären und lockeren (interstitiellen) Bindegewebe aus. Aufgrund von eingedrungenen Krankheitserregern oder körperfremden Stoffen (Antigene) werden chemische Reize (Chemotaxis) auf die Zellen der Abwehr ausgeübt und dadurch neutrophile Granulozyten aus der Blutbahn freigesetzt.
Die Mastzellen kommen weit verbreitet im lockeren Bindegewebe sowie im Stroma verschiedener Organe vor und tragen auf ihrer Oberfläche Immunglobuline (IgE); bei Reaktionen mit Antigenen wird Histamin aus intrazellulären Speichern freigesetzt. Dies ist bei allergischen Erkrankungen (allergischem Asthma) von Bedeutung. Histamin dient bei allergischen Reaktionen als Transmitter.
Nach ihrem Übertritt ins Gewebe wechselt ein Teil der weißen Blutzellen - bedingt durch das veränderte Milieu und ihre Abwehrtätigkeit - Gestalt und Struktur (z. B. Umwandlung des Monozyten zum Histiozyten und des Histiozyten zum Makrophagen).
Die weißen Zellen entstehen im Knochenmark, reifen dort zu kompetenten Zellen heran und werden ins Blut abgegeben. Bei bestimmten spezifischen oder unspezifischen Reizen (Prostoglandine usw. treten diese Zellen durch das Endothel der Kapillaren aus und differenzieren sich im retikulären Bindegewebe zu Histiozyten, Makrophagen usw.

Zu den beweglichen oder freien Zellen gehören:
- Plasmazellen
- Eosinophile Granulozyten (vermehrte Bildung bei allergischen Reaktionen, Wurm- und Parasitenbefall)
- Mastzellen
- Lymphozyten (vermehrte Bildung bei immunologischen Reaktionen, Virusinfektionen)
- Neutrophile Granulozyten (Bildung bei bakteriellen Entzündungen)
- Histiozyten (Bildung bei frischen Ödemen; zum RHS-System gehörend)

4.13.3 Weiße Blutzellen als freie Zellen des Bindegewebes

Hierzu zählen:
- Neutrophile Granulozyten (Mikrophagen)
- Monozyten (Blutmakrophagen) nehmen im Bindegewebe die Gestalt von Histiozyten (Gewebsmakrophagen) an; beide Zellarten sind zur Phagozytose befähigt.

Zu den weißen Blutzellen zählen auch die Lymphozyten und ihre Abkömmlinge. Sie tragen zur Mannigfaltigkeit der freien Zellen des Bindegewebes erheblich bei und treten als kleine und große Lymphozyten mit unterschiedlicher Funktion als Plasmazellen in Erscheinung. Plasmazellen sind weiterentwickelte B-Lymphozyten, die Antikörper bilden.
Lymphozyten kommen im Bindegewebe zum weitaus größten Teil als kleine T- und B-Lymphozyten vor, wobei sie nicht ohne weiteres zu unterscheiden sind. Nach Antigenkontakt entwickeln sich beide Lymphozytenarten zu großen basophilen (pyroninphilen) Zellen, den Immunoblasten (große Lymphozyten), die man ebenfalls - wie die folgenden Zellarten - im Bindegewebe antrifft.
Die aus T-Lymphozyten hervorgegangenen Immunoblasten werden in weiteren Zellteilungen zu Immunozyten. Sie gleichen äußerlich den kleinen Lymphozyten. Die aus B-Lymphozyten entstandenen Immunoblasten wandeln sich dagegen in Plasmazellen um (so genannt wegen ihres stark basophilen, ergastoplasmareichen Cytoplasmas).
Eosinophile Granulozyten treten an Orten, an denen Antigen-Antikörper-Reaktionen ablaufen, verstärkt auf.

Phagozytose = Aufnahme von festen Teilchen in das Zellinnere
RES-System = Retikulo-Endotheliales System
RHS-System = Retikulo-Histiozytäres System = Teil des Immunsystems, das befähigt ist, Abfall- und Fremdstoffe zu beseitigen

Ihre Aufgabe - sie beseitigen Antigen-Antikörper-Komplexe - verrichten sie im Rahmen des Immunsystems. Den basophilen Granulozyten des Blutes entsprechen im Bindegewebe die Mastzellen. Im lockeren Bindegewebe liegen die Mastzellen einzeln oder in Gruppen in der Umgebung kleinerer Blutgefäße. Außer Heparin, das die Blutgerinnung verhindert, enthalten die Granulozyten Histamin, das gefäßerweiternd wirkt und so den Blutstrom verlangsamt und die Emigration weißer Blutzellen ins Bindegewebe begünstigt. Das spezifische Abwehrsystem ist das System der immunologisch kompetenten Zellen, der Immunozyten und Plasmazellen. Das spezifische Abwehrsystem - Immunsystem - wirkt (im Gegensatz zum unspezifischen System der Mikro- und Makrophagen) auf sehr differenzierte Weise. Es versetzt den Organismus in die Lage, langfristig körpereigene Substanzen von körperfremden Substanzen (Antigene) zu unterscheiden und gegen diese spezifische Abwehrstoffe (Antikörper) zu bilden.
In den Körper eingedrungene Antigene (Krankheitserreger, Fremdeiweiß) und vom Körper gebildete Antikörper zeigen eine gemeinsame Reaktion. Diese Antigen-Antikörper-Reaktion ist chemischer Natur. Sie ist spezifisch; jedes Antigen erzeugt einen ihm eigenen (antigenhomologen) Antikörper, der lange Zeit, mitunter jahrzehntelang, im Körper wieder gebildet werden kann. Er verleiht dem Körper Immunität gegen das betreffende Antigen.

4.13.4 Unspezifisches Abwehrsystem

Die Zellen des unspezifischen Abwehrsystems machen eingedrungene Krankheitserreger augenblicklich unschädlich durch Phagozytose und intrazelluären enzymatischen Abbau. Zwei Zellarten wirken in dieser Weise, die Mikro- und Makrophagen.

- Mikrophagen

  Mikrophagen sind neutrophile Granulozyten. Sie sammeln sich im Bindegewebe - durch Krankheitserreger und Zellabbaustoffe angelockt - an. Die neutrophilen Granulozyten bauen das phagozytierte Material mit Hilfe ihrer Lysosomen, der neutrophilen Granula, ab und scheiden gleichzeitig proteolytische Enzyme aus. Die Granulozyten gehen bei dieser Tätigkeit zugrunde, wobei Eiterkörperchen entstehen.

- Makrophagen

  Zu den Makrophagen rechnet man einerseits einen bestimmten Typ von Retikulumzellen (histiozytäre Retikulumzellen) und andererseits die Kupferschen Sternzellen im Endothelverband der sinusoiden

Leberkapillaren. In der Annahme, dass auch die sog. Uferzellen, die Endothelzellen der Lymphknotensinus und der Knochenmarkskapillaren, zu den phagozytierenden Zellen gehören und dass diese aus gleichfalls phagozytoseaktiven Retikulumzellen hervorgehen, wurde der Begriff des RHS (Retikulo-histiozytäres System) geschaffen.
Die Makrophagen können, im Unterschied zu den Mikrophagen, auch bei immunologischen Vorgängen mitwirken, indem sie im Zusammenhang mit der Phagozytose antigene Informationen bilden und weitergeben. Außerdem aktivieren sensibilisierte Lymphozyten (besonders T-Lymphozyten) die Makrophagen dahingehend, Bakterien intrazellulär abzubauen. "Vollgefressene" Makrophagen runden sich ab und können mit dem Lymph- und Blutstrom verschleppt werden.

4.14 Grundsubstanzen (Interzellularsubstanz)

Die Grundsubstanzen (von manchen Autoren als Kittsubstanz bezeichnet) finden wir im Binde- und Stützgewebe. Die Grundsubstanzen dienen der Ernährung der Zellen und des Gewebes und sorgen für den Stoffaustausch zwischen den Blutgefäßen und dem Parenchym sowie der Darmoberfläche und den Blut- und Lymphgefäßen. Die Grundsubstanz wird vorwiegend von sog. Glykosaminoglykanen gebildet. Sie haben die Eigenschaft, unter Wasseranlagerung zu quellen, sie beeinflussen den pH-Wert, den Wassergehalt und die Permeabilität des Gewebes. Außerdem sind Glykosaminoglykane für die Fließeigenschaft verantwortlich.
Die Grundsubstanzen entstehen im Zusammenhang mit dem glykolytischen Stoffwechsel der Bindegewebszellen. Die Bildung wird hormonell gesteuert. In Geweben mit geringer Sauerstoffversorgung (bradytrophes Gewebe: Sehnen, Knorpel) treten vermehrt Grundsubstanzen auf. Der Quellzustand sorgt für die federnde Eigenschaften des Knorpels.
Unter dem Einfluß des Enzyms Hyaluronidase (H. ist in Staphylokokken enthalten) wird die Grundsubstanz verflüssigt.
Die interstitielle Flüssigkeit enthält Plasmaproteine, Hormone, Elektrolyte, Vitamine, Eiweißkörper im Solzustand und Hyaluronidase. Niedrigmolekulare Substanzen (einfacher Zucker, Aminosäuren, Peptide) werden in der interstitiellen Flüssigkeit transportiert.
Die Lymphe entspringt aus der interstitiellen Flüssigkeit, ist jedoch nicht mit ihr identisch.

Wenn ihr's nicht fühlt,
ihr werdet's nicht erjagen.

Johann Wolfgang v. Goethe (1749-1832)
aus "Faust I " "Nacht", Vers 534

5.

Subcutane Reflex Therapie

Lernziel

Einen entscheidenden Stellenwert fällt der praktischen Ausführung zu. Die Techniken und Vorgehensweisen müssen von den Studenten präzise erlernt werden, weil nur durch sichere manuelle Technik und Einfühlungsvermögen des Therapeuten das Behandlungsresultat positiv sein kann.

5.1 Zusammenfassung Kapitel 5
- Subcutane Reflex Therapie -

Da der adäquate Reiz für die Subcutis der Zugreiz ist, muß mittels den versch. manuellen Techniken ein Zugreiz zwischen Subcutis und Muskelfaszie ausgeführt werden. Dabei entsteht für den Pat. ein subjektiv angenehmes Schneidegefühl. Um dies zu erreichen, muß die Winkelstellung der Finger modifiziert werden.

Am häufigsten wird die Unterhaut- und Faszientechnik ausgeführt. Eine besondere Stellung nimmt die Hauttechnik ein. Sie kommt dann zur Anwendung, wenn Unterhaut- und Faszientechnik zu starke vegetative Wirkungen zeigen. Weitere Anwendungsmöglichkeiten sind fehlendes „Schneidegefühl“ und Kitzligkeit. Bei der Subcutanen Petrissage handelt es sich um eine spezielle Technik zur manuellen Lösung von Verklebungen. Sie nimmt eine Sonderstellung ein, weil hier kein Einzelgriff sondern eine Reihe von Griffen zur Anwendung kommt. Wenn eine extrem starke Unterspannung der Subcutis vorliegt - was selten vorkommt - wird die Flächige Technik ausgeführt.

In diesem Kapitel werden auch die einzelnen Standardgriffe dargestellt. Unter der Bezeichnung "Standardgriffe" versteht man Griffe, die in das Standardrepertoire aufgenommen wurden, nachdem ein Behandler ihre besondere Wirksamkeit beschrieben hatte. Der Vorteil der Standardgriffe liegt darin, dass sie an Stellen ausgeführt werden, die empirisch als besonders wirkungsvoll gelten. Außerdem wird durch die routinemäßige Ausführung der Striche ein systematischer Aufbau ermöglicht und eine kontinuierliche Behandlung sichtbar.

Der Nachteil der Standardgriffe liegt darin, dass selten ganze Körperseiten unterspannt sind und so ihre Anwendung stark eingeschränkt ist. In den Fällen aber, wo therapiewürdige Bereiche relativ klein umschrieben sind, bringen wir das gezielt diffuse Reizen zur Anwendung. Darunter versteht man die gezielte Reizung einer vorher exakt ermittelten Stelle. Im Gegensatz zu den Standardgriffen, wo wir mit exakt erlernten Strichführungen arbeiten, werden hier mittels der Unterhauttechnik ganz diffuse Reize von der Mitte in zentrifugaler Richtung ausgeführt.

Das "gezielt diffuse Reizen" werden wir dort anwenden, wenn es darum geht, einen lokalen Spannungsausgleich herzustellen. Dabei muß sich ein jeder Behandler bewußt sein, dass der lokale Spannungsausgleich immer ein Stückwerk darstellt und immer der allgemeine Spannungsausgleich angestrebt werden muß. Von einem allgemeinen Spannungsausgleich sprechen wir, wenn ***alle*** vorhandenen subcutanen Veränderungen (subcutaner Turgor, Adhäsionen, Sensibilitätsstörungen und Narben) erfolgreich behandelt sind. Nur so ist ein dauerhafter Erfolg gewährleistet. Ein weiteres Behandlungsmuster ist der spiegelbildliche Spannungsausgleich. Zu dieser Vorgehensweise entschließt sich ein Therapeut, wenn der Befund nur erhöht gespannte Areale oder Zonen aufweist.

Zum Abschluß des Kapitels wird an einigen Beispielen beschrieben, wie bei der Kombination mit anderen Verfahren vorzugehen ist.

5.2 Summary of Chapter 5

- Subcutaneous Reflex Therapy -

The appropriate stimulus for the subcutis is that of tension; the various manual techniques therefore have to create a tension stimulus between the subcutis and the muscular fascia. This gives the patient a subjectively pleasant sensation of cutting. In order to attain this it is necessary to modify the angulation of the fingers.

The technique most commonly used is the subcutaneous and fascial technique. The skin technique plays a special part. It is used when the subcutaneous and fascial technique causes excessive autonomic effects and the tension stimulus has to be produced between the corium and subcutis. It is further used if the patient does not report any "cutting sensation" at a particular site. An additional reason for the use of the skin technique would be ticklishness of the patient. Subcutaneous petrissage is a special technique for the manual dissolution of adhesions. It has a special place in treatment because it involves not a single grip but a series of grips. If there is a severe deficiency of tension in the subcutis - a rare event - then the surface technique is used.

This chapter also describes the individual standard grips. The term "standard grips" is used to mean grips that have been developed over the course of years. On occasion, a variety of "grips" have been adopted into the standard repertoire after a treater had described their particular efficacy The advantage of the standard grips lies in the fact that they are used in places where they are regarded empirically as particularly efficacious. Forthermore, routine performance of the strokes allows for systematic build-up and makes continuous treatment visible.

The disadvantage of the standard grips lies in the fact that it is rare for a whole side of the body to have a deficiency of tension, so that their usefulness is greatly limited. However, in those cases where the areas meriting treatment are relatively circumscribed, targeted diffuse stimulation is used. This means the targeted stimulation of a previously exactly defined site. In contrast to the standard grips, where we work with precisely learned and executed strokes, this technique involves producing quite diffuse stimulation centrifugally from the centre, using the subcutaneous technique.

We use "targeted diffuse stimulation" when the aim is to even out tension locally. Every treater has to be aware that evening-out tension locally is always a fragmented task, and that the aim must always to be to even out tension generally. This implies a procedure in which all subcutaneous changes throughout the body, such as subcutaneous turgor, adhesions, disorders of sensitivity, and scars, are treated together; only in this way can lasting success be achieved. Another pattern of treatment is mirror-image evening-out of tension. A treater will decide to adopt this procedure if examination reveals only areas or zones with increased tension.

The chapter ends with a few examples to illustrate the steps to be taken when using a combination with other types of procedure.

5. Subcutane Reflex Therapie

5.3 Arbeitsgrundlagen

5.3.1 Allgemeines

Die Behandlung eines Leidens, d. h. einen kranken Menschen schmerz- und bewegungsfrei zu machen und ihn dadurch wieder in Familie und Arbeitswelt einzugliedern, gehört zu den größten und schönsten Aufgaben. Diese Aufgabe erfordert nicht nur fachliches, sondern auch pädagogisches und menschliches Geschick und großes Einfühlungsvermögen.

5.3.2 Karteiinformation

Die erste Information, die sogenannte Karteiinformation, liefert dem Behandler wichtige Daten, ohne den Patienten gesehen zu haben.

Aus dem vorliegenden Rezept sind
- Name, Alter und Geschlecht des Patienten
- Indikationen
- ärztliche Verordnung und evtl. mögliche Hinweise hinsichtlich Dauer, Häufigkeit und Schwerpunkt der Behandlungen

ersichtlich.

Das Rezept ist ein wichtiger Bestandteil der Therapie, weil es dem Physiotherapeuten bindend vorschreibt, welche Therapie zur Anwendung kommen soll.
Allerdings sind die Angaben des Rezeptes in aller Regel so gehalten, dass mehr die statistischen Daten des Patienten exakt zu entnehmen sind, während die Angaben über das Behandlungsverfahren allgemein gehalten sind und dadurch dem Behandler den erforderlichen Spielraum für eine modifizierte Therapie einräumt, die der aktuellen Phase der Erkrankung angepasst ist.
Die Karteiinformation geht über die Rezeptangabe weit hinaus, indem sie Eingangsbefund und jeweilige Besonderheiten (bisherige negative und positive Reaktionen, limitierende Faktoren) festhält und somit für weitere Behandlungen sehr informativ ist.
Es bedarf keiner besonderen Erwähnung, dass die Patientenkartei unter Verschluss zu halten ist und ihr Inhalt der Schweigepflicht unterliegt.
Die grundsätzliche Berechtigung einer Karteikarte ist darin begründet, dass man einerseits nicht die Daten und Fakten aller Patienten im Kopf

speichern und auf Befehl abrufen kann, und dass andererseits eine Kontrolle der eigenen Arbeit möglich ist. Durch diese Eintragung ist der Behandlungsfortgang über einen größeren Zeitraum hinaus zu verfolgen. Außerdem kann ein Stillstand im Heilungsprozess analysiert und eine auftretende Störung schneller erkannt werden. Darüber hinaus hat die Karteikarte in einer Praxis mit mehreren Behandlern den Vorzug, dass bei Ausfall eines Kollegen die anderen Mitarbeiter(innen) sofort über den bisherigen Behandlungsablauf des Patienten unterrichtet sind.

5.3.3 Befunderhebung

Wegen der Wichtigkeit der Befunderhebung für die aktuelle Behandlung ist diesem Thema ein eigenes Kapitel gewidmet.

An dieser Stelle lediglich der Hinweis auf

Kapitel 3 Befunderhebung ab S. 51

5.3.4 Gespräch

Es gehört zum Vorzug nichtärztlicher Behandler, dass die Patienten während der Behandlung aus eigener Bereitschaft relativ schnell über ihre Leiden berichten. Das Gespräch hat in einer unverfänglichen Art und Weise zu erfolgen, wobei die Gefühle und Empfindungen des anderen nicht verletzt werden dürfen, sondern respektiert werden müssen.
Besonders aber sollte das Gespräch während einer Behandlung dazu dienen, dem Patienten Ziel und Bedeutung der Therapie verständlich darzulegen. Hierzu gehört, dass die zu erwartenden Reaktionen und Wirkungen erläutert und evtl. Wirkungsmechanismen dem Patienten näher gebracht werden. Darüber hinaus soll dem Patienten vor Augen geführt werden, dass die erste erfolgreich durchgeführte Behandlung lediglich die Bestätigung für ein richtig gewähltes Behandlungskonzept ist, während den gewünschten Erfolg nur eine konsequente Behandlungsserie bringen kann. Oft beginnt der Heilungsprozess erst nach einer umfassenden Behandlung, d. h. dass neben einer medikamentösen und physikalischen Therapie zusätzlich die Ernährung bzw. die Lebensweise umzustellen ist. Der Patient sollte durch das Gespräch motiviert werden, gerne regelmäßig und pünktlich zu den Behandlungen zu erscheinen, die Bemühungen des Behandlers zu unterstützen und durch eigene Initiative die ärztlichen Maßnahmen zu fördern.

Bezüglich der Krankheit des Patienten sollte das Gespräch folgende Fragen beinhalten:
- Beginn der Beschwerden (zeitlich und örtlich)
- Ausbreitung der Krankheit (Schmerz- und Beschwerdeintensität mit Angabe der Tages- bzw. Nachtzeit bei verstärktem bzw. vermindertem Auftreten)
- Ursache (angeboren, familiär vorkommend oder erworben)
- jetzige Beschwerden (Symptome, Ausstrahlung, besondere Schmerzen nach Ruhe, Bewegung oder Arbeit)
- andere Behandlungsmaßnahmen (Physikalische und medikamentöse Therapie)

In diesem Zusammenhang muss auch auf die Schweigepflicht hingewiesen werden. Sie besagt, dass private Mitteilungen, die der Patient während der Behandlung dem Therapeuten anvertraut, nicht an einen Dritten weitergegeben werden dürfen. Verstöße gegen die Schweigepflicht können mit Gefängnis geahndet werden.

Die Schweigepflicht wird aufgehoben, wenn
- die Aussage in Erfüllung einer Rechtspflicht erfolgt, wie die Anzeigepflicht zur Verhinderung von Verbrechen und die gesetzliche Meldepflicht über ansteckende Krankheiten,
- das Wissen über das Krankheitsbild des Patienten dem behandelnden Arzt mitzuteilen ist,
- die Wahrnehmung eigener berechtigter Interessen eine Offenbarung erfordert, z. B. zur Verteidigung vor Gericht,
- der Patient den Behandler von der Schweigepflicht entbindet.

5.3.5 Lagerung

Die Tastung (siehe hierzu 3.4.1, S.61) im Bereich des Rückens wird seit Entwicklungsbeginn der Bindegewebsmassage im Sitzen ausgeführt. Bei der Tastung aller übrigen Regionen befindet sich der Patient in Rückenlage. Für die Ausführung der Bindegewebsmassage ist die Frage der Lagerung von untergeordneter Bedeutung. Natürlich soll der Patient bequem sitzen oder liegen.

Meistens ist jedoch eine Lagerungskorrektur der Haltungsauffälligkeiten oder eine Lagerungskorrektur entsprechend dem Krankheitsbild erforderlich.

Entschließt man sich aber, die Behandlung im Sitzen durchzuführen, ist darauf zu achten, dass die Fußsohlen des Patienten mit dem Fußboden oder mit einer Fußbank Kontakt haben. Bei schwächlichen und bettlägerigen Patienten kann die Bindegewebsmassage in Seitenlage erfolgen. Für die Behandlung der Extremitäten sowie für den Bauch und die Brust wird ausschließlich die Rückenlage gewählt.

Es sollte eine Selbstverständlichkeit sein, dass alle Körperteile, die im Augenblick nicht behandelt werden, abzudecken sind. Das hat einmal den Grund, dass der Patient vor Wärmeverlust geschützt wird und nicht auskühlt und zum anderen, dass er besser entspannen kann (psychische Begründung).

5.4 Technik

5.4.1 Allgemeines

Da der adäquate Reiz für das Unterhautbindegewebe der Zug ist, wird mittels der nachfolgenden Techniken ein Zugreiz auf das subkutane Bindegewebe ausgeübt.
Vor wenigen Jahren noch wurde die Frage diskutiert, ob es sich bei der Bindegewebsmassage um eine Reizung *im* Bindegewebe oder um eine Reizung *des* Bindegewebes handelt.
Durch eine Differenzierung und eine exakt dosierte Abstufbarkeit der Bindegewebsmassagetechnik können wir heute sowohl eine Reizung *im* Bindegewebe als auch eine Reizung *des* Bindegewebes vornehmen.

Bei einer Reizung *im* Bindegewebe wird das Bindegewebe örtlich behandelt, z. B. mit einer Zirkelreibung (Friktion), wobei der Patient kein Schneidegefühl verspürt. Ein Zugreiz - ein über die Verschiebegrenze hinausgehender Griff - findet *nicht* statt. Die Folge dieser lokalen Stoffwechselreizung ist eine deutliche Hyperämie.
Diese Technik wird besonders bei Nachbehandlungen von Verletzungsfolgen und bei orthopädischen Erkrankungen angewandt und ist nach Art und Wirkung des Griffes bei der Klassischen Massage und nicht bei der Bindegewebsmassage einzuordnen.
Bei einer Reizung *des* Bindegewebes mit den nachfolgend beschriebenen Techniken ist bewußt darauf zu achten, dass ein Zugreiz über die

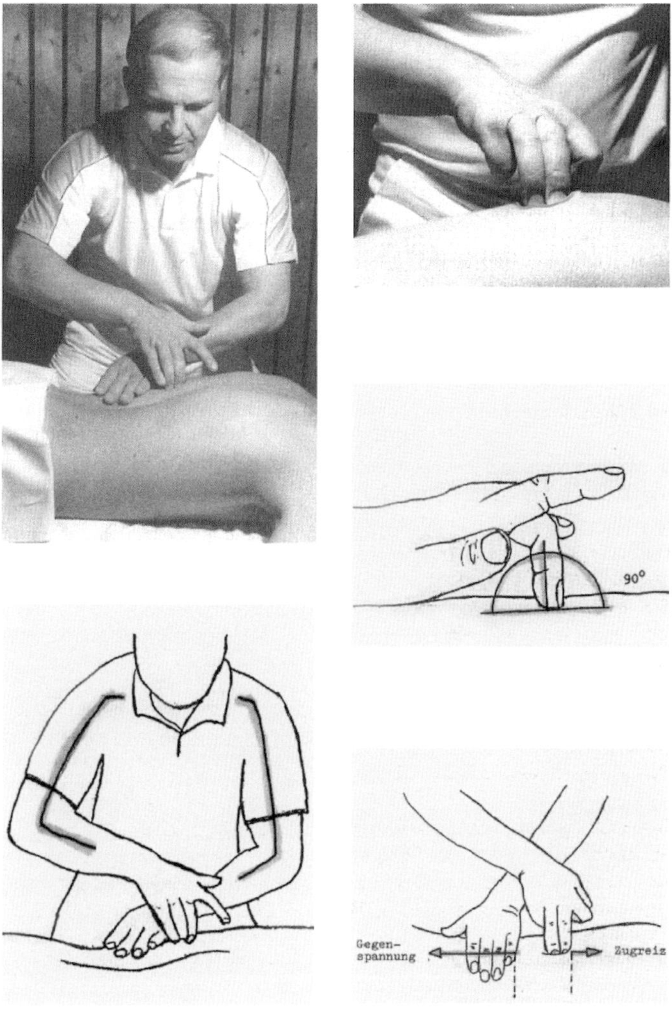

Abb. 24 Ausgangsstellung des Therapeuten und
Ausgangsstellung der Hände bzw. der Finger.

Verschiebegrenze hinaus erfolgt. Dadurch verspürt der Patient das für die Bindegewebsmassage typische Schneidegefühl. Primär geht es also darum, im subkutanen Bindegewebe einen Reiz zu setzen und auf diese Weise reflektorisch auf Organe und ferngelegene Gewebsabschnitte oder unmittelbar lokal auf Gelenke und andere Gewebe einzuwirken.

Was die praktische Ausführung der BgM anbelangt, so hat sich seit den ersten Experimenten von Frau DICKE - besonders bei der Unterhaut- und Faszientechnik - die Abduktion der Arme und das Versteifen des Ellenbogen- und Handgelenkes als die günstigste Arbeitsweise bewährt. So wird auch gewährleistet, dass die Finger rechtwinklig auf die Haut aufgesetzt werden (Abb. 24) und der therapeutische Zug kontinuierlich erfolgen kann.

5.4.2 Faszientechnik

Hierbei werden an Muskel-, Faszienrändern und Sehnen kurze Anhakstriche ausgeführt, die rechtwinklig zum Muskel und Faszienrand zu platzieren sind. Sie hinterlassen beim Patienten nur ein punktförmiges Schneidegefühl.

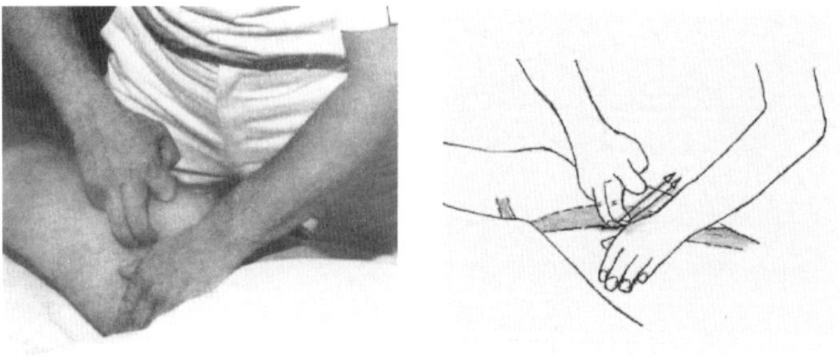

Abb. 25 Faszientechnik

5.4.3 Unterhauttechnik

In mehr oder weniger langen Strichen erfolgt eine Reizung der Subcutis.

Bei Faszien- und Unterhauttechnik wird die Fingerkuppe des Mittel- und Ringfingers bis in die Schicht unter der Haut platziert und von hier ein tangentialer Strich ausgeführt. Dabei entsteht ein deutlich sichtbarer Hautwulst. Grundsätzlich wird der „Schneidefinger" im rechten Winkel auf die Haut aufgesetzt. Um aber beim Patienten ein subjektiv angenehmes Schneidegefühl auszulösen, ist es erforderlich, dass die Fingerstellung modifiziert wird.

Nach Erfordernis, wird der Behandler mit seiner freien Hand eine Hautfalte (oder einen Hautwulst) vor der Reizstelle bilden.

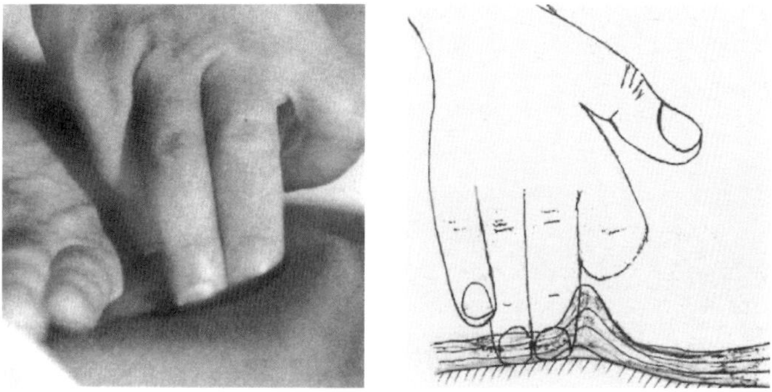

Abb. 26 Unterhauttechnik

5.4.4 Bimanueller Dehngriff

Eine besondere Form der Unterhauttechnik stellt der Bimanuelle Dehngriff dar. Er wird synchron mit beiden Händen ausgeführt. Anwendung findet dieser Griff im Bereich der Achselhöhle und des Knies sowie an den Armen und Beinen.
Im Bereich der Extremitäten wird der Bimanuelle Dehngriff im Verlauf des unterbrochenen Längsstriches (im rechten Winkel zum Längsstrich) angewandt.

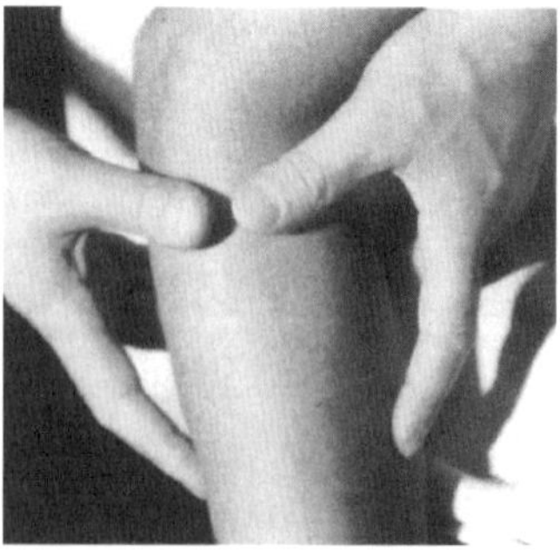
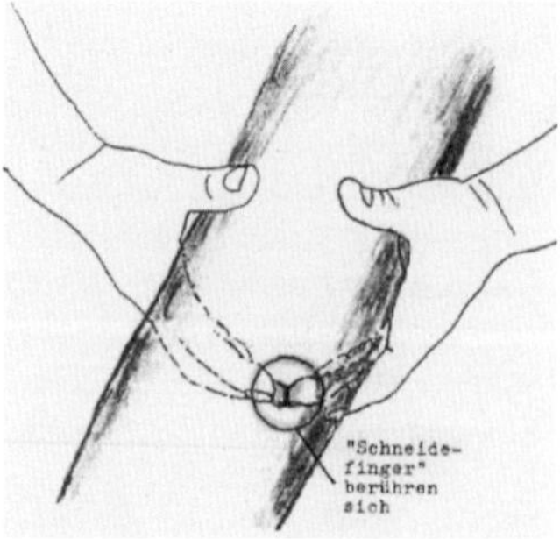

Abb. 27 a) Ausgangsstellung

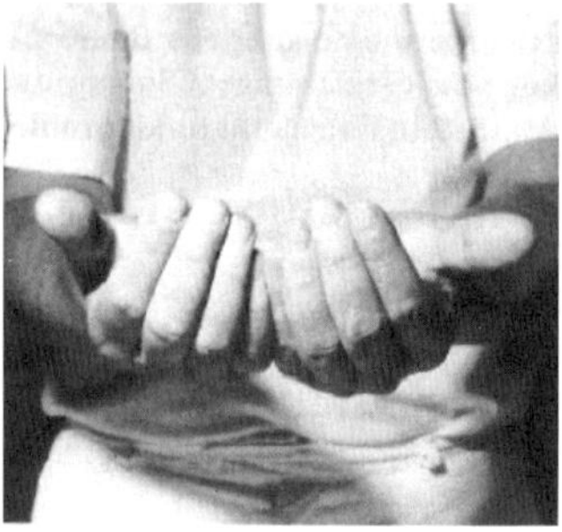
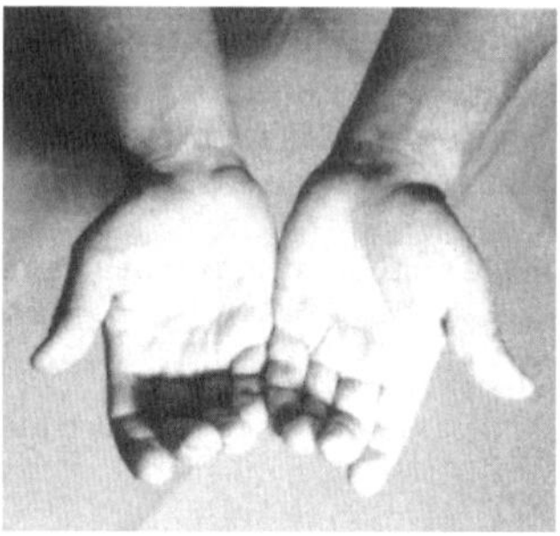
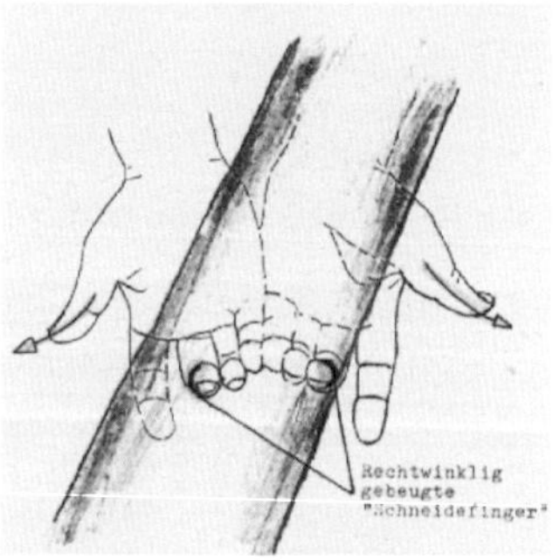

Abb. 27 b) Endstellung

Bimanueller
Dehngriff

5.4.5 Subkutane Petrissage

Bei der Subkutanen Petrissage handelt es sich um eine spezielle Bindegewebsmassagetechnik zur manuellen Lösung von Verklebungen. Sie nimmt deswegen eine Sonderstellung ein, weil hier nicht ein Einzelgriff sondern eine Reihe von Griffen zur Anwendung kommt.

Die Durchführung erfolgt in verschiedenen Schritten:

A: Befunderhebung

Die Befunderhebung befaßt sich mit der Fragestellung nach Ort und Größe der Verklebungen und der größten unterspannten Stelle der Subkutis.

B: Therapie

a) Reizung der unterspannten Zonen

Anmerkung: Vor, während und nach der Subkutanen Petrissage wird in den maximal unterspannten Gewebsabschnitten gereizt. Es ist darauf zu achten, dass dieser Reiz bzw. die Reizsummation wesentlich größer (oder stärker) ist als die Reizung der Subkutanen Petrissage an der verklebten Stelle.

b) Eigentliche Lösung

- Petrissage der Hautfalte
- Zick-Zack-Verschieben der Hautfalte
- Rollen der Hautfalte

Anmerkung: Diese Griffe werden längs, quer und diagonal ausgeführt, so dass gewährleistet ist, dass tatsächlich alle Stellen gelöst sind.

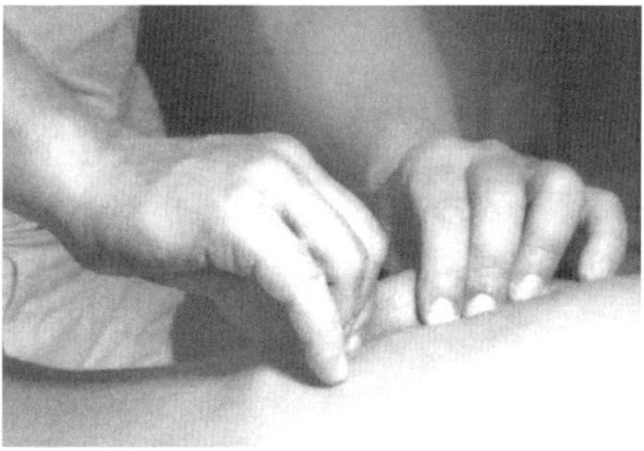

Abb. 28 a) Subkutane Petrissage

Petrissage = (franz.) Knetung

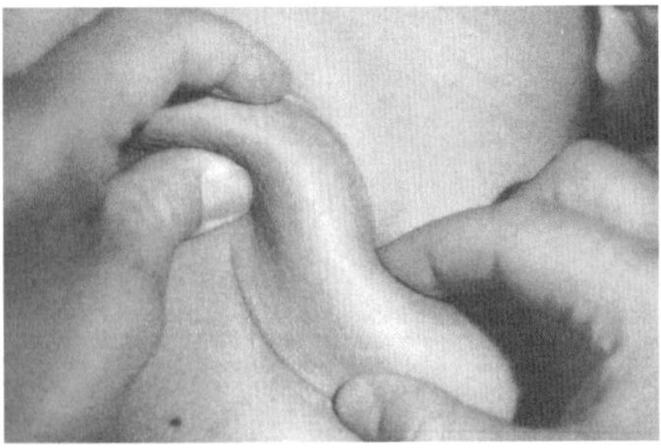

Abb. 28 b)
Subkutane
Petrissage

c) Abdrainage
- Achterschleifen
- versetzte Ausreibungen
- Parallelausreibungen
- Wechseldruck mit beiden Händen
- großflächige muskuläre Petrissage
- Ausstreichen in Richtung der regionären Lymphknoten

Anmerkung: Die durch die Reizung entstandene Flüssigkeit muss beseitigt werden, da es sonst zu neuen Verklebungen kommt. Die Drainage verfolgt auch die Absicht, Flüssigkeit (Milchsäure) aus dem behandelten Bereich zu entfernen, um so Hyperalgesie, Hyperästhesie und muskelkaterähnliche Beschwerden zu verhindern.

d) Kombination
Gute Resultate hat in den letzten Jahren die Kombination mit aktiven Übungen im Behandlungsgebiet gezeigt. Die Übungen sollen resistiv durchgeführt werden, wobei der Behandler einen deutlichen taktilen Reiz mit verbaler Unterstützung gibt.

Wenn vorhanden, kann noch Hirudoid-Salbe sanft einmassiert werden. Keinesfalls soll eine Salbe zur Anwendung kommen, die die Durchblutung zu stark anregt.
Soweit keine Blutungsneigung besteht, kann die Behandlung verstärkt werden, indem heiße Tücher aufgelegt werden.

C: Abschluß
Der Schlußteil besteht aus einer erneuten Reizung unterspannter subkutaner Areale und einer abschließenden Tastung.

5.4.6 Flächige Technik

Die Flächige Technik wird selten angewandt. Praktikabel ist dies nur, wenn eine extrem unterspannte Grundspannung vorliegt. Sie wird vorwiegend in Seitenlage an Kreuzbein, Hüfte und Schulter angewandt. Wie Abb. 29 erkennen lassen, wird sie mit beiden Daumen sowohl gleitend als auch stationär ausgeführt.

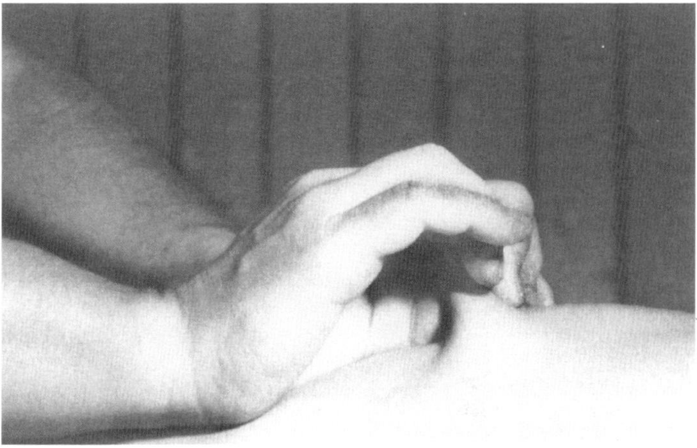

Abb. 29 Flächige Technik

5.4.7 Hauttechnik

Die Hauttechnik nimmt eine Sonderstellung ein, weil sie nur dann durchgeführt wird, wenn der Patient nicht in der erwarteten Weise reagiert.

Hier gibt es drei große Einsatzgebiete:

- Die Hauttechnik findet Anwendung, wenn kein vegetativer Anschluß im Reizgebiet besteht. Dies trifft zu, wenn der Patient kein Schneidegefühl angibt. In diesem Falle wird das Gebiet wachgeschnitten. Man könnte diese Technik als "Kratzen mit tiefen Arbeitsgängen" bezeichnen. Die einzelnen Griffe werden flächig in rascher Folge ausgeführt und beginnen meistens im Bereich der Achselhöhle, der Leiste oder des Bauches (jeweils in der nächstliegenden Region).
- Das weitere Einsatzgebiet der Hauttechnik ist dann gegeben, wenn der Patient spontane und zu heftige Organ- und Gewebsreaktionen zeigt.

Besonders bei hellhäutigen, rothaarigen und sensiblen Patienten, bei Rekonvaleszenten nach schwerer Krankheit oder bei Patienten mit Schilddrüsenüberfunktion ist unter Umständen die Unterhauttechnik zu stark und die Reaktion dementsprechend zu heftig.
Es hat sich gezeigt, dass bei den genannten Patientengruppen die Hauttechnik den adäquaten Reiz darstellt. Dabei erfolgt die Reizsetzung in der oberflächigen Verschiebeschicht zwischen Corium und Subcutis. Die sonst üblichen Grundsätze wie Zug und Geschwindigkeit bleiben unberührt.

- Ein drittes Anwendungsgebiet ist bei Kitzligkeit im Bereich des Rumpfes gegeben. Hier wird ein Reiz von der Symphyse über die Linea alba weiter über Sternum, Nase, Kopf und dorsal über die Dornfortsatzreihe bis Steißbein mit enger linearer Strichführung gesetzt. Es ist dabei darauf zu achten, dass eine deutliche Hyperämie im ganzen Verlauf sichtbar ist.

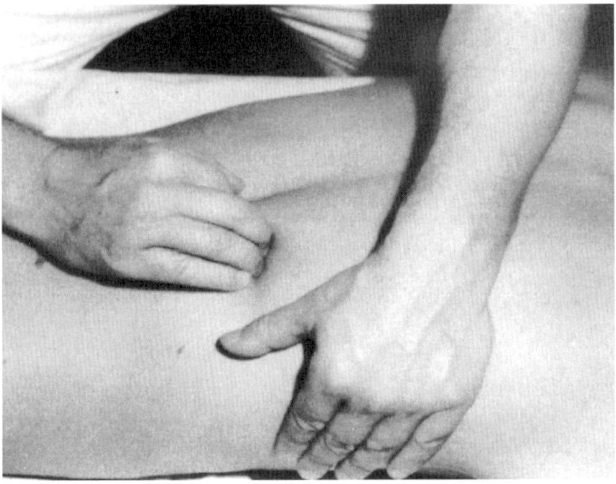

Abb. 30 Hauttechnik

5.5 Die einzelnen Bindegewebsstriche

5.5.1 Standardstriche

Unter den Standardstrichen sind Griffe zu verstehen, die im Laufe der Jahre entstanden sind. Da Frau DICKE diese Griffe teilweise schon vor 60 Jahren anwandte, sind sie auch als "klassisch" zu bezeichnen. Teilweise wurden sie in das klassische Standardrepertoire aufgenommen, nachdem ein Behandler ihre besondere Wirksamkeit beschrieben hat.
Die Vorzüge der Standardgriffe liegen darin, dass sie
- an Stellen ausgeführt werden, die empirisch als besonders wirkungsvoll gelten
- schulungsmäßig geübt und später routinemäßig ausgeführt werden können
- bei Verhinderung eines Therapeuten durch einen Vertreter fortzusetzen sind.

Die nachfolgenden Ausführungen sollen dazu dienen, die Strichführungen der einzelnen Regionen aufzuzeigen. Dadurch wird ein systematischer Aufbau ermöglicht und eine kontinuierliche Behandlung sichtbar.
In der Regel werden die Standardgriffe mit der Faszien- (F) (Abb. 25) und Unterhauttechnik (U) (Abb. 26) durchgeführt. An wenigen Stellen kommt der Bimanuelle Dehngriff (Abb. 27) zur Anwendung.

Zeichenerklärung:

Faszientechnik (F)

Unterhauttechnik (U)

Flächige Technik (Fl)

besondere Punkte oder Stellen

Arbeitsrichtung

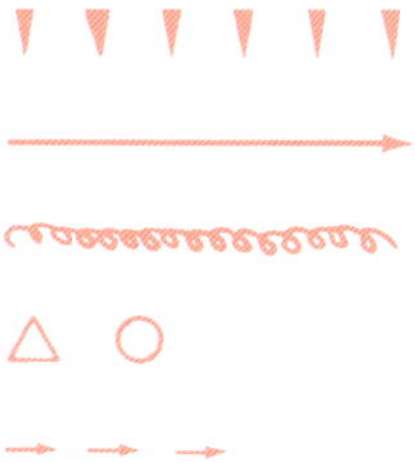

5.5.2 Arbeitsrichtung

Während des Entwicklungsverlaufes der Bindegewebsmassage haben sich gewisse Arbeitsrichtungen als besonders wirkungsvoll und praktikabel herausgestellt.

Die Richtungen wurden aufgrund von Erfahrungen, also empirisch, festgelegt:
- am Rücken von kaudal nach kranial,
- am Bauch und an der Brust von kaudal nach kranial,
- an den Extremitäten von proximal nach distal.

Der Vorteil der Bindegewebsmassage gegenüber anderen Behandlungsmethoden besteht u. a. darin, dass sich sofort Reaktionen zeigen. So können in der falschen Richtung ausgeführte Bindegewebsstriche sofort durch Fehlreaktionen erkannt und korrigiert werden.

5.5.3 Rückenstriche

5.5.3.1 Im Sitzen

1	Anhakstriche Os sacrum (F)
2	Anhakstriche seitl. Os sacrum (F)
3	unterbrochene Längsstriche Trochanterumrandung (U)
4	Längsstriche (Glutaeus) (U)
5	Längsstriche (ca. 5 cm lang) Unterer Fächer (U)
6	Anhakstriche Latissimus dorsi (F)
7	Vorsicht: Nicht ins Trigonum lumbale abrutschen!
8	Längsstriche (ca. 5 cm lang) Oberer Fächer (U)
9	Längsstriche große s-förmige Schleifen (U)
10	Längsstriche kleine s-förmige Schleifen (U)

Zu Nr. 4 Längsstriche Glutaeus (U):
Bezüglich der Ausführung der Längsstriche Nr. 4 ist besonders auf die Ohrzone (die Ohrzone befindet sich in der Mitte der Crista iliaca, sie liegt dort direkt unterhalb der Crista und hat die Größe eines Fingernagels) zu achten.

Zu Nr. 7 Trigonum lumbale:
Das Trigonum lumbale wird durch die Mm. obliqus abdominus externus und latissimus dorsi sowie durch die Crista iliaca gebildet. Von hier aus kann der stärkste Reiz auf das vegetative Nervensystem ausgelöst werden. Es soll allerdings nur eine Reizung erfolgen, wenn alle anderen Behandlungsversuche nicht den gewünschten Erfolg gezeigt haben.

Zu Nr. 11 Umrandung Angulus inferior:
Dieser Strich hat einen ausgesprochen beruhigenden und entspannenden Einfluß auf das vegetative Nervensystem. Der Zugreiz ist stets nach medial auszuführen.

Zu Nr. 15 Längsstriche Nacken (U):
Diese Längsstriche können bei empfindlichen Patienten auch als Querstriche – also im Verlauf der Spaltlinien – durchgeführt werden.

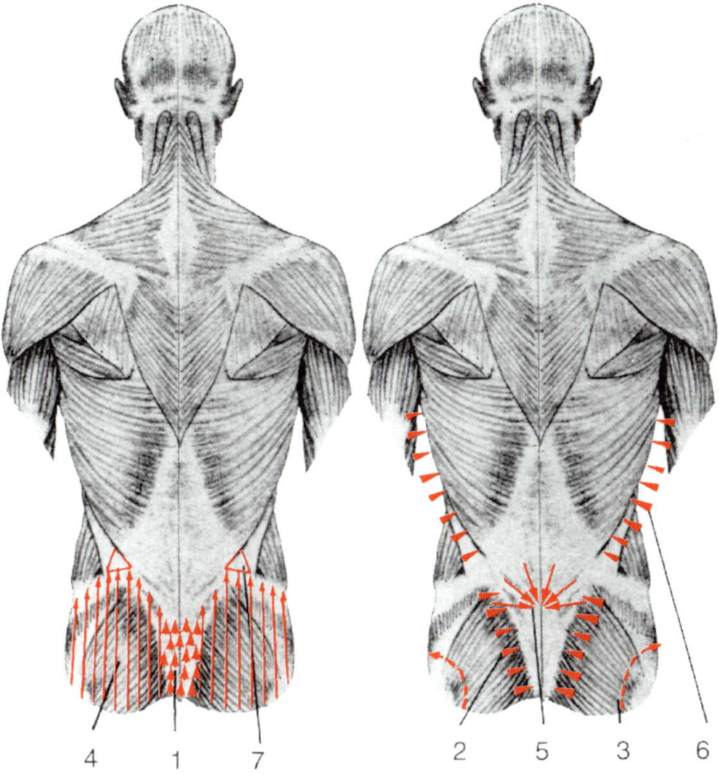

Abb. 31 Rückenstriche - Becken -

11	Längsstriche Umrandung Angulus inf. scapula (U)
12	Anhakstriche Margo medialis u. Spina scapulae (F)
13	Scapulafächer (U)
14	Anhakstriche Trapeziusrand (F)

15 Längsstriche Nacken (U)
16 Anhakstriche Linea nuchae (F)
17 Längsstriche Linea nuchae (U)
18 Axillarlinie
19 Unterer Rippenrand
20 Dornfortsatz 7. HWK

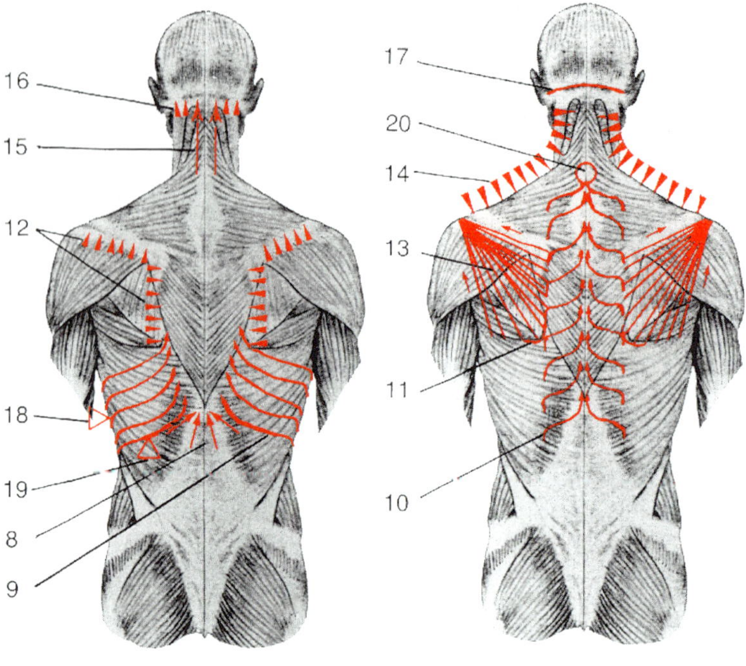

Abb 32 Rückenstriche - Thorax -

5.5.3.2 In Bauch- oder in Seitenlage

Anmerkung:
Mit Ausnahme des Striches Nr. 1 werden alle weiteren Striche nur halbseitig ausgeführt.

1 Abrollen Os sacrum (Fl)
2 Abrollen Trochanter major (Fl)
3 Anhakstriche "Spazierstock" (F)
4 Abrollen Scapula (Fl)

Anstelle des Scapulafächers Nr. 13 (Abb. 39) wird in Seitenlage mit der Flächigen Technik das Schulterblatt in Richtung Acromion abgerollt (Bitte beachten Sie hierzu die Anmerkungen unten). Zum Schluß sind die Striche Nr. 14 bis einschließlich Nr. 17 in der Reihenfolge der Rückenstriche im Sitzen auszuführen.

Es folgen nun die Striche Nr. 5 bis einschließlich Nr. 11 in der Reihenfolge der Rückenstriche im Sitzen (siehe Abb. 38).

Zu Nr. 3 >Spazierstock< (F):
Der >Spazierstock< hat einen stark reflektorischen Einfluß auf Gefäße und Nerven des Beines.
Da dieser Bereich meist hochgespannt ist, muss vorher und nachher im unterspannten Bereich gereizt werden.

Zu Nr. 4 Abrollen Scapula (Fl):
Das Abrollen mittels der Flächigen Technik ist nur dann möglich, wenn eine extrem unterspannte Grundspannung besteht. In allen anderen Fällen ist der Scapulafächer mittels der Unterhauttechnik angebracht.

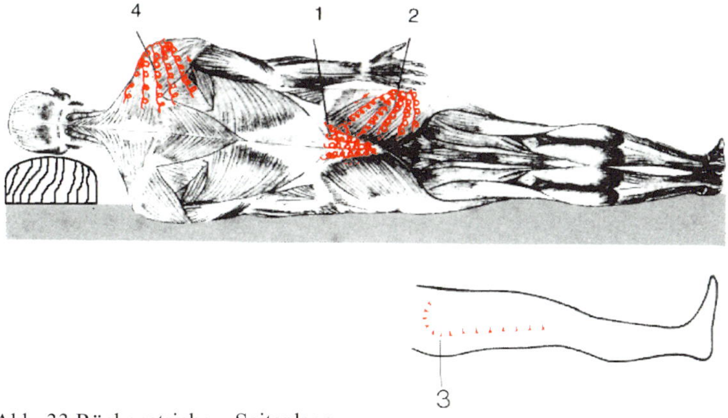

Abb. 33 Rückenstriche – Seitenlage –

5.5.4 Bauch- und Bruststriche

1 Anhakstriche M. rectus abdominis (F)
2 Längsstriche Bauch (U)
3 Längsstriche (ca. 5 cm lang) Epigastrischer Fächer (U)
4 Anhakstriche Unterer Rippenrand (F)
5 Längsstriche Interkostalstriche (U)

Zu Nr. 2 Längsstriche Bauch:
Diese Striche können bei adipösen Patienten auch als punktförmige Arbeitsweise ausgeführt werden.

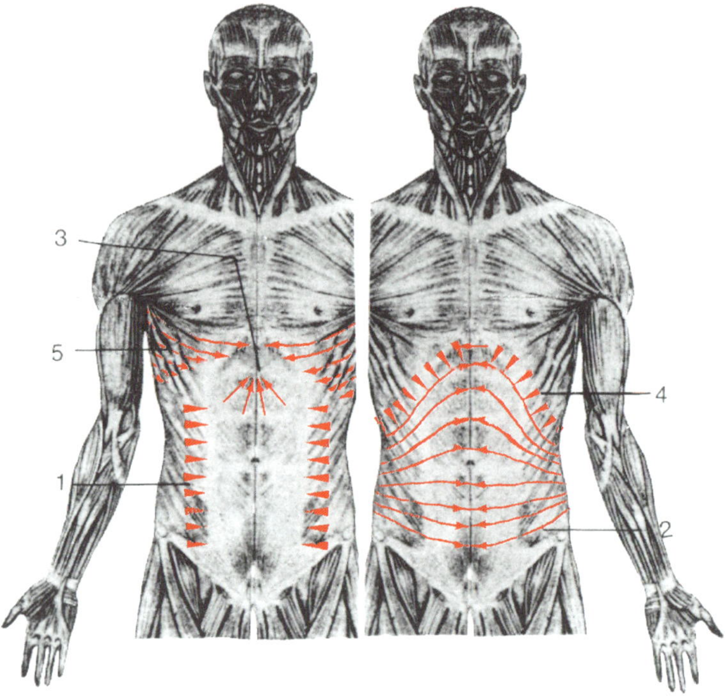

Abb. 34 Bauch- und Bruststriche

5.5.5 Flanke- und Schulterstriche

1 unterbrochene Längsstriche Flanke (U)
2 Dehnstriche Flanke (U)
3 kurze Längsstriche Latissimus (U)
4 kurze Längsstriche Pectoralis (U)
5 bimanuelle Dehngriffe Achselhöhle (U)
6 Anhakstriche Schultergelenk (F)
7 Längsstriche Schultergelenk (U)
8 Anhakstriche Deltoideus (F)
9 Längsstriche Deltoideus (U)
10 "Abriegeln" Deltoideus (U)

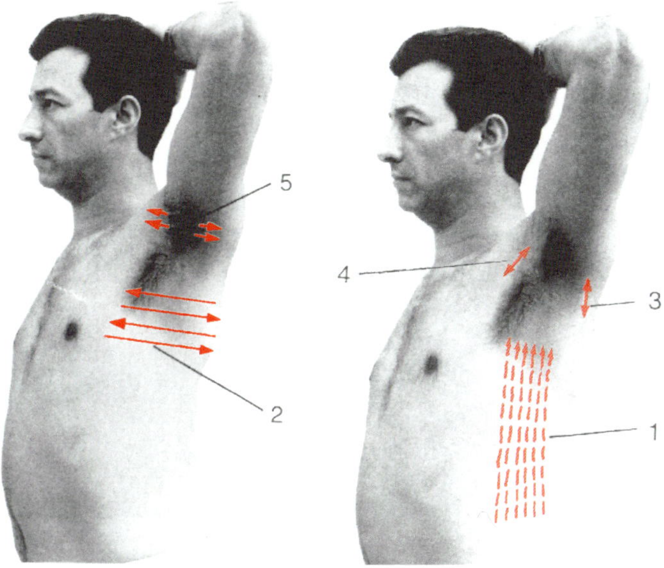

Abb. 35 Flankenstriche

Bei allen Strichen steht der Behandler seitlich vom sitzenden Patienten.

Zu Nr. 2 Dehnstriche Flanke:
Dieser Griff beginnt eine Handbreit (ca. 8-10 cm) unterhalb der Achselhöhle mit horizontalem Längsstrich, der im Wulst des M. latissimus dorsi endet. Die Hand des Behandlers verbleibt in dieser Stellung, bis die freie Hand einen ebenso (nach kranial versetzten) horizontalen Längsstrich bis zum Wulst des Muskels pectoralis major

ausgeführt hat. Während nun diese Hand fixiert, erfolgt mit der inzwischen freien Hand ein wieder kranial versetzter Zug in Richtung M. latissimus dorsi.

Zu Nr. 3 + 4 Längsstriche Latissimus und Pectoralis:

Die Striche werden am herabhängenden Arm durchgeführt und sind ca. 1 cm lang.

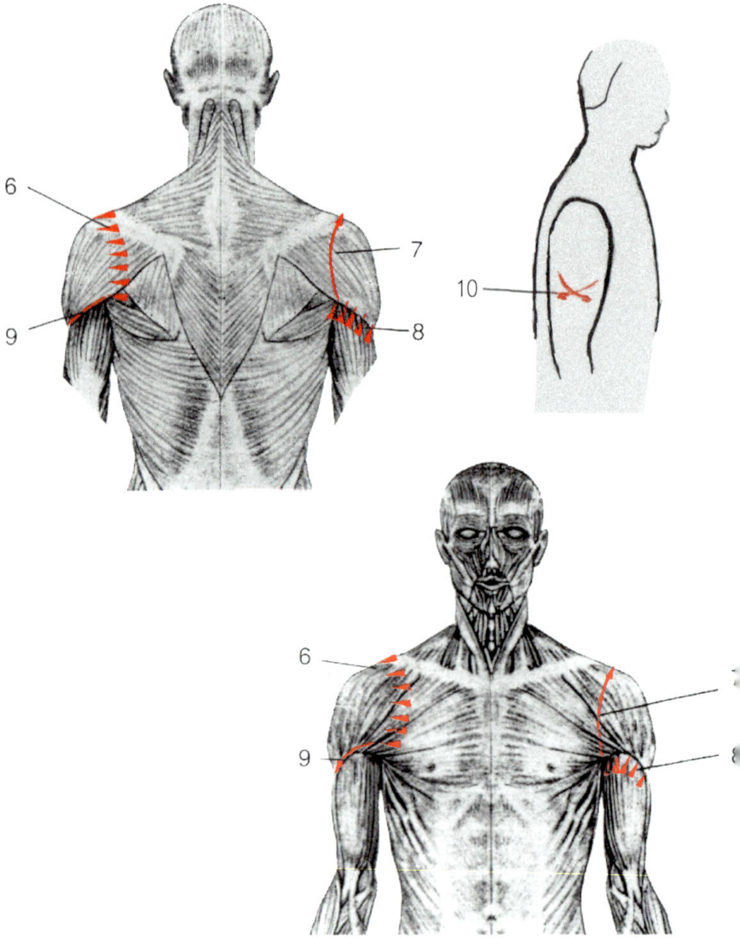

Abb. 36 Schulterstriche

5.5.6 Arm- und Handstriche

1	unterbrochene Längsstriche Oberarm (U)
2	Anhakstriche Ellenbeuge (F)
3	unterbrochene Längsstriche Volarseite Unterarm
4	bimanuelle Dehngriffe Volarseite Unterarm (U)

Anmerkungen:
Zu Nr. 1 Längsstriche Oberarm:
Diese Striche werden zwischen M. biceps und M. triceps ausgeführt. In der Regel "schneiden" diese Striche sehr. Es ist daher ratsam, diese Griffe langsam auszuführen.

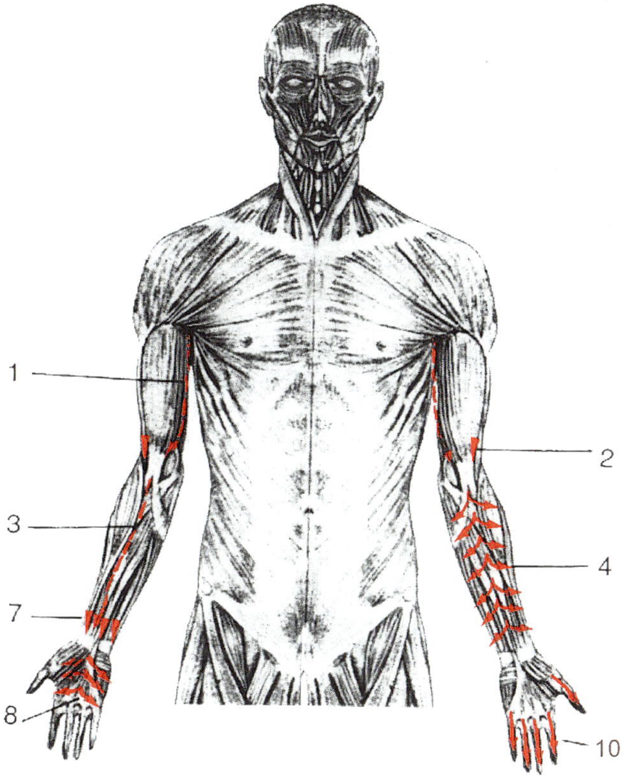

Abb. 37 Arm- und Handstriche – Volarseite –

5 unterbrochene Längsstriche Dorsalseite Unterarm (U)
6 bimanuelle Dehngriffe Dorsalseite Unterarm (U)
7 Anhakstriche Volar- und Dorsalseite Handgelenk (F)
8 bimanuelle Dehngriffe Hohlhand (U)
9 Ausziehen der Schwimmhäute Dorsalseite Hand (U)
10 Längsstriche Volarseite Daumen und Finger (U)

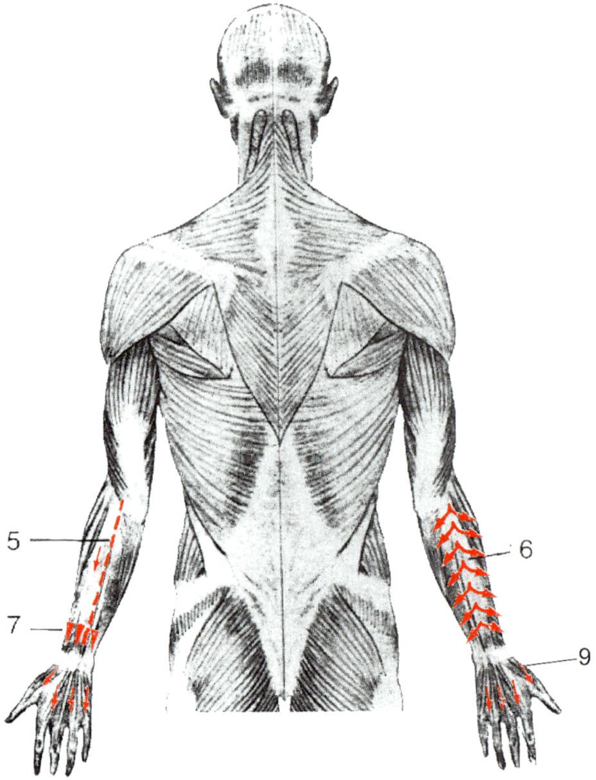

Abb. 38 Arm- und Handstriche – Dorsalseite –

5.5.7 Bein- und Fußstriche

1	unterbrochene Längsstriche Oberschenkel (U)
2	bimanuelle Dehngriffe Oberschenkel (U)
3	Anhakstriche Sartorius (F)
4	Gefäßschlitz
5	Anhakstriche Kniegelenk (F)
6	Längsstriche Patella (U)
7	bimanuelle Dehngriffe Kniekehle (U)
8	unterbrochene Längsstriche Unterschenkel (U)
9	bimanuelle Dehngriffe Unterschenkel (U)

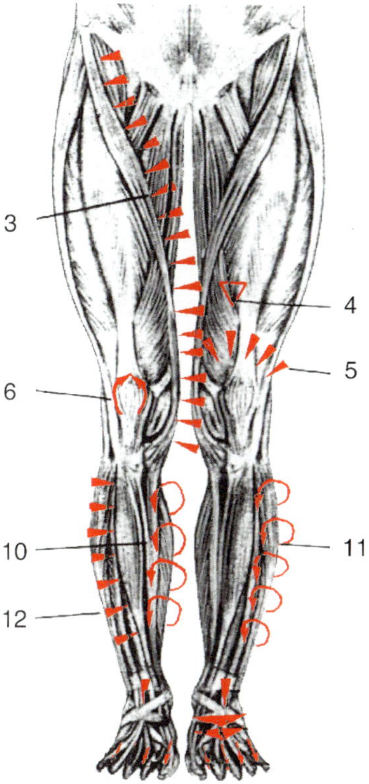

Abb. 39 Beinstriche

10 Verschiebegriffe nach medial (F)
11 Verschiebegriffe nach lateral (F)
12 Anhakstriche Tibialis anterior (F)
13 Anhakstriche Malleolusgabel (F)
14 Umkreisen inn. Knöchel (U)
15 Umkreisen äuß. Knöchel (U)
16 Anhaken inn. Fußrand (F)
17 Anhaken äuß. Fußrand (F)
18 Anhakstriche Schwimmhäute (U)
19 Längsstriche Fußsohle (U)

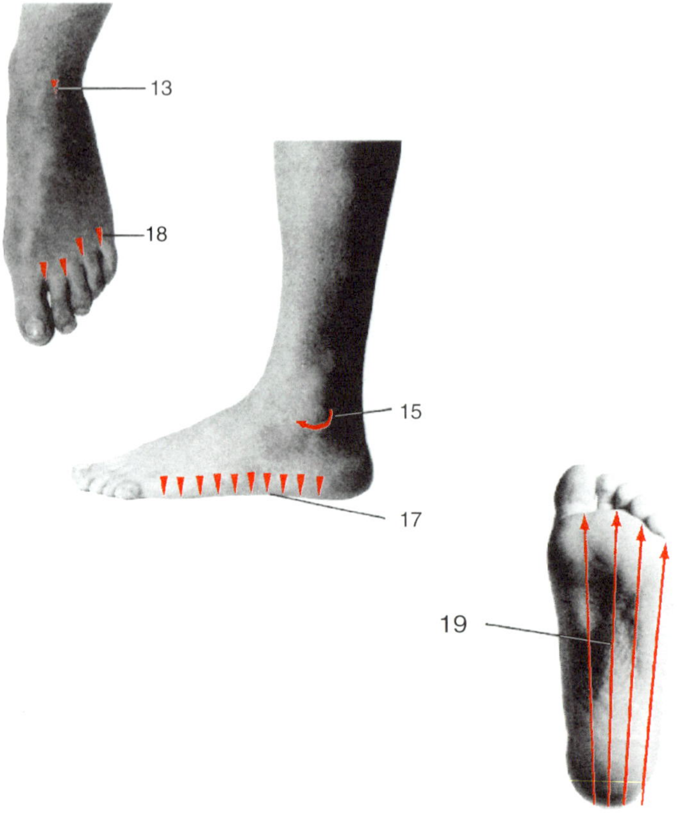

Abb. 40 Fußstriche

5.5.8 Hals- und Gesichtsstriche

1 Anhakstriche Sternocleidomastoideus - dorsaler Rand - (F)
2 Anhakstriche Sternocleidomastoideus - ventraler Rand (F)
3 Anhakstriche Unterkiefer (F)
4 Anhakstriche Haaransatz (F)
5 Anhakstriche Augenbrauen (F)
6 Längsstriche Stirne (U)
7 Längsstriche Wangen (U)

Zu Nr. 6 und 7:
Die Striche Nr. 6 und 7 können auch von lateral nach medial ausgeführt werden.

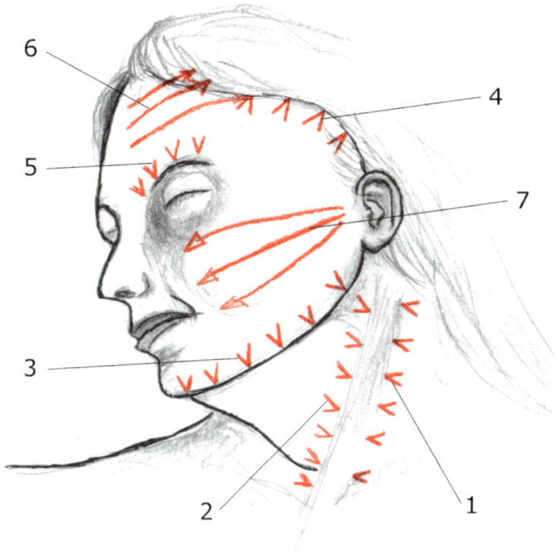

Abb. 41 Hals- und Gesichtsstriche

5.6 Behandlungsmuster

5.6.1 Gezielt diffuses Reizen

Die Durchführung der Standardgriffe ist besonders dann zu empfehlen, wenn große Areale (z. B. eine Extremität, der Rücken oder der Bauch) zu reizen sind. In allen Fällen aber, in denen es darum geht, eine ganz bestimmte Zone zu bearbeiten, sind "gezielt diffuse Reize" anzuwenden. Wie die Bezeichnung erkennen läßt, wird hier ganz gezielt an einer durch den Tastbefund ermittelten Stelle mit allgemeinen Strichen der Unterhauttechnik vorgegangen. Dabei ist darauf zu achten, dass das zu reizende Gebiet vom Zentrum in zentrifugaler Richtung systematisch behandelt wird. Außerdem ist wichtig, dass nicht über die Begrenzung hinausgegangen wird.

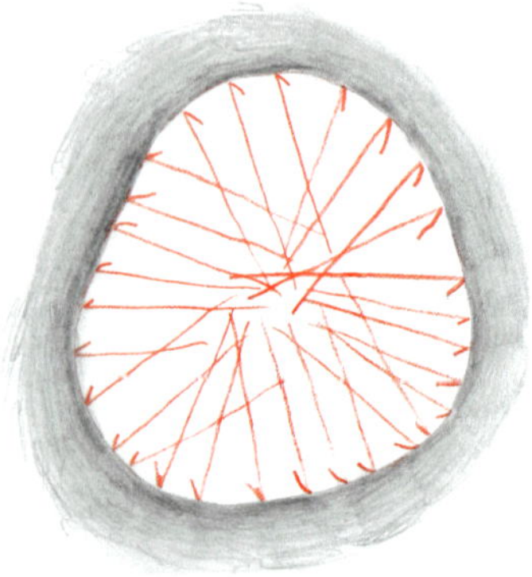

Abb. 42 Gezielt diffuses Reizen

5.6.2 Behandlung von Adhäsionen

Die Behandlung von Adhäsionen oder Verklebungen ist im Rahmen der Beschreibung der Techniken genau beschrieben.
An dieser Stelle den Hinweis auf

5.4.5 Subkutane Petrissage, Seite 103

5.6.3 Behandlung von Sensibilitätsstörungen

Zunächst muß der Grenzbereich ermittelt werden. Darunter verstehen wir den Übergangsbereich vom subjektiv normalem Hautgefühl, zu dem Bereich, in dem Missempfindungen vom Patienten angegeben werden. Der Patient wird aufgefordert, bei Erreichen der Empfindungsgrenze dem Therapeuten dies mit einem kurzen >Halt< oder >Stop< oder >Jetzt< im Befehlston ausgesprochen, anzugeben. Erfahrene Behandler spüren diese Grenze auch an einem veränderten Hautwiderstand während der Reizung.

In diesem Grenzbereich werden jetzt in radiärer Anordnung mittels der Unterhauttechnik kurze Striche ausgeführt. Jeder einzelne Strich sollte dabei ganz scharf platziert werden, so dass - virtuell gesehen - der Übergangsbereich gesprengt wird. Verstärken kann man diese Arbeit, indem durch zusätzliche Tappings der Stoffwechsel und die Durchblutung massiv gesteigert wird. Eine Hyperämie und eine lokale Temperaturerhöhung zeigt sich sofort.

Ziel dieser Vorgehensweise ist es, den rigiden Übergangsbereich um die Sensibilitätsstörung durchlässig zu machen. Die Kräfte von Osmose und Diffusion verändern den Elektrolythaushalt. Das Fließgleichgewicht des extrazellulären Stoffwechsels wird erhöht.
Mit der Verbesserung der Durchblutung gelangt Sauerstoff an die Rezeptoren und bewirkt dort eine Beschleunigung des axonalen Transportes und damit eine Verbesserung der Empfindungsstörungen.

Zur grundsätzlichen Beachtung:

Hat der Tastbefund ergeben, dass
eine Adhäsion, Empfindungsstörung oder Narbe
sich in einem erhöht gespannten Gebiet befindet,
so ist natürlich zuvor, zwischendurch und am Schluss
in einem unterspannten Bereich zu reizen.

5.6.4 Narbenentstörung

Die Narbenentstörung beginnt mit einer Tastung der subkutanen Spannungen. Besonders im Hinblick auf das Narbengewebe sind vergleichende Tastungen durchzuführen (siehe 3.6.7 Narbe , S.66).

- Bei Unterspannung im Narbenbereich ist die Narbe mittels Unterhauttechnik radiär um die Narbe zu reizen, wobei jeder Strich in zentripedaler Richtung erfolgt.

- Bei Überspannung im Narbenbereich ist zunächst im maximal unterspannten oder spiegelbildlichen Areal und danach das Narbengewebe mittels Unterhauttechnik radiär um die Narbe zu reizen, wobei jeder Strich in zentripedaler Richtung erfolgt. Abschließend ist nochmals das vorher unterspannte Gebiet zu reizen.

Es ist dringend darauf zu achten, dass die einzelnen Striche exakt bis an den Narbenrand - nicht aber durch die Narbe - gezogen werden.

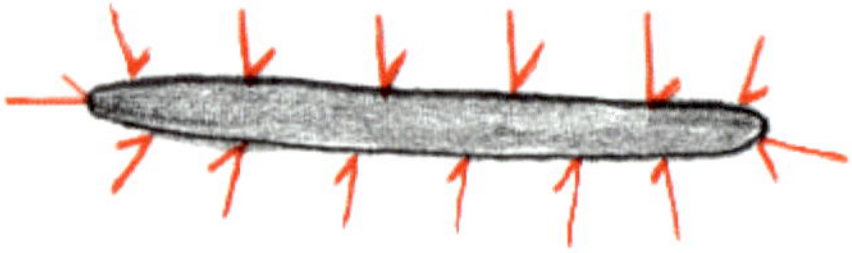

Abb. 43 Narbenentstörung

Wie im Abschnitt 3.6.7 Narbe ausgeführt, kann sich die Störung einer Narbe durch fehlendes Schneidegefühl oder durch Berührungsempfindlichkeit (Hyperästhesie) darstellen.
Die Vorgehensweise wird unter 5.6.3, S. 121 Behandlung von Sensibilitätsstörungen ausführlich beschrieben.

Es bedarf wohl keiner besonderen Erwähnung, wenn vor einer ausgedehnten Narbenentstörung im maximal unterspannten Bereich ein starker Reiz gesetzt wird.

Aus der Neuraltherapie nach HUNEKE wissen wir, dass sekundär geheilte Narben und lymphatisches Gewebe zum Störherd für verschiedene Organe werden können. In der Neuraltherapie infiltriert man Narben mit Medikamenten, z. B. Impletol® subkutan. In der Bindegewebsmassage wird dieses Gewebe (Störherd) von allen Seiten scharf angehakt, nicht durchgezogen. Beide Methoden haben die gleiche Wirkung.

---

radiär = strahlenförmig, kreisförmig, einem Radius angepasst

5.6.5 Direkter lokaler Spannungsausgleich

Dieses Vorgehen findet Anwendung, wenn der Befund ausschließlich unterspannte Zonen ergeben hat. Die unterspannten Abschnitte sind direkt örtlich zu reizen. Bei mehreren unterspannten Arealen wird zuerst die Stelle mit der größten Unterspannung gereizt und am Schluß das am wenigsten gespannte Gebiet. Je nach Größe des unterspannten Areals ist im Sinne des gezielten diffusen Reizens (siehe 5.6.1,S.120) vorzugehen, oder es sind Striche aus dem Repertoire der Standardgriffe auszuführen.

Ein direkter lokaler Spannungsausgleich
ohne Narbenentstörung, Beseitigung von Adhäsionen und Missempfindungen
– falls diese vorhanden sind –
bleibt immer ein unbefriedigendes Stückwerk.

5.6.6 Allgemeiner Spannungsausgleich

Hiermit bezeichnen wir ein Vorgehen, bei dem eine umfangreiche Befunderhebung stattfand. Jede einzelne subcutane Veränderung (Turgor, Adhäsionen, Narben und Sensibilitätsstörung) wird mit einer adäquaten Technik so bearbeitet, bis ein allgemeiner Spannungsausgleich entsteht.

Da man nach dem heutigen Erkenntnisstand davon ausgehen muss, dass der Körper auf einen Reiz immer in seiner Gesamtheit reagiert, ist es verständlich, dass jede umfassende und gezielte Therapie einer begrenzten lokalen Anwendung vorzuziehen ist. Aus diesem Grunde ist der allgemeine Spannungsausgleich stets anzustreben.

5.6.7 Spiegelbildlicher Spannungsausgleich

Bei einem Gewebsbefund, der neben der Grundspannung nur einzelne begrenzte Überspannungen aufweist, wird spiegelbildlich in dem Bereich gearbeitet, in dem der Tastbefund eine Grundspannung ergeben hat.

Beispiele zum spiegelbildlichen Spannungsausgleich

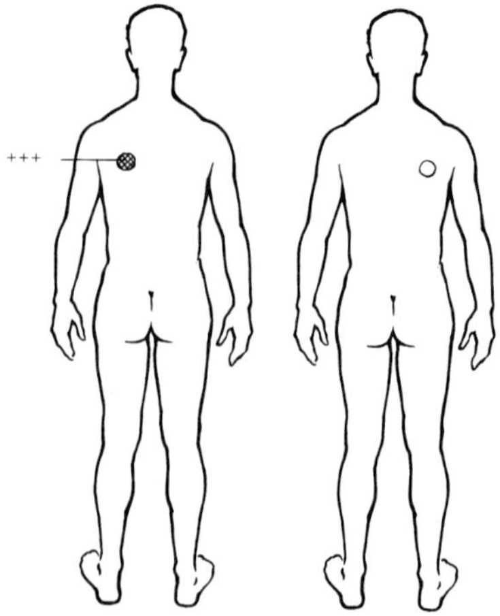

Beispiel I

Der Befund zeigt eine signifikante Spannungserhöhung im Bereich des Angulus inf. Scapulae lks. Bei sonst bestehender Grundspannung. Therapie: Reizung im Bereich Angulus inf. Scapulae re.

Abb. 44a Beispiel zum spiegelbildlichen Spannungsausgleich

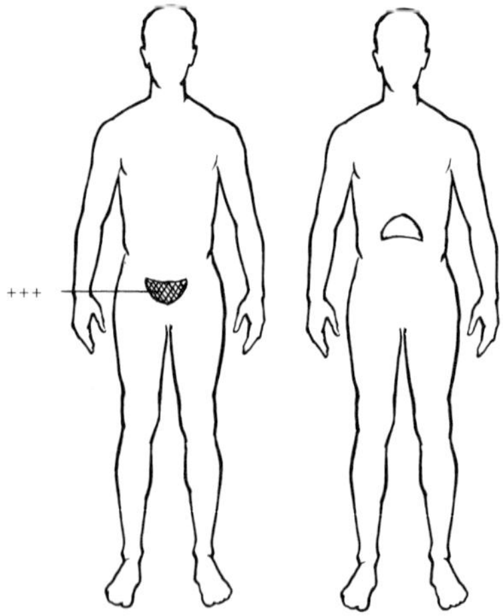

Beispiel II

Der Befund ergibt eine Spannungserhöhung oberhalb der Schamhaargrenze. Therapie: Reizung im Bereich des epigastrischen Winkels.

Abb. 44b Beispiel zum spiegelbildlichen Spannungsausgleich

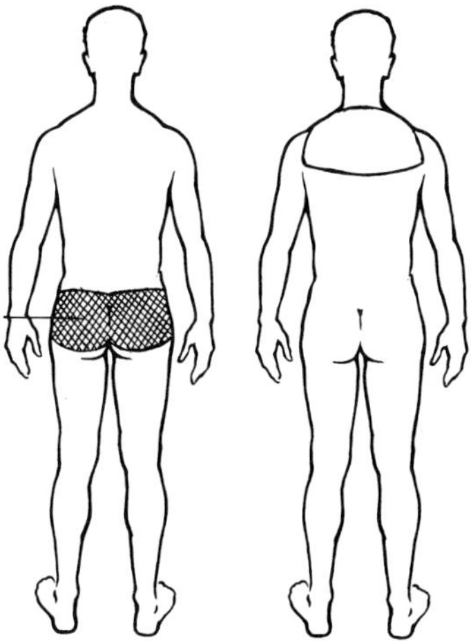

Beispiel III

Neben geringfügigen Unterspannungen im Bereich der Flanken - bei sonstiger Grundspannung - besteht eine deutliche Spannungserhöhung im Beckenbereich.
Therapie: Gezielte Bindegewebsstriche in der Nacken-Schulter-Region

Abb. 44c Beispiel zum spiegelbildlichen Spannungsausgleich

5.7 Dosierung

Die Wirkung der Bindegewebsmassage ist das Resultat des Organismus auf einen gezielt platzierten exogenen Einzelreiz. Mit diesem Einzelreiz wird eine Fülle von Kettenreaktionen des Organismus ausgelöst, die dann in der Summe das Gesamtresultat ergeben. Um eine Behandlung richtig zu dosieren, müssen immer **Reaktionen** und die **Reaktionsfähigkeit** des Patienten beobachtet werden.

In dieser Abhandlung soll nur auf die Fakten der Dosierung eingegangen werden, die durch den Behandler beeinflußbar sind.

Die Reizparameter der Bindegewebsmassage, d. h. die einzelnen Fakten der Dosierung sind

- die Geschwindigkeit der Ausführung des einzelnen Striches.
  Bei zu starkem Schneidegefühl sind die Striche langsam und bei zu schwachem Schneidegefühl schneller auszuführen.
- Auswahl der Griffe
  Die Hauttechnik ist bei zu starkem oder bei fehlendem Schneidegefühl anzuwenden.

- Strichlänge
  Bei sensiblen Patienten sind kleine und nicht zu lange Striche angebracht.
- Wiederholung der Striche
  Je größer die Unterspannung ist, desto häufiger müssen die Striche ausgeführt werden.
  Unterspannung Stärke 1: Jeden Strich 3 x wiederholen
  Unterspannung Stärke 2: Jeden Strich 6 x wiederholen
  Unterspannung Stärke 3: Jeden Strich 9 x wiederholen
- Wiederholung des Behandlungsaufbaus
  (siehe auch 5.8.8 Behandlungsintervalle)
  Nach einer Kontrolltastung ist evtl. die Wiederholung der Striche erforderlich,
  bis ein Spannungsausgleich erreicht ist.
- Kombination
  In einigen Fällen ist es empfehlenswert, die Bindegewebsmassage mit anderen Methoden der
  Physikalischen Therapie zu kombinieren.
- Verlauf der Spaltlinien
  Im Verlauf der Spaltlinien ist das subjektive Schneidegefühl milder und angenehmer, während alle Arbeitsweisen im rechten Winkel zu den Spaltlinien vom Patienten als stärkeren Reiz empfunden werden.

Beachte: Die Dosierung ist abhängig von
- dem Tastbefund
- dem subjektiven Schneidegefühl
- der Belastbarkeit des Patienten
- der zur Verfügung stehenden Behandlungszeit
- Behandlungsintervallen

Paracelsus:
Alle Dinge sind Gift und nichts ist ohne Gift.
Allein die Dosis macht, dass ein Ding kein Gift ist.

Arndt Schulz'sche Regel:
Schwache Reize fachen die Lebenstätigkeit an,
mittlere stärken sie,
starke hemmen sie und
stärkste heben sie auf.

5.8 Behandlungsgrundsätze

5.8.1 Die Einstellung des Patienten

Allein durch die innere Einstellung einer Behandlung gegenüber ist der Organismus in der Lage, einen exogenen Reiz positiv oder negativ zu verarbeiten. Deshalb muss für den Behandler von großem Interesse sein, ob der Patient die Behandlung als angenehm empfindet oder nicht. Grundsätzlich sollte jede Therapie subjektiv angenehm sein, wozu eine Abstimmung mit dem Patienten erforderlich ist. Der Behandler darf allerdings sein Behandlungskonzept nicht vernachlässigen und ausschließlich auf den Patienten eingehen. Gerade bei Patienten, die mit einer gewissen Erwartungshaltung zur Behandlung kommen, besteht die Gefahr, dass die Durchführung einer zielgerichteten Bindegewebsmassage nicht erfüllt wird. Auch die Frage nach dem subjektiven Empfinden hinsichtlich des Schneidegefühls bei der Bindegewebsmassage wird im wesentlichen vom Vertrauensverhältnis zum Behandler und zur Behandlung abhängen. Es kommt deshalb ganz entscheidend darauf an, dass der Patient begreift, was mit ihm geschieht. Nur so kann er die auftretenden Reaktionen richtig einordnen und die Behandlung auch bewusst unterstützen. Hier ist die pädagogische Fähigkeit des Behandlers angesprochen. Erfahrungsgemäß nützen Diskussionen über Wirkungsmechanismen und Funktionsabläufe bei der Bindegewebsmassage nicht, zumal zur Erläuterung oftmals Hypothesen herangezogen werden müssen. Günstiger wirkt sich das Resultat aus, wenn sich der Schwerpunkt der Erklärung auf die praktische Ausführung erstreckt.

5.8.2 Aktueller Befund - Behandlungsgrundlage

Aus der Vielfalt der Symptome und Befunde eine exakte Diagnose zu erstellen und eine auf den jeweiligen Patienten bezogene Therapie einzuleiten, gehört mit zu den schwierigsten Aufgaben eines Arztes. Dabei zeigt sich, dass jeder Patient einen "einmaligen" Befund hinsichtlich Zusammensetzung der Symptome und Größe der einzelnen Untersuchungswerte aufweist und auch der Organismus eines jeden Menschen die verordneten Maßnahmen und auch die unterschiedlichen Noxen anders verarbeitet.

Man weiß, dass der gesunde Körper in der Lage ist, diese negativen Faktoren zu kompensieren und durch körpereigene Abwehrkräfte

Noxe = Schadstoff, schädigendes Agens, krankheitserregende Ursache

Tabelle 8 Gesetzmäßigkeiten der BGM/SRT

Gesetzmäßigkeiten der Bindegewebsmassage / Subcutanen Reflex Therapie

1. Befund und Therapie der Subcutis verlangen eine ganzheitliche und ganzkörperliche Betrachtungsweise und verbieten deshalb eine ausschließlich lokale Betrachtungsweise.
2. Unterspannte Bindegewebszonen sind ganz gezielt lokal zu reizen.
3. Sollten in einem erhöht gespannten Areal eine Reizung erforderlich werden, ist zu Beginn, zwischendurch und am Schluss im unterspannten Gebiet zu reizen.
4. Bei Narbenstörungen, Muttermale und Warzen radiär anhaken und nicht durch Narben, Muttermale und Warzen die Striche ziehen.
5. Bei Hyperästhesie und Dysästhesie bis an den Rand der Missempfindungen radiär vorgehen und exakt reizen.
6. Behandlungszeiten bei rothaarigen, hellhäutigen, sensiblen und vegetativ labilen Patienten evtl. unter Beachtung des zirkadianen Rhythmus oder individuellen Wohlfühlzeiten festlegen.

auszugleichen. Zu diesem Zweck verfügt der Organismus über eine Reihe von selbstregulatorischen Mechanismen und übergeordneten Zentren, die in der Lage sind, unmerklich und selbständig die Genesung einzuleiten.

Wir wissen auch, dass ein Organdefekt eine Kettenreaktion auslöst. Es wird neben dem betroffenen Organ auch das am Organ angeschlossene Ganglion und das Organ mit einer anlagemäßig schwachen vegetativen Konstitution irritiert. Gleichzeitig werden über das RES Drüsen aktiviert und Hormone vermehrt produziert, wodurch der Stoffwechsel erhöht

wird. Hinzu kommen die psychisch bedingten Verlangsamungen bzw. Beschleunigungen aller Organfunktionen.
Aus den bisherigen Ausführungen wird deutlich, dass eine Organstörung bei jedem Patienten unterschiedlich verläuft und deshalb eine zielgerichtete angepaßte Behandlung erforderlich ist.

Oft sehen die Untersuchungsbefunde so aus, dass nicht mit absoluter Sicherheit die eine oder andere Krankheit diagnostiziert werden kann, weil gleichzeitig mehrere Erkrankungen vorliegen. Zusätzliche Untersuchungen sind erforderlich, um differentialdiagnostische Aussagen machen zu können. Es kann auch vorkommen, dass nach der Arztkonsultation die Nebensymptome in den Vordergrund geraten und die Einweisungsdiagnose in den Hintergrund tritt.
Schwierigkeiten können außerdem entstehen, wenn zwischenzeitlich die Krankheit in eine akute Phase getreten ist.

Es kommt hier darauf an, dass der verantwortungsbewußte Physiotherapeut prüft, ob es sich bei der geringen Verschlechterung des Krankheitszustandes um eine erwartete Behandlungreaktion handelt, oder ob es richtiger ist, vor der Behandlung Rücksprache mit dem Arzt zu nehmen. Daraus folgt, dass der Behandler nicht ausschließlich aufgrund des Rezeptes tätig werden darf, sondern sich am jeweils aktuellen Stand orientieren muß.

5.8.3 Allgemeine Reihenfolge der Behandlungsgänge

1. Rücken
   - von kaudal nach kranial -
   (Patient sitzt oder befindet sich in Bauch- oder Seitenlage)
2. Bauch und Brust
   - von kaudal nach kranial -
   (Patient befindet sich in Rückenlage)
3. Arme
   - von proximal nach distal -
   (Patient befindet sich in Rückenlage)
4. Beine
   - von proximal nach distal -
   (Patient befindet sich in Rückenlage)

Der Tastbefund diktiert die Behandlung

5.8.4 Behandlungsdauer

Durch viele unbekannte Faktoren ist die erste Behandlung oftmals die schwierigste und dauert verständlicherweise am längsten, während die letzte Massage nur relativ kurze Zeit beansprucht.
In der Leistungsbeschreibung für Physikalische Heilbehandlung, die als Richtlinie für die Behandlungspraxis und als Grundlage für die Kalkulation dienen soll, heißt es wie folgt: Dauer der Behandlung je nach Indikation 10 - 30 Minuten.

5.8.5 Kritische Anmerkung zur Behandlungsdauer

Die Ursache für die Erfolglosigkeit vieler Behandlungen ist zum Teil sicher auch darin zu sehen, dass der vorprogrammierte Behandlungsrhythmus von 20 Minuten Behandlungsdauer ein individuelles Eingehen auf den Patienten nicht immer gestattet.
Auch bei Patienten, bei denen nicht nur ein erheblicher Bindegewebsbefund vorliegt, sondern auch muskuläre Störungen im Bereich des Bewegungsapparates bestehen und daher eine Kombination der Bindegewebsmassage mit der Klassischen Massage angezeigt ist, wird man trotz aller Routine nur schwerlich mit 20 Minuten Behandlungsdauer zurechtkommen.

5.8.6 Behandlungszeitpunkt

In Abschnitt 6.4.5 Rhythmische Umschaltphasen wird von den tageszeitlichen Rhythmen und Untersuchungen der Chronopharmakologie berichtet. Hiernach kann es ausschlaggebend sein, zu welcher Uhrzeit ein Medikament eingenommen oder eine Therapie appliziert wird. Analog hierzu kann gesagt werden, dass es für die Wirksamkeit der Bindegewebsmassage wichtig ist, die zeitabhängige Reaktionslage einer Körperfunktion zu erkennen und entsprechend zu berücksichtigen. Dies ist umso mehr wichtig, wenn man bedenkt, dass das Ziel der Bindegewebsmassage es ist, die rhythmischen Organfunktionen zu unterstützen und zu fördern sowie diese auf die normalen Aktivitätsmuster zu bringen.
Die ideale Behandlungszeit ist dann gegeben, wenn die Behandlung unmittelbar vor der vegetativen Umschaltphase beendet ist.
Verhaltensforscher haben festgestellt, dass eine Entspannungstherapie bei Krampfneigungen, Schlafstörungen und allgemeinen Verspannungen um 10.00, 14.00 oder 18.00 Uhr besonders wirksam ist. Wegen der

Cortisonausschüttung im Körper soll sich die Behandlung eines Rheumatikers um 10.00 Uhr am günstigsten auswirken. Da der Blutdruck gegen 14.00 Uhr beim Durchschnittseuropäer sinkt, sollte bei einem Patienten mit Bluthochdruck die Behandlung um 14.00 Uhr beendet sein, Herzkranke sind gegen 12.00 Uhr stabil, so dass diese Erfahrung auch für die Bindegewebsmassage ausgenutzt werden könnte. Als beste Zeit für eine Schmerztherapie wird 17.00 Uhr angegeben.
Die günstigste Behandlungszeit kann auch durch Befragen des Patienten nach der beschwerdefreien Zeit ermittelt werden. Auch in diesem Fall soll die Behandlung dann beendet sein, wenn die beschwerdefreie Zeit beginnt.
Zwar muss man davon ausgehen, dass die Behandlungszeiten selten frei bestimmt werden. Dennoch sollte in allen Fällen, in denen aus zunächst unerklärlichen Gründen ein ungünstiges Behandlungsresultat auftrat, die Frage der Behandlungszeit ernsthaft bedacht und die entsprechende Konsequenz daraus gezogen werden.

5.8.7 Anzahl der Behandlungen

In der Regel verordnet der Arzt 6 oder 10 Bindegewebsmassagen. Je nach Befund und Reaktionsfähigkeit des Patienten kann diese Verordnung ausreichen oder muß durch zusätzliche Behandlungen erweitert werden.

5.8.8 Behandlungsintervalle

Unter Behandlungsintervallen sind die Abstände zwischen den einzelnen Behandlungen zu verstehen. Hierbei ist entscheidend, ob der Patient stationär in einem Krankenhaus liegt oder neben seiner Berufstätigkeit zur Behandlung kommt. Weiterhin ist von Wichtigkeit, ob und welche Behandlungen zusätzlich verordnet sind.
Der Patient darf durch die Behandlungen keinesfalls überfordert sein, da es nicht auf den Einzelreiz, sondern auf die Summation der Reize ankommt. Je mehr Einzelbehandlungen in einer Sitzung (z. B. Heißluft, Massage und Bewegungstherapie) verabreicht werden, desto kleiner sind die verschiedenen Reizgrößen zu gestalten.
Patienten, die in der Klinik oder im Sanatorium liegen, können täglich Bindegewebsmassage erhalten, wenn die verschiedenen Behandlungen auf den ganzen Tag verteilt werden. Gerade bei Durchblutungsstörungen hat sich eine anfangs täglich durchgeführte Therapie als günstig erwiesen.

Bei ambulanten Patienten sind die Behandlungsintervalle mit der Berufstätigkeit abzustimmen. Wenn ein Therapieerfolg erzielt werden soll, sind 2-3 Behandlungen wöchentlich erforderlich.
Grundsätzlich ist zu beachten, dass

- akute und fieberhafte Zustände für BgM kontraindiziert sind;
- nach Abklingen des akuten Stadiums (im subakuten Stadium oder in der Rehabilitationsphase) es günstig ist, täglich kleine (evtl. kleinste) Reize zu setzen. Normal starke Reize bedürfen in dieser Erkrankungsphase eines Abstandes von mindestens einer Woche, weil das Immunsystem noch geschwächt ist und deshalb das Vegetativum in Form von überschießenden Wirkungen reagieren kann.
- chronisch kranke Patienten mehrfach (2-3 mal) wöchentlich eine Therapie erhalten sollen. Bei diesen Patienten hat eine einmal wöchentlich durchgeführte Massage nur symbolischen Wert.

Bei chronischen Erkrankungen empfiehlt es sich, frühestens nach sechs Monaten und spätestens nach einem Jahr die Behandlungsserie zu wiederholen.

5.8.9 Nachruhe

Grundsätzlich sollte nach jeder Behandlung eine Nachruhe folgen, wobei der Patient selbst entscheiden sollte, wann es für ihn ausreichend ist.
Sinn und Zweck der Nachruhe ist, dass

- sich die angefachten Organreaktionen entfalten können;
- Spontan- und Spätreaktionen beobachtet und - falls erforderlich - negative Reaktionen beseitigt werden;
- sich eine allgemeine Entspannung ausbreiten kann;
- die freie Blutmenge im Körper gezielt eine Region mehr durchblutet.

Wünschenswert ist, dass sich der Patient nach der Behandlung in einen separaten, leicht abgedunkelten und vor Lärm geschützten Raum zurückziehen kann. Weiterhin sollte er leicht bekleidet und mit einer warmen Decke abgedeckt sein, um ihn vor Wärmeverlust zu schützen. Zusätzlich geht man in den Praxen immer häufiger dazu über, eine Tasse Früchtetee anzubieten. Während der Nachruhe sind Unterhaltungen zu unterlassen. Ebenso soll nicht gelesen oder geschrieben werden.

Die Nachruhe kann auf einen späteren Zeitpunkt verlegt werden, wenn ein Patient z.B. hyperaktiv reagiert. In diesem Fall ist es günstiger, dass der Patient zunächst für kurze Zeit tätig ist und erst später einer normal einsetzenden Müdigkeit nachgibt.

5.9 Fehlreaktionen

Unter Fehlreaktionen fallen alle Reaktionen, die nicht in der vom Behandler gewünschten Weise auftreten. Hierzu gehören auch flüchtig auftretende Organ- und Gefäßreaktionen.

Fall 1

Symptome:	Patient verspürt kein Schneidegefühl, sondern ein Streichen bzw. Streicheln oder Druckgefühl
Mögliche Ursache:	Falsche Technik
Abhilfe:	- Sofort eigene Technik bzw. richtige Verschiebeschicht überprüfen - Richtige Winkelstellung der Finger überprüfen

Fall 2

Symptome:	Patient verspürt bei richtiger Technik kein Schneidegefühl
Mögliche Ursache:	Es besteht noch kein vegetativer Anschluß.
Abhilfe:	- An der Stelle beginnen, an der das Gewebe noch geschnitten hat und Zentimeter für Zentimeter Striche wiederholt ausführen, bis auch dieses Gewebe schneidet. - "Wir schneiden das Gewebe wach". Darunter verstehen wir den Vorgang, bei dem mittels der Hauttechnik der Reiz, beginnend bei der Achselhöhle oder der Leiste, in das Behandlungsgebiet geleitet wird. - Schneidet ein Gewebe von beispielsweise Handflächengröße noch nicht, sind von allen Seiten strahlenförmig zum Zentrum hin kurze Striche auszuführen (Unterhauttechnik).

- Fehlt das Schneidegefühl an den Extremitäten, sind in rascher Folge alle Bein- bzw. Armstriche auszuführen, was dreimal zu wiederholen ist. Die vierte Wiederholung der Striche sollte dann wieder langsam und systematisch erfolgen.
- Stellt der Patient bei richtiger Technik kein Schneidegefühl fest, ist das Trigonum lumbale dreimal scharf anzuhaken und anschließend erfolgt eine Wiederholung der bisher ausgeführten Striche.

Fall 3

Symptome:	Negative Organ- und Gefäßreaktionen treten auf.
Mögliche Ursache:	Falsches Reizungsgebiet
Abhilfe:	Sofort neuen Tastbefund erstellen und erneut die Behandlung beginnen.

Fall 4

Symptome:	Ursprünglich bestandene Beschwerden nehmen bei Behandlungsfortschritt zu.
Mögliche Ursache:	Behandlung erfolgt in falscher Richtung
Abhilfe:	Behandlung sofort in anderer Richtung fortsetzen

Fall 5

Symptome:	Spontan auftretende heftige Organ- und Gefäßreaktionen
Mögliche Ursache:	Es kann sich hier um einen sensiblen, vegetativ labilen oder überreizten Patienten handeln.
Abhilfe:	Keine tiefen Arbeitsgänge ausführen; alle Striche nur mit der Hauttechnik durchführen

Anmerkung:
Da subjektive Organ-, Gefäß- und Hautreaktionen nicht sichtbar sind, ist die Frage nach den subjektiven Empfindungen des Patienten während der Behandlung notwendig.

5.10 Kombination mit anderen Verfahren

Die Verabreichung einer Bindegewebsmassage mit anderen Behandlungsverfahren, die eine Reizverstärkung oder Detonisierung bewirken soll, ist möglich.

5.10.1 Kombination zur Reizverstärkung

Zur Reizverstärkung bieten sich mehrere Methoden an. Grundsätzlich ist zuerst die Bindegewebsmassage durchzuführen. Daran anschließend sollte eine Zusatzbehandlung erfolgen. Hierfür eignen sich neben Bestrahlungen und Wärmeanwendungen Einreibemittel und Salben der verschiedensten Art.
Die Zusatzbehandlung wird speziell an der Stelle appliziert, an der vorher die Bindegewebsmassage durchgeführt wurde. Dadurch multipliziert sich die Wirkung hinsichtlich der Durchblutung. Je stärker der Reiz ausgeübt wird, desto größer ist die Langzeitwirkung der Behandlung.
Bei einer Kombinationsbehandlung, die eine Reizverstärkung auslösen soll, hat die Bindegewebsmassage stets zuerst zu erfolgen, wodurch der Reiz wesentlich verstärkt wird. Bei einer Änderung der Reihenfolge würde die erste allgemeine Behandlung (z. B. Heißluft) eine Mehrdurchblutung in dem bestrahlten Gebiet bewirken. Eine nachfolgende gezielte selektive Bindegewebsmassage führt nicht zu einer Konzentration der freien Blutmenge und somit nicht zur gewünschten Reizverstärkung.

5.10.2 Kombination zur Detonisierung

Der lokale Spannungsausgleich kann unterstützt werden, indem das erhöht gespannte Gebiet mit detonisierenden Methoden behandelt wird. Klassische Massagen und Bäder finden hier erfolgreiche Anwendungen. Grundsätzlich wird bei der Bindegewebsmassage nur im unterspannten Areal gereizt. So können erhöht gespannte Gebiete nur mit weichen großflächigen Knetungen oder Griffen im Sinne der Lymphdrainage detonisiert oder entspannt werden. Auch warme Bäder mit Fichtennadel-, Melissen- und Baldrianwurzel-Badeöl sind hier angezeigt.

Bei der Kombination mit der Klassischen Massage ist es zweckmäßig, diese unmittelbar mit der Bindegewebsmassage auszuführen. Einen Tastbefund sowohl der Subcutis, als auch der Muskulatur ist eine unerlässliche Orientierungshilfe. Zwingend notwendig ist es aber, vor Beendigung der Behandlung kurz durchzutasten und gegebenenfalls einen Spannungsausgleich herbeizuführen.

Bei Kombination der Bindegewebsmassage mit einem Bad ist darauf zu achten, dass zwischen den Behandlungen eine mindestens 20-minütige Ruhepause eingelegt wird. Hier kann das Bad vor oder auch nach der Bindegewebsmassage erfolgen. Da die Haut während des Bades Wasser resorbiert, wodurch der Tastbefund des Turgors unter Umständen verfälscht wird, wäre es angebracht, den Tastbefund vor dem Bade auszuführen.
Allerdings werden Adhäsionen, Sensibilitätsstörungen und Narben durch das Bad wahrscheinlich unbeeinflusst bleiben.

5.10.3 **Kombination mit der Unterwasserdruckstrahlmassage** - Kritische Anmerkung hierzu

Die Unterwasserdruckstrahlmassage (oder kurz Unterwassermassage) hat einen festen Platz innerhalb der Physikalischen Therapie. Sie verfolgt das Ziel der Gewebeauflockerung und der muskulären Entspannung. Gerade durch die Auftriebskräfte des Wasserbades kommt es zu einer großen Tiefenwirkung.

Bei der Unterwassermassage werden allgemeine und reflektorische Wirkungen ausgelöst, die auch die Subkutis mit einbeziehen. Allerdings in diesem Zusammenhang von einer Bindegewebsmassage zu reden (so wie mir gelegentlich berichtet wird), ist auch dann nicht gerechtfertigt, wenn eine sehr feine Düse benutzt wird, der Massagestrahl die Haut in einem Winkel von ca. 45 Grad auftrifft und die Standardstriche der Bindegewebsmassage ausgeführt werden. Die in diesem Buch stets geforderte präzise Vorgehensweise lässt sich mit einer »Bindegewebsmassage durch Unterwassermassage« nicht realisieren und muss deshalb von uns abgelehnt werden.

Hingegen kann eine Kombination von Unterwassermassage und Bindegewebsmassage sehr sinnvoll sein. Bedingt durch starke Reizanhäufung und große Kreislaufbelastung sollte zwischen den einzelnen Behandlungen ein zeitlich größerer Abstand liegen.

5.10.4 Kombinationstherapie mit Bindegewebsmassage, Krankengymnastik und Kryotherapie

Bei einer Periarthrose humero scapularis verspricht eine Kombinationstherapie mit Bindegewebsmassage, Krankengymnastik und Kryotherapie gute Erfolge.

Der Befund kann so aussehen, dass subkutane Unterspannungen im Bereich der Flanke und Schulter bestehen und gleichzeitig - fast wie herausgestanzt - subkutane Überspannungen bis hin zu Verklebungen in diesen Arealen vorliegen. Erhöhte muskuläre Spannungen sind in den Segmenten C4 und C5 im Bereich des Halses zu tasten. Abwehrspannungen bestehen in den Mm. supraspinatus, rhomboideus, levator scapulae, trapezius und latissimus dorsi. Eine Palpation der Ansatzsehnen im Bereich des Tuberculum major und minor sowie im Sulcus intertubercularis zeigt eine große Empfindlichkeit. Es erfolgt eine Funktionsüberprüfung hinsichtlich Muskelkraft und Muskelverkürzung.

Nach der Befunderhebung schließt sich zunächst die Bindegewebsmassage an. Das Augenmerk ist besonders im Segmentbereich auf Unterspannungen, Verklebungen und Narben zu richten. Im Rahmen der Kombiniationstherapie ist mit der Bindegewebsmassage zu beginnen, weil zu erwarten ist, dass die anschließenden KG-Maßnahmen wesentlich günstigere Resultate zeigen. Im Mittelpunkt der Therapie bei Schultersteife steht die Krankengymnastik. Ganz gezielt sollen die durch den Befund festgestellten Mängel behoben werden. Hier geht es nicht nur um den Muskelstatus (Kräftigung insuffizienter und Dehnung verkürzter Muskeln) sondern auch um evtl. bestehende sog. Kapselmuster (repetitiv federndes Vorgehen der Manuellen Therapie bei Bewegungseinschränkungen infolge Schrumpfung einer Gelenkkapsel) und schmerzempfindliche Sehnen (Querfriktionen und Querdehnungen oberhalb der Insertionsstellen).
Die Kryotherapie mit der Zielsetzung der Analgesie soll nach den Muskeldehnungen und vor den Querdehnungen erfolgen. Bei Änderung des Vorgehens in der Weise, dass die Eisbehandlung früher zur Anwendung kommt, wird zwar die Schmerzempfindlichkeit verringert, aber zugleich besteht die Gefahr, dass das für die Muskeldehnung nötige subjektive Empfinden zur Vermeidung einer Ruptur ebenfalls herabgesetzt ist.
Am Schluss steht eine Kontrolltastung der Subkutis und - falls erforderlich - ein lokaler Spannungsausgleich mit den Bindegewebsmassagetechniken.

5.10.5 Kombinationstherapie mit Bindegewebsmassage, Klassischer Massage und Elektrotherapie

Bei Rückenschmerzen kann eine Kombinationstherapie mit Bindegewebsmassage, Klassischer Massage und Elektrotherapie erfolgversprechend sein. Die Kombination von Bindegewebsmassage und Klassischer Massage ist immer dann angezeigt, wenn die Befunderhebung signifikante Veränderungen sowohl in der Subkutis als auch in der Muskulatur ergibt. Beide Massagemethoden werden jeweils ganz gezielt hinsichtlich Applikationsstelle und Griffauswahl durchgeführt. Dabei ist darauf zu achten, dass die Durchführung beider Methoden gleichsinnig erfolgt. Die Elektrotherapie erfüllt hier ausschließlich einen analgetischen Effekt.
Am Anfang steht der bindegewebige Tastbefund, der dorsal und ventral ausgeführt wird. Anschließend folgt die Feststellung muskulärer Spannungen und Myalgien.

Die Therapie beginnt mit der Bindegewebsmassage. Da meist bei Rückenschmerzen Verklebungen bestehen, müssen diese gelöst werden. Die sonst übliche Drainage kann entfallen, weil sie im Rahmen der nachfolgenden Klassischen Massage erfolgen kann. Die Reizungen der Bindegewebsmassage werden in der Regel durch die Klassische Massage noch verstärkt.
Zum Schluß wird durch eine Kontrolltastung und einem evtl. lokalen Spannungsausgleich das Resultat der Therapie überprüft und - falls erforderlich - korrigiert.
Nach der Massage schließt sich die Schmerzpunktbehandlung mit Elektrotherapie an. Durch die Massage wird der lokale Stoffwechsel angeregt, die Stromleitfähigkeit des Gewebes verbessert und so die Wirkung der Elektrotherapie verstärkt. Je nach Gerät stehen die verschiedensten Stromformen zur Verfügung.
Die 8-minütige Behandlung mit Diadynamischem Strom könnte folgendermaßen aussehen: CP 3 Minuten mit Umpolen, LP 2 Minuten ohne Umpolen. Die Elektroden können transvertebral oder paravertebral (Anode cranial und Kathode caudal) angelegt werden.
Abschließend kann zum Thema Kombinationstherapie folgendes gesagt werden:
Die Durchführung der Kombinationstherapie von Bindegewebsmassage mit anderen Methoden der Physikalischen Therapie und Krankengymnastik bei Störungen des Bewegungsapparates und der Wirbelsäule ist immer dann erfolgversprechend, wenn die bei der Krankheitsentwicklung veränderten Gewebsstrukturen durch einen adäquaten Reiz wieder zu normalisieren sind.

Alles ist mit allem leitend
verbunden.

Dr. Harry Marnitz

6.

Neuro-
physiologie

Lernziel

Lernziel ist, die übergeordneten lebensbestimmenden komplexen Bereiche "Vegetatives Nervensystem" und "Immunsystem" in seiner individuellen Ausbreitung durch die rhythmischen Phasen des Tages und des Lebens zu verstehen.

6.1 Zusammenfassung Kapitel 6
- Neurophysiologie -

In diesem Kapitel werden die Grundlagen für das Verständnis der Bindegewebsmassage gelegt. Es beginnt bei der kleinsten Einheit, nämlich der Nervenzelle mit Fortsätzen wie Neuriten und Dendriten. Es folgt die Beschreibung der marklosen und der markhaltigen Nervenfasern und deren Erregungsablauf.
Weiter werden die zentralen Schaltstellen im Gehirns und einige Kerne und Bahnen des Gehirn näher beschrieben. Dabei zeigt sich dass die einzelnen Abschnitte untereinander korrespondieren und sich wechselseitig durch zahlreiche funktionelle Verflechtungen beeinflussen. Eine selektive Betrachtung ist somit nur für das Verständnis wichtig. Nicht zuletzt muss man bedenken, dass an einer Synapse gleichzeitig bis zu tausend Informationen übertragen werden können, die den Reiz inhibitorisch oder exzitatorisch (je nach Transmitterstoff) weiterleiten können. Nicht zuletzt hat unter klinischen Aspekten eine Unterteilung eine geringe Bedeutung, weil bei Störungen und Ausfall eines Zentrums schwerste neurologische Krankheitsbilder entstehen.

Alle Funktionen des menschlichen Organismus laufen reflektorisch ab. Manche Reflexe, z.B. der Mororeflex, der asymmetrische tonische Nackenreflex (ATNR) und der tonische Labyrinthreflex (TLR) verschwinden mit zunehmenden Alter, während andere Reflexe z.B. die Sprungbereitschaft und die Haltungs- und Stellreflexe ab dem 4. Lebensmonat beginnen und ein Leben lang bestehen bleiben. Reflektorische Ausbreitungen - und damit die Entstehung von Reflexzonen in Haut mit Subcutis und Muskulatur - sind anatomisch nicht nachzuweisen. Dagegen sind Unterbrechungen von Spinalnerven - genauer die schmalen Ausfallzonen in Form eines Dermatoms, Myotoms und Enterotoms - deutlich feststellbar und damit die Höhe einer Läsionsstelle genau zu bestimmen.
Alle Funktionen von Muskulatur und Organen werden darüber hinaus von Sympathicus und Parasympathicus - also vegetativ - gesteuert Wichtig ist auch die Erkenntnis, dass Sympathicus und Parasympathicus zu ganz bestimmten Zeiten aktiviert werden und diese Umschaltphasen in festgelegten Rhythmen und Phasen ablaufen. Dies ist deswegen wichtig, weil nur zu festgelegten Zeiten körpereigene Stoffe freigesetzt werden und deswegen Medikamente (und damit auch die Bindegewebsmassage) dann besonders wirksam sind oder gar toxische Wirkung zeigen.

Unter dem Immunsystem verstehen wir das menschliche Abwehrsystem. Es ist einerseits durch Erbanlage (Disposition) geprägt und andererseits duch die Umwelt (Exposition)zu beeinflussen. Feinstofflich gesehen sind die Träger der immunologischen Reaktionen die versch. T- und B-Zellen, die hormonähnlichen Substanzen, die sog. Zytokine produzieren, die bereits in äußerst geringen Konzentrationen wirksam werden.

Während die Phasen des vegetativen Nervensystems sich nur geringfügig und auch nur vorübergehend verändern, kann das Immunsystem durch bewusste Lebensweise, körperliche und seelische Abhärtung, regelmäßiges Leben, ausgewogene Ernährung, körperliche Betätigung, positive Gedanken und erholsamen Schlaf wesentlich beeinflusst werden. Somit kann die Forderung aufgestellt werden, dass jeder Mensch für seine Gesundheit Eigenverantwortung trägt.

6.2 Summary of Chapter 6

- Neurophysiology -

This chapter lays the basis for an understanding of connective tissue massage. It begins with the smallest unit, which is the nerve cell with its processes such as axons and dendrites. This is followed by a description of unmyelinated and myelinated nerve fibres and the events occurring in excitation. Central switching stations in the brain, and some brain nuclei and pathways, are then described in greater detail. It is shown that individual segments show correspondences with one another, and mutually influence one another by means of a large number of functional interconnections. Only a selective view is therefore required for a comprehension of the whole. It must also be remembered that up to a thousand items of information can be transmitted simultaneously at a synapse, and that these are capable of propagating a stimulus in an inhibitory or excitatory manner (depending on the transmitter compound involved). Last but not least, from the clinical aspect, subclassification is of minor importance because a disorder or failure of one centre can give rise to very severe neurological disease.

All the functions of the human body follow a reflex pattern. Some reflexes, such as the Moro reflex, the asymmetric tonic neck reflex (ATNR) or the tonic labyrinth reflex (TLR), vanish with increasing age, while other reflexes such as that of preparedness to jump, the postural and righting reflexes, develop from the fourth month of life onwards and remain lifelong. Reflex spread - bringing with it the development of reflex zones in the skin with its subcutis and musculature - cannot be demonstrated anatomically. However, interruptions in spinal nerves, or more precisely small areas of loss of function affecting a dermatome, myotome or enterotome - can be clearly identified and can precisely indicate the level of a lesion.

All the functions of the muscular system and organs are additionally controlled by the sympathetic and parasympathetic nervous systems (i.e. they are autonomically regulated). It is also important to recognise that the sympathetic and parasympathetic nervous systems are activated at quite specific times, with switching-over occurring according to set rhythms and phases. This is important because endogenous compounds are released only at set times, so that medications (and connective tissue massage as well) are particularly effective, or can even show toxic effects, at such times.

The immune system is the term used to describe the human defence system. It is partly shaped by hereditary factors ("disposition") and partly influenced by the environment ("exposition"). At the microscopic level, the mediators of immune reactions are a variety of T and B cells, hormone-like substances that give rise to compounds called cytokines which are active in extremely low concentrations.

The phases of the autonomic nervous system undergo only minor and transient changes; the immune system, on the other hand, can be significantly influenced by one's conscious lifestyle, physical and mental toughening, regular life habits, a balanced diet, physical activity, positive thoughts and restorative sleep. In this way it is possible to claim that each individual carries personal responsibility for his own health.

6. Neurophysiologie

6.3 Neuron und Erregungsleitung

Das Neuron stellt die kleinste funktionelle Einheit des Nervensystems dar. Es besteht aus der Nervenzelle und ihren Fortsätzen (Dendriten). Die verschiedenen Neurone (menschl. Gehirn ca. 14 Mrd.) stehen untereinander in Kontakt.

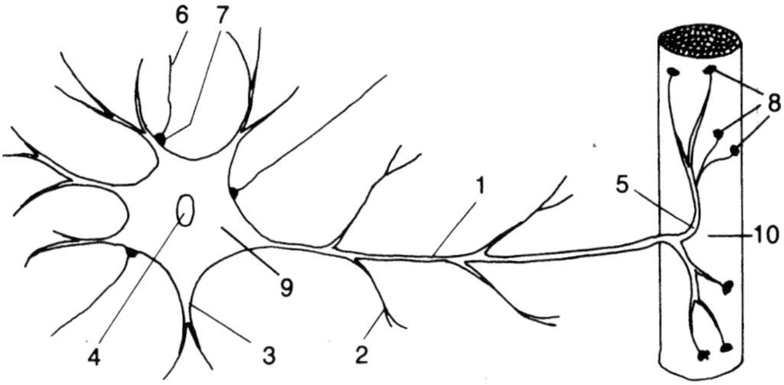

Abb. 45 Neuron

1 Neurit
2 Neuritenkollaterale
3 Dendrit
4 Zellkern
5 Motorische Endplatte
6 efferente Faser
7 Synapse
8 Teledendron (Endverzweigung)
9 *Nissl*-Substanz
10 quergestreifte Muskulatur

6.3.1 Nervenzelle

Nervenzellen finden sich überwiegend in der grauen Substanz von Rückenmark und Gehirn. Man unterscheidet unipolare, bipolare oder multipolare Nervenzellen.
Unipolare Nervenzellen haben einen, bipolare zwei und multipolare mehrere lange Fortsätze.
Der Kern der Nervenzelle zeigt im Innern ein Kernkörperchen (*Nissl*'sches Körperchen).

Die Hauptneuronenarten sind Nervenzellen, die auf drei Hauptfunktionen spezialisiert sind: Erregbarkeit, Impulsleitung, trophische Funktion.

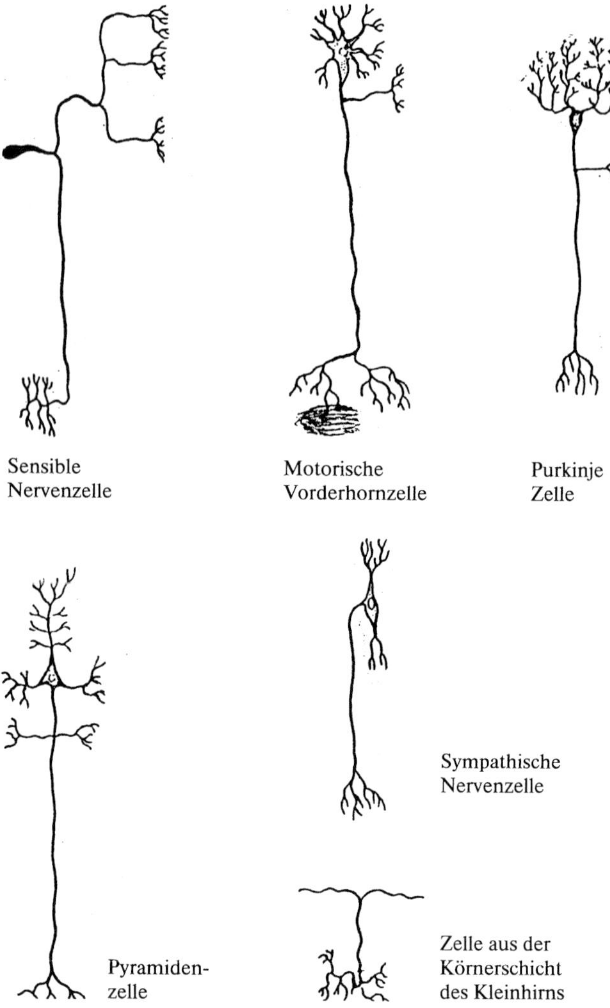

Abb. 46 Hauptneuronenarten

6.3.2 Dendrit

Die kurzen verzweigten Fortsätze, die die Erregung anderer Nervenzellen empfangen, werden Dendriten (baumartige Fortsätze) genannt. Eine Nervenzelle hat etwa 1-12 Dendriten.

6.3.3 Neurit

Die langen Fortsätze, die die Erregung von der Zelle wegleiten, werden als Neuriten (oder Axone) bezeichnet. Sie können eine Länge bis zu 1 m aufweisen und zahlreiche Kollateralen bilden. Der Nerv (z. B. Ischiasnerv) stellt die Gesamtheit der verschiedenen Neuriten in einem Neuritenbündel dar.

6.3.4 Aufbau einer Nervenfaser

Man unterscheidet markhaltige und marklose Nervenfasern. Die markhaltigen Fasern sind dadurch gekennzeichnet, dass der Neurit von einer Umhüllungsmembran - der Myelinscheide und der Schwannschen Scheide - umgeben ist. Die einzelnen Myelinsegmente der Schwannschen Scheide sind ein bis wenige Millimeter lang. Zwischen ihnen bleibt die Axonmembran nur für eine sehr kurze Strecke frei. Diese Einschnürungen werden als Ranviersche Schnürringe bezeichnet. An den Ranvierschen Schnürringen kommt es zur elektrischen Erregung der Membran, jenem biologischen Prozeß, durch den das über die Nervenfaser laufende Signal immer wieder automatisch verstärkt wird.

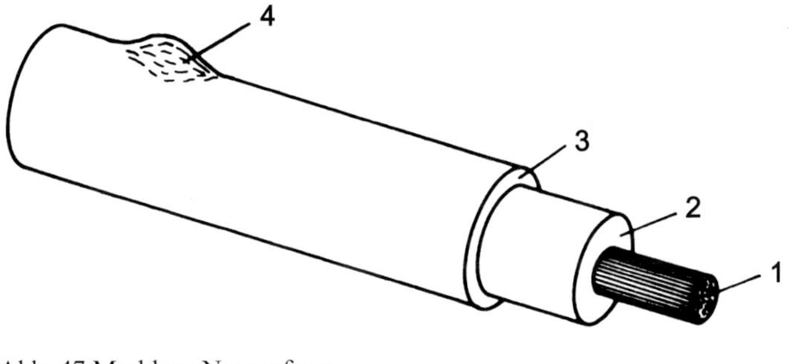

Abb. 47 Marklose Nervenfaser

1 Axon oder Neurit
2 Endoneurium
3 *Schwann*sche Scheide
4 *Schwann*scher Kern

Markhaltige Nervenfasern leiten die Reize schneller als marklose Nervenfasern. Man spricht hier auch von saltatorischer Erregung.
Die peripheren Nerven sind von einer Myelinscheide umgeben, während die Nerven des autonomen und vegetativen Nervensystems von marklosen Nervenfasern gebildet werden.
Der Ranviersche Schnürring dient auch zur Ernährung des Axons, da eine Stoffdiffusion nur an dieser marklosen Stelle stattfinden kann.
Die Abb. 48 zeigt, dass markhaltige Fasern neben der Myelinscheide von einer zweiten Scheide, dem Neurolemm (auch Schwannsche Scheide), umhüllt sind. Marklose sowie markhaltige Nervenfasern werden ausserdem von einer bindegewebigen Hülle - dem Endoneurium - umschlossen.

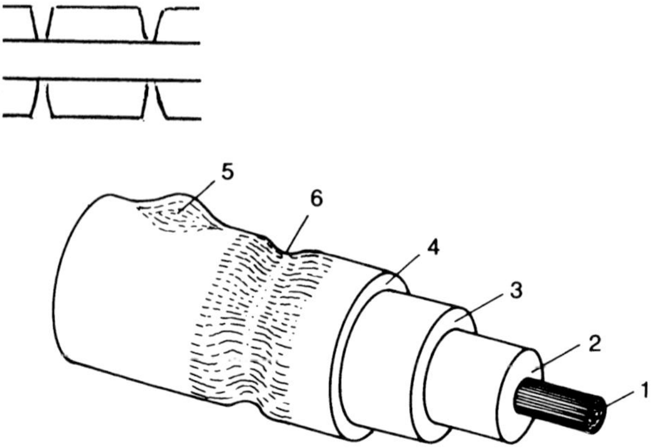

Abb. 48 Markhaltige Nervenfaser

1 Axon oder Neurit
2 Endoneurium
3 Markscheide oder Myelinscheide
4 *Schwann*sche Scheide
5 *Schwann*scher Kern
6 *Ranvier*scher Schnürring

6.3.5 Membranpotential / Erregungsablauf

Die Erregungsleitung im Nerven wird oft mit einer Telefonleitung verglichen. Dieser Vergleich wird den Funktionen der Neuriten nicht

saltatorisch = springend, hüpfend

gerecht, da die Nervenzelle nicht nur Reizleiter, sondern auch reizempfindlich und reaktionsfähig ist.
Die durch einen Reiz bewirkten lokalen Erregungen, wie auch die Erregungsleitung im Nervensystem, gehen mit elektrischen Erscheinungen einher, die sich an der Membran abspielen.
Die winzigen elektrischen Ströme (60-80 mV) sind die Folge von Ionenverschiebungen.
Es lassen sich zwei Phasen unterscheiden: Ruhe- und Aktionspotential.

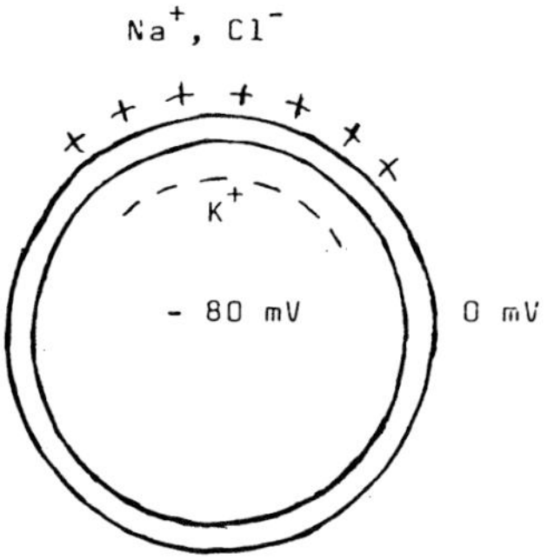

Abb. 49 Ruhepotential

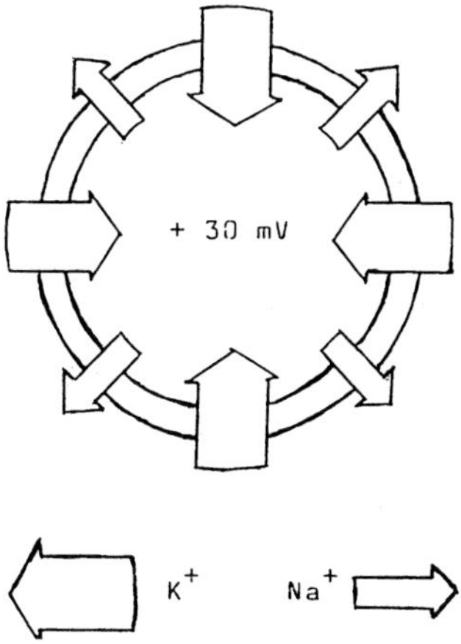

Abb. 50 Aktionspotential

Zunächst befindet sich die Nervenzelle in der Ruhephase (Ruhepotential). Im Ruhezustand ist die Membran für Natriumionen wenig durchlässig. Die Konzentration der Natriumionen ist an der Außenseite der Membran 10-20fach so groß wie im Zellinnern. Im Innern der Zelle finden wir eine 40-50mal höhere Konzentration von Kaliumionen als im Extrazellulärraum. Auf diese im Ruhestand befindliche Nervenzelle erfolgt ein Reiz. Der Reiz bewirkt eine Änderung des Membranpotentials, d. h. das Zellinnere wird vorübergehend weniger stark negativ, als positiv (Zusammenbruch des Membranpotentials). Diesen Vorgang bezeichnet man als Aktionspotential. Auslösendes Moment ist, dass die Durchlässigkeit der Zellmembran für Natrium plötzlich um ca. das 500fache zunimmt. Die Natrium-Ionen strömen nach innen, wodurch das Zellinnere

vorübergehend positiv wird. Der Ausstrom der Kalium-Ionen zur Repolarisierung erfolgt langsamer und zeitlich etwas verschoben.
Im Zuge diese Depolarisation entsteht also ein Aktionspotential. Im Anschluss daran kommt es zunächst zur Repolarisation. Dann folgt die Latenzzeit, d. h. die Zelle ist für einen Reiz unempfindlich. Erst jetzt ist die Ausgangslage der Nervenzelle wieder hergestellt, und die Zelle ist für einen neuen Reiz empfänglich. Selbst wenn keine Potentialumkehr erfolgt, kommt es ständig zu Ionenveränderungen.
Das Ionengleichgewicht wird durch die Natrium-Kalium-Pumpe aufrechterhalten und ist ein energieverbrauchender (ATP) aktiver Transport.
Die beiden Abbildungen (Ruhe- und Aktionspotential) zeigen grafisch die chemische Membranpotentialänderung.

Den zeitlichen Erregungsablauf einer Nerven- oder Muskelzelle zeigt die nachstehende Abbildung.

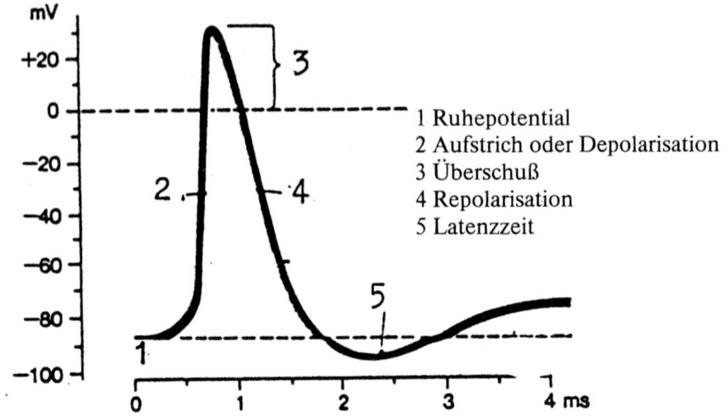

Abb. 51 Zeitlicher Erregungsablauf einer Nervenzelle

Die Abbildung zeigt, dass nach einer Reizsetzung ein sehr kurzdauernder, aber kräftiger Aufstrich (Depolarisation) mit einem positiven Spitzenwert von ca. 30 mV erfolgt. Danach kehrt das Potential mit einer gewebsspezifischen Geschwindigkeit zum Ausgangswert zurück. Das Aktionspotential dauert am Nerven ca. 1 ms, am Skelettmuskel ca. 10 ms und am Herzmuskel ca. 200 ms.

6.3.6 Synapsen

Die Stelle der Reizübertragung nennt man Synapse. Der Reiz kann von einem sensiblen auf einen motorischen Nerven oder umgekehrt erfolgen. Es kann aber auch eine Übertragung von einem Nerven zum Muskel stattfinden (und umgekehrt). An jeder Übertragungsstelle können gleichzeitig bis zu tausend Informationen vermittelt werden. Entsprechend der Funktion kann die Synapse verschiedene Formen aufweisen.

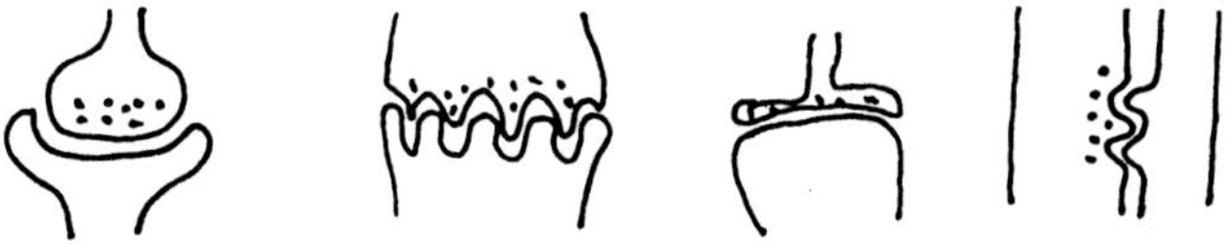

Abb. 52 Synapsenformen

Gemeinsam ist allen Synapsen, dass im präsynaptischen Endkolben Vesikel (Bläschen) mit Transmitterstoff angelagert sind, die auf einem entsprechenden elektrischen Reiz hin zur präsynaptischen Membran wandern, wo der Transmitterstoff in den synaptischen Spalt abgegeben wird.
Die postsynaptische Membran wird gereizt und es erfolgt somit eine Übertragung der Erregung auf die Rezeptoren des Erfolgsorgans.
Die wichtigsten Transmitterstoffe sind:
- im Gehirn Dopamin und Gammaaminobuttersäure
- an der neuromuskulären Synapse Acetylcholin
- am Sympathikus präganglionär Azetylcholin, postganglionär Noradrenalin und Adrenalin
- am Parasympathikus Azetylcholin

Am nachfolgenden Beispiel einer neuromuskulären Synapse sollen die Abläufe genauer beschrieben werden:
Im Gegensatz zum Axon, wo der Reiz elektrisch fortgeleitet wird, findet die Reizübertragung an der Synapse chemisch statt. Der Transmitterstoff ACh wird in den synaptischen Spalt abgegeben und nach Reizung der postsynaptischen Membran von dem Enzym CHE in Cholin und Essigsäure gespalten.

Transmitter = erregungsübertragende Substanz

Dabei wird Cholin in die Vesikel zurücktransportiert und Essigsäure abgebaut.
Entsprechend den Erregungsimpulsen wird an der postsynaptischen Membran die quantitative Durchlässigkeit für Natrium erhöht bzw. gesenkt und dadurch eine inhibitorische bzw. exzitatorische Wirkung am Erfolgsorgan ausgelöst.

6.3.7 Rezeptoren

Rezeptoren ist die Bezeichnung für Zellen oder Sinnesorgane, die für bestimmte Reize und Wirkstoffe empfänglich sind. Die Reize werden hier aufgenommen, in eine körpergerechte Form umgewandelt und auf afferenten sensiblen Nervenbahnen weitergeleitet. Eine Zelle kann gleichzeitig mehrere Rezeptoren unterschiedlicher Spezifitäten tragen. Alle im Körper gesteuerten Prozesse beruhen auf der Basis, dass am Anfang einer Kettenreaktion immer die Reizung eines Rezeptors erfolgt. Es gibt Rezeptoren, die auf die Wirkung von Hormonen ansprechen. Andere reagieren auf Toxine, Opiate oder immunologische Prozesse.

Im Rahmen dieser Ausführungen interessieren besonders die Extero- und Propriozeptoren. Es ist verständlich, dass sich alle Rezeptoren hinsichtlich ihres Aufbaus erheblich unterscheiden.
Störungen im subcutanen Stoffwechsel bewirken, dass die Funktionen der Rezeptoren erheblich verändert oder erloschen sind. Die Folge sind sensible Reizzustände:

Zu den **Parästhesien** gehören Kribbeln, pelziges Gefühl, Brennen und Ameisenlaufen.
Bei den **Dysästhesien** werden Wärme als Kälte und Berührung als Schmerz empfunden.
Sind unangenehme, oft brennende Schmerzen nach leichtem Berührungsreiz vorhanden, spricht man von **Hyperpathien**. Als **Phantomschmerz** bezeichnet man langanhaltende Schmerzen in amputierten Gliedmaßen.

Exzitation = Erregung
Inhibition = Hemmung

Tabelle 9 Rezeptoren

Exterozeptoren		
Wärme	Ruffinisches Körperchen	Thermorezeptoren
Kälte	Krausesche Endkolben	Thermorezeptoren
Berührung	Meissnersche Tastkörperchen	Taktile Rezeptoren
Schmerz	Freie Nervenendigungen	Nozizeptoren
Propriozeptoren		
Muskeldehnung (Längenänderung)	Muskelspindel	Dehnungsrezeptoren
Muskelzusammenziehung (Spannungsänderung)	Golgi-Sehnenorgane	Spannungsrezeptoren
Gelenkstellung	Golgi-Sehnenorgane in Gelenkbändern	Propriozeptoren
Gelenkbewegung	Ruffini-Körperchen in Gelenkkapseln	Propriozeptoren

6.3.8 Interneuron

Bei den Interneuronen handelt es sich um kurze Nerven im Zentralnervensystem, die die Aufgabe der Erregungssteuerung und Informationsverarbeitung erfüllen.

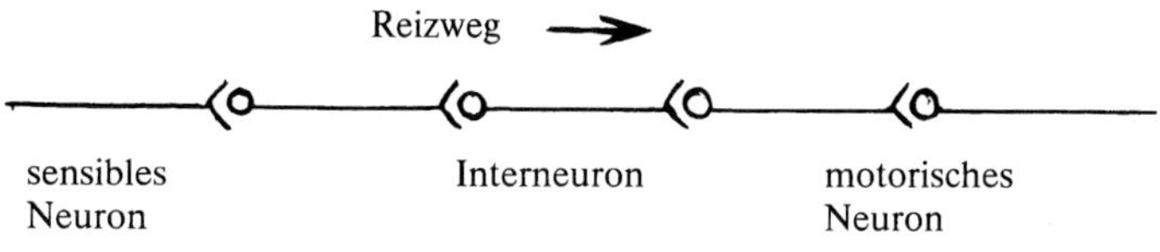

Abb. 53 Interneuron

6.3.9 Erregungsleitung

Was die Geschwindigkeit der Erregungsleitung anbelangt, so ist festgestellt worden, dass markhaltige A- und B-Fasern des peripheren Nervensystems jeden Impuls mit einer Geschwindigkeit von ca. 125 m/sec. "saltatorisch" von einem Ranvierschen Schnürring zum anderen leiten. Die markarmen Fasern des vegetativen Systems leiten dagegen kontinuierlich mit einer Geschwindigkeit von 0,5 bis 3 m/sec. Die Leitungsgeschwindigkeit einer Erregung hängt vom Durchmesser

der Nervenfaser, vom Anteil des Myelins in der Markscheide und von der Internodienlänge ab.
Wie bereits beschrieben, wird der einfachste Reflexbogen monosynaptisch umgeschaltet. In der Regel aber findet eine Erregungsleitung polysynaptisch statt. Hierzu werden Interneurone benutzt. Somit ist bei der Verwendung eines Interneurons der Reflexbogen mindestens disynaptisch.

Polysynaptische Spinalreflexe zeigen durch Zwischenschaltung von Interneuronenketten und Kreisschaltungen - unter Umständen von ganzen Interneuronenverbänden - eine diffuse und langdauernde Reflexausbreitung nicht nur auf der kontralateralen Körperhälfte sondern auch auf höheren oder tieferen Spinalsegmenten.

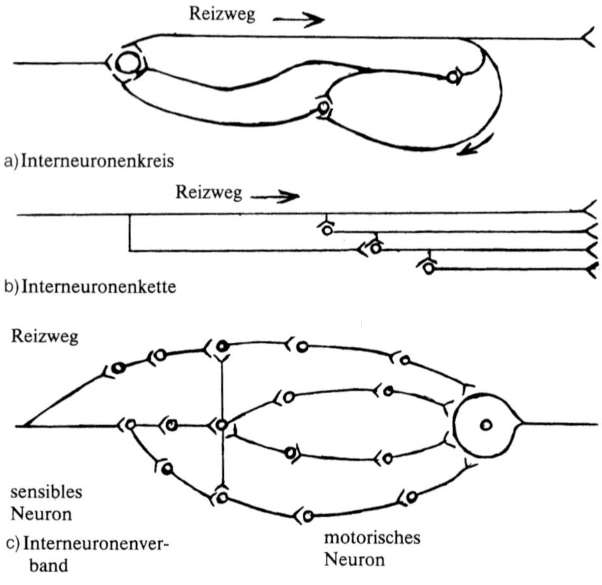

Abb. 54 Interneurale Reflexausbreitung

Internodienlänge = Abschnitt zwischen zwei Ranvierschen Schnürringen

6.4 Kurzbeschreibung einiger Gehirnabschnitte

6.4.1 Pyramidenbahnen

Die Pyramidenbahn kann als der efferente Schenkel des längsten bis zur Großhirnrinde heraufgezogenen Reflexbogens bezeichnet werden, dessen afferenter Schenkel die langen sensiblen Bahnen darstellt.
Die Pyramidenbahn nimmt zu einem Teil in der motorischen Rindenregion ihren Ausgang. Sie muß jedoch noch einen anderen Ausgangspunkt haben, da bei Zerstörung der motorischen Rinde nur etwa 40% der Fasern der Pyramidenbahn ausfallen. Die Leitungsbahnen sammeln sich wieder zwischen den Brückenkernen und bilden an der Ventralseite des verlängerten Markes die Pyramidenbahnkreuzung.

Die funktionelle Leistung der Pyramidenbahn:
- Sie leitet die willkürlichen motorischen Impulse für die Skelettmuskulatur zu den Vorderhornzellen, die von hier über deren Neuriten durch die vorderen Wurzeln zu den Muskeln gelangen.
- Sie wirkt auf die Vorderhornzellen insofern auch hemmend ein, als die über den afferenten Reflexbogen dauernd an die Vorderhornzellen herankommenden Impulse nicht wahllos durch eine motorische Aktion, sondern gedämpft, abgestimmt und zweckmäßig beantwortet werden.

Bei Ausfall der Pyramidenbahn erfolgt gleichzeitig eine Enthemmung des spinalen Reflexbogens, die sich in einer Steigerung der Reflexe und in einer derart starken Spannung der Muskulatur äußert, dass diese zu keiner Bewegung mehr fähig ist. Beispiele sind hier der Babinski-Reflex und die spastische Lähmung bei der Apoplexie (zuerst schlaffe, später spastische Lähmung auf der Gegenseite).

6.4.2 Hypothalamus

Als Hypothalamus wird die Region des Bodens und Seitengebietes des III. Ventrikels - also der Grundplattenanteil des Zwischenhirns - bezeichnet. Die mehr oder minder gut abgrenzbaren Kerngebiete im Boden und in der Wand des III. Ventrikels repräsentieren u.a. vegetative Zentren für Stoffwechsel, Kreislauf, Wärmeregulation, Wasserhaushalt, Sexualfunktion. In einigen Zentren des Hypothalamus werden Regulationsstellen für den Wasser- und Salzhaushalt, sowie den Kohlehydratstoffwechsel und Fettstoffwechsel angenommen.

6.4.3 Limbisches System

Als Limbisches System werden Teile des Großhirns zusammengefasst, die eine Steuerungsfunktion für das affektive und sexuelle Verhalten besitzen und Beziehungen zur Merkfähigkeit haben, die phylogenetisch begründet sind. Anatomisch handelt es sich hauptsächlich um Hirnwindungen auf der medialen Hemisphärenfläche, die einen Randsaum (Limbus) um den Balken und die Stammganglien beschreiben. Außerdem gehört zum Limbischen System eine Region auf der Balkenoberfläche und nicht zuletzt die Faserbahnen, die diese Teile untereinander und mit dem Hirnstamm verbinden.
Zerstörungen oder künstliche Reizungen (bei Tierexperimenten) zeigen entweder eine Steigerung des aggressiven Verhaltens (Wut) oder eine abnorme Zahmheit. Weiterhin können sich pathologische Steigerungen des sexuellen Triebverhaltens einstellen. Es kann auch die Merkfähigkeit beeinträchtigt werden.

6.4.4 Extrapyramidales motorisches System

Hierunter fallen alle motorischen Kerngebiete mit den ihnen zugehörigen Bahnen, die in corticalen und subcorticalen Regionen des Zentralnervensystems gelegen sind und nicht dem Pyramidensystem oder vegetativen System zugehören.

Während einige Kerne bekannt sind, wird der größere Teil nur vermutet. Im Mittelhirn ist der Nucleus ruber eine besonders wichtige Zentrale, die die Verbindungen zu anderen Kernen unterhält. Von den verschiedenen Kernen aus entspringen Bahnen, die in das Rückenmark absteigen und an den motorischen Vorderhornzellen enden.
Bei Läsion oder Zerstörung des extrapyramidalen Systems können folgende Störungen auftreten:

- Tonusveränderungen (Hypo- und Hypertonus)
- Bewegungsstörungen (Hypo- und Hyperkinesen)
  Beispiel für Hypokinesen: Morbus Parkinson (Armut des Mienenspiels der Gesichtsmuskulatur und Fehlen des Mitpendelns der Arme beim Gehen)
  Beispiel für Hyperkinesen: Choreaathetose, Hemiballismus (Zwangsweinen und Zwangslachen)
- Störungen bei willkürlichen Bewegungen (Tremor)
  Beispiel für Tremor: Schüttellähmung bei Parkinson

Phylogenie = Entwicklungsgeschichte einer großen Gruppe

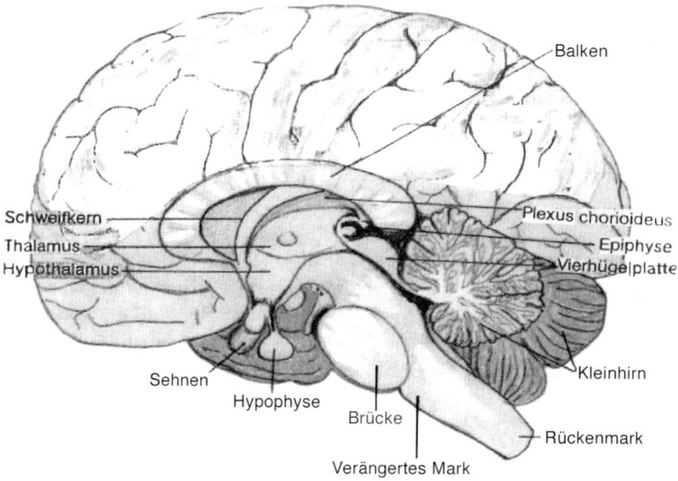

Abb. 55 Gehirnabschnitte

6.4.5 Thalamus

Der Thalamus ist Sammel- und Umschaltstelle für alle Erregungen aus der Um- und Innenwelt, die zur Hirnrinde und somit ins Bewusstsein gelangen.
Ausfall: Motorische Reizerscheinungen, Fortfall gewisser mimischer unwillkürlicher Ausdrucksbewegungen, z. B. Lachen

6.4.6 Kleinhirn (Cerebellum)

Das Kleinhirn ist an der nervösen Kontrolle von Haltung und Bewegung entscheidend beteiligt. Es ist allerdings nicht lebensnotwendig; bei Menschen mit angeborenem Fehlen des Kleinhirns wurden im Alltag keine wesentlichen Ausfälle beobachtet.
Das Kleinhirn ist nebengeordnetes Kontrollorgan für die gesamte Körpermotorik. Von hier werden alle peripheren motorischen Vorgänge - sowohl statisch als auch dynamisch (zielgerichtete Durchführung einer Willkürbewegung, Kraftentfaltung, Geschwindigkeit, Zusammenspiel von Synergisten und Antagonisten, Haltung, Gleichgewicht und

Muskeltonus) - koordiniert. Wichtig ist anzumerken, dass das Kleinhirn niemals direkt in die Sensomotorik eingreift, sondern sich stets differenzierter Funktionskreise bedient.

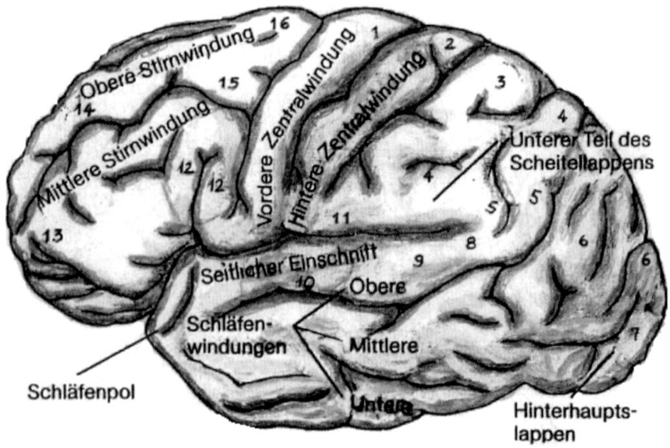

Abb. 56 Rindenfelder und funktionelle Gliederung der Hirnrinde

1 Motorisches Projektionsfeld
2 Sensorisches Projektionsfeld
3 Extrapyramidale Motorik
4 Sensorische Assoziationen
5 Optische Erinnerungen (opt. »Sprachzentrum«)
6 Visuelle Assoziationen
7 Visuelles Projektionsfeld
8 Akustische Erinnerungen (Musikalität)
9 Sensorisches Sprachzentrum (WERNICKE)
10 Akustisches Projektionsfeld
11 Gustatorisches Projektionsfeld (Geschmack)
12 Motorisches Sprachzentrum (BROCA)
13 Tertiäre motor. Rindenfelder
14 Frontales Blickzentrum (Pupillenmotorik, Augenbewegungen)
15 Schreibzentrum
16 Extrapyramidale Motorik

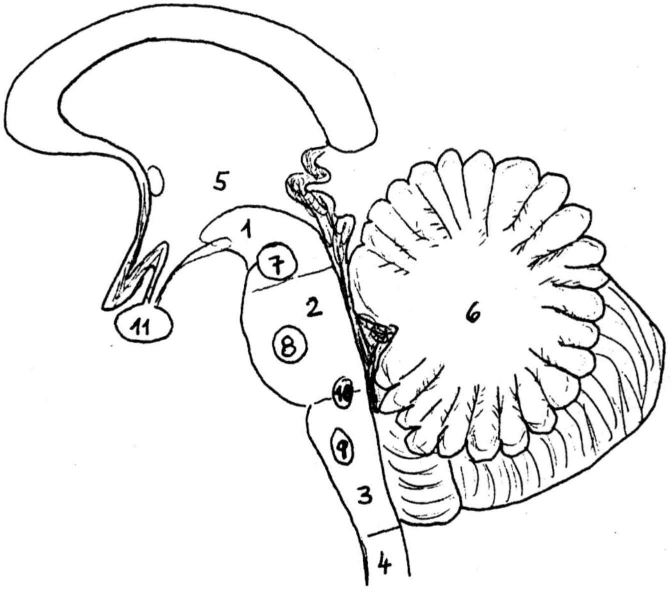

Abb. 57 Hirnstamm und Kleinhirn

1 Mesencephalon (Mittelhirn)	- optische Raumordnung, Kauen, Lecken, Saugen
2 Pons (Brückenhirn)	- akustisch-vest. Raumordnung Koordinierung von Atmung und Kreislauf
3 Medulla ablongata (verlängertes Mark)	- Kontrolle von Herz, Kreislauf, Atmung, Schlucken, Brechzentrum

4 Medulla spinalis (Rückenmark)
5 Diencephalon (Zwischenhirn)
6 Cerebellum (Kleinhirn)
7 Ncl. ruber
8 Formatio reticularis (pontiner Teil)
9 Formatio reticularis (medulärer Teil)
10 Vestibulariskerne
11 Hypophyse

So enden die efferenten Bahnen des Cerebellums im Ncl.ruber, Formatio reticularis, Thalamus, in den Vestibulariskernen oder in der Olive. Die Schaltkreise der Kleinhirnrinde sind durch Rückkoppelungsmechanismen recht kompliziert.
Bei zerebellaren Erkrankungen treten vor allem Ataxien auf, die sich durch Störungen der Bewegungskoordination und Gleichgewichtsregulation an Rumpf und Extremitäten manifestieren. Weiterhin kann ein Nystagmus und eine skandierende Sprache die Folge sein.
Es können auch Muskelhypotonien an der ipsilateralen Muskulatur und leichte Ermüdungserscheinungen (Asthenie) auftreten.

6.4.7 Hirnstamm (Truncus cerebri)

Der Hirnstamm wird durch Mittelhirn (Mesencephalon), Brücke (Pons) und verlängertem Mark (Medulla oblongata) gebildet. Durch den Hirnstamm ziehen afferente und efferente Bahnen. Hier liegen auch die Kerne der Hirnnerven III - XII und die Zellen der Formatio reticularis, die wichtige vegetative Zentren vor allem Herz, Kreislauf und Atmung - regulieren. Außerdem befinden sich im Hirnstamm motorische Zentren, die als Schaltareale für motorische Bahnen von Kortex, Basalganglien und Kleinhirn fungieren und dadurch wichtige koordinierende und tonusregulierende Aufgaben erfüllen.
Meist sind es vaskuläre Läsionen, die zu Ausfällen einzelner Hirnnerven, sowie zu Lähmungen und Sensibilitätsstörungen auf der kontralateralen Körperseite führen.

Schwerste Erscheinungsbilder (Dezerebrationssyndrom, apallisches Syndrom) können durch Traumen, Tumore und Intoxikationen (Hypoxien durch Herzstillstand und Narkosezwischenfälle) hervorgerufen werden.

Das akute Mittelhirnsyndrom kann Bewusstseinsstörungen von leichter Benommenheit bis zum Koma zeigen. Weiterhin können hochgradige Tonusstörungen der Streckmuskulatur mit Streckstellung der Extremitäten (Enthirnungsstarre) auftreten. Je nach Schädigungshöhe sind auch vegetative Syndrome zu beobachten: Hypertonie, Tachykardie, Blasen- und Mastdarm-Inkontinenz, gesteigerte Schweißsekretion und Atemstörungen.

Nystagmus = unwillkürliche Bewegungen (Unruhe) der Augen

6.4.8 Hypophyse

Die Hypophyse ist bohnenförmig und hat ein Gewicht von 600-700 mg. Sie ist den inkretorischen Drüsen übergeordnet. Sie kann sowohl auf die Tätigkeit der inkretorischen Organe selbst als auch auf die Steuerung der hormonalen Regulation durch vermehrte Abgabe eines spezifischen Hormons einwirken. Der Transport der Hypophysehormone, die chemisch Polypeptide sind, erfolgt über die Blutbahn (besonders die Vorderlappenhormone) in den Körper. Der weitere Transportweg führt über den Liquor des III. Ventrikels zu den vegetativen Zentren des Hypothalamus.
Zu den Vorderlappenhormonen gehören: LH, FSH, STH, MSH, ACTH, TSH.

Funktionen: Wachstum und Geschlechtsreife werden angeregt; Wachstum und Tätigkeit der Schilddrüse sowie Wachstum und Hormonproduktion der Nebennieren werden beeinflusst.

6.4.9 Formatio reticularis

Bei der Formatio reticularis handelt es sich um ein von der Medulla oblangata bis ins Zwischenhirn reichendes System longitudinal und transversal verlaufender markhaltiger Fasern und diffus verteilter Ganglienzellen. Teilweise stellen sie sich auch als umschriebene Kerne dar, die als motorische Haubenkerne bezeichnet werden.

Funktionen
Aufgrund der einzelnen Funktionen können die verschiedenartigen Kerne in 3 Gruppen aufgegliedert werden:

1. Gruppe
Die somatomotorischen Aufgaben im Rahmen des extrapyramidalen Systems können sowohl erregend als auch henmmend sein. Hierunter fällt die Koordination von Reflexen zu Bewegungsabläufen und die Verarbeitung afferenter Erregungen im Sinne unspezifischer Informationen für die Großhirnrinde.

---

endokrine Organe = Hypophyse, Schilddrüse, Nebennieren, Pankreas, Ovar, Testis
Inkretion = Abgabe von Hormonen der endokrinen Drüsen in den Blutkreislauf

2. Gruppe
Hierzu gehören Kerne, die zum vegetativen Nervensystem zu rechnen sind, weil sie eine Steuerung vegetativer Funktionen vornehmen. Es handelt sich um Zentren für Inspiration, Exkretion, Saug-, Nies-, Schluck- und Hustenreflex, Kreislaufregulation und Fortpflanzung.

3. Gruppe
Zu dieser Gruppe zählt das allgemein aktivierende System des Hirnstammes, das man als Wecksystem bezeichnet. Es enthält Afferenzen aus allen Sinnessystemen und regelt den Schlaf-Wach-Rhythmus.

Störungen
Läsionen von Bahnen und Kernen, die als fördernde und hemmende Bahnen zum Rückenmark hinabziehen, bewirken eine Spastik oder eine schlaffe Lähmung.
Infolge Mangeldurchblutung der Formatio reticularis des Hirnstammes kann es zu vegetativen Störungen, Kopfschmerzen, Übelkeit bis hin zur Verwirrtheit und Bewusstseinstrübung kommen.
Störungen der F. r. in Form von Blickrichtungsnystagmus mit leichtem Schwindel kann bei Multipler Sklerose, Medikamenten-Intoxikation oder Tumoren auftreten.

In den meisten Fällen ist bei den Anfallsleiden eine epileptische Erregung auf die rindennahen Areale begrenzt. Generalisieren sich die epileptischen Entladungen durch Absteigen zur Formatio reticularis, so kommt es zur Bewußtlosigkeit.

Eine mangelhafte Ausreifung der F.r. kann auch eine Narkolepsie (kurzdauernde Störung des Wachbewußtseins und des Muskeltonus) bewirken.

6.5 Muskeltonus (Ruhetonus)

6.5.1 Definition

Unter dem Ruhetonus versteht man die Spannung, die ein Muskel bei maximal entspanntem Zustand aufweist. Große Bedeutung kommt der Erkennung und richtigen Einordnung zu, weil die veränderte Muskelspannung - als klinisches Symptom und Ansatz für eine Therapie - Hinweise auf eine lokale, reflektorische oder zentrale Ursache gibt.

Neben dem Ruhetonus sei hier auch der posturale Tonus genannt. Hierunter versteht man eine Muskelspannung, die den Körper bei Lageveränderung oder Bewegung innerhalb einer Position im Gleichgewicht hält.

6.5.2 Befunderhebung Muskeltonus

Der Muskeltonus ist am entspannten und möglichst liegenden Patienten zu prüfen. Hier gibt es zwei unterschiedliche Methoden, die man als orthopädische und neurologische Prüfung bezeichnen kann.

Orthopädische Prüfung
Um den Muskeltonus festzustellen, tastet der palpierende Finger bzw. die Hand den Muskel quer zum Faserverlauf systematisch ab. Nach dem Vergleich beider Körperseiten wird eine Unterteilung in Hypo- bzw. Hypertonus (mit graduellen Unterschieden) vorgenommen.
Der Muskeltonus verändert sich ständig durch psychische Ursachen und Umwelteinflüsse. Er zeigt sich auch als autogener Schutz des Körpers, z. B. als Abwehrspannung bei Erkrankungen innerer Organe in Form von "Mackenzie'schen Zonen". Im Extremfall bewirkt der Hypertonus Myalgien und Trophikstörungen durch Kompressionen, während der Hypotonus zu Atrophien und Trophikstörungen durch Inaktivität führen kann.

Neurologische Prüfung
Es werden passive Bewegungen der Extremitätengelenke und des Kopfes unter Beachtung des muskulären Widerstandes durchgeführt. Hierbei ist die Spastik und der Rigor vom Normotonus und Hypotonus zu unterscheiden.
Die Spastik zeichnet sich durch einen federnden Dehnungswiderstand aus, der bei steigender passiver Dehnung zunächst zunimmt und bei weiterer Dehnung rasch abnehmen kann. Die spastische Tonuserhöhung ist typisch für eine Pyramidenbahnläsion, die allerdings eine gleichzeitige Schädigung extrapyramidaler Bahnen zur Voraussetzung hat.
Nach einer Definition von BOBATH ist die Spastik ein abnorm gesteigerter Haltungsreflex, der zur abnormen Koordination mit primitiven, totalen Beuge- oder Streckmustern und zur Unfähigkeit selektiver Bewegungen führt.
Der Rigor zeichnet sich durch einen wechselnden Dehnungswiderstand aus, der bei steigender passiver Dehnung nicht zu- sondern eher abnimmt. Der Dehnungswiderstand kann während der Prüfung immer

wieder ruckartig nachlassen, so dass man auch von einem Zahnradphänomen spricht. Der Rigor ist Ausdruck einer extrapyramidalen Erkrankung.
Bei der Prüfung des Muskeltonus durch passive Beuge- und Streckbewegungen wird gleichzeitig die freie Beweglichkeit der Gelenke, die artikuläre Bewegungshemmung und die Schmerzäußerung des Patienten registriert. Man kann auch den Muskeltonus durch Schütteln der leicht hochgehaltenen Extremität - im Seitenvergleich - prüfen.

6.5.3 Anatomisch-physiologische Grundstrukturen

Abweichungen vom Normotonus der Muskulatur führen zu Veränderungen der Gelenkstellung und der Muskellänge. Zur Messung des jeweiligen Zustandes (Tiefensensibilität) besitzt der Körper Rezeptoren, die als Propriozeptoren bezeichnet werden. Zu ihnen zählen in erster Linie die Muskelspindeln, die einer näheren Beschreibung bedürfen.
Das Verhältnis von Muskelspindeln zu der Anzahl von Muskelfasern ist von Muskel zu Muskel unterschiedlich. Als Faustregel gilt, dass bei einem dynamischen Muskel (z. B. Augenmuskel) das Verhältnis 5:1 beträgt, während bei statischen Muskeln (z. B. Oberschenkelmuskel) auf 1000 Muskelfasern je eine Muskelspindel kommt.

Eine Muskelspindel ist ungefähr 1 mm lang und 0,2 mm breit. Sie hat eine spindelige Form und ist von einer bindegewebigen Kapsel umgeben. In ihrem Inneren sind mehrere (quergestreifte) Muskelfasern in Längsrichtung gespannt. Dieser "Innenraum" ist mit Lymphe angefüllt. Die Muskelspindel liegt parallel zur Muskelfaser der Arbeitsmuskulatur (Skelettmuskulatur).
Die Mitte der intrafusalen Muskelfaser ist spiralförmig von Nervenendigungen umschlungen (sog. anulospirale Endigung). Es handelt sich dabei um sensible (afferente) Nervenfasern, die die Dehnungsreize der Intrafusalfaser zum Rückenmark weiterleiten.

Man geht davon aus, dass es zwei verschiedene Formen von Muskelspindeln gibt. Die statische Wirkung erfolgt durch die kürzeren sog. Kern-Ketten-Fasern, von denen afferente Nervenfasern (II-Fasern) ausgehen. Die etwas längeren Muskelspindeln sind besonders dort zu finden, wo sich eine dynamische Wirkung der Muskeln entfaltet. Sie werden als Kern-Sack-Fasern bezeichnet. Von ihnen gehen Nervenfasern aus, die zu den Ia-Fasern zählen.

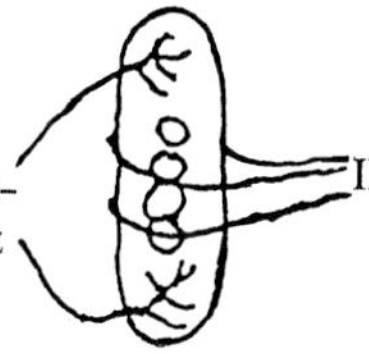

Abb. 58 Muskelspindel
Kern-Ketten-Fasern

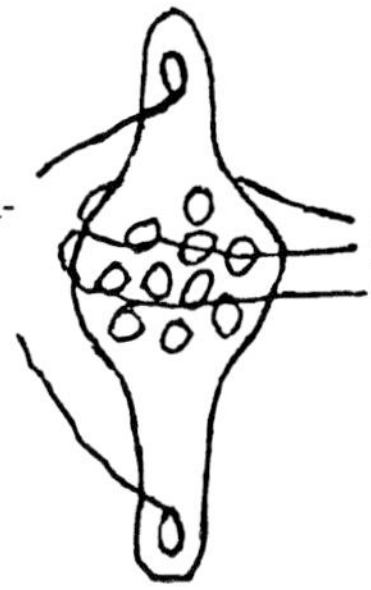

Abb. 59 Muskelspindel
Kern-Sack-Fasern

Die Muskelspindeln erfüllen zwei Funktionen

- Rezeptorenfunktion
  Sie registrieren die Längenänderung bzw. die Dehnung des Muskels. Zu diesem Zweck zweigen vom Mittelteil der Intrafusalfaser mehrere afferente sensible Nervenfasern ab. Ungewollte Längenänderungen eines Muskels werden so über Eigenreflexe (Myostatischer Reflexbogen) wieder korrigiert.
- Tonusregulation
  An den endständigen Abschnitten der Intrafusalfaser setzen efferente motorische Gammafasern, von den vegetativen Zentren kommend, an. Die Muskeln werden so vortonisiert, d. h. in eine gewisse Bereitschaft gebracht. Die Kontraktion der intrafusalen Fasern einer Muskelspindel ist nicht dem Alles-oder-Nichts-Gesetz unterworfen, sondern kann je nach Einlauf der Erregungsimpulse über motorische Gamma-Motoneurone abgestuft erfolgen.

6.5.4 Erregungsleitung zur Tonusregulation

Informationen aus der Umwelt zur Tonuseinstellung der Muskulatur erhält das Zentralnervensystem von höheren Sinnesorganen, den Hautrezeptoren, den Gleichgewichtsorganen und den Rezeptoren des Bewegungsapparates (zu ihnen gehören die Propriozeptoren = Muskelspindeln).

Die Reize der Muskelspindeln erreichen über die Hinterwurzel das Rückenmark. Von hier kann sich der Reiz in Form des myostatischen Reflexbogens segmentgleich als Eigenreflex fortpflanzen. Die Impulse zur zentralen Tonusbeeinflussung werden allerdings nicht auf Rückenmarksebene umgeschaltet sondern erst in den Hinterstrangkernen der Medulla oblongata. Ein Großteil der Meldungen erreicht den Gyrus postcentralis der Großhirnrinde. Von der Medulla oblongata ziehen die 2. Neuronen z. T. zum Kleinhirn, z. T. kreuzen sie auf die andere Seite und erreichen den Thalamus.

6.6 Vegetatives Nervensystem

6.6.1 Allgemeines

Unter dem vegetativen oder autonomen Nervensystem versteht man die Gesamtheit aller Nervenzellen und Nervenfasern einschließlich ihrer spezifischen Hüll- und Leitstrukturen. Es dient der Regelung der Organfunktionen (Atmung, Verdauung, Stoffwechsel, Sekretion, Wasserhaushalt usw.), so dass auch bei Ausschaltung des Bewusstseins (Bewusstlosigkeit) die Aufrechterhaltung der Grundfunktionen gewährleistet ist.
Die Nervenzellen und Nervenfasern des vegetativen Systems finden sich sowohl innerhalb des Gehirns und Rückenmarks als auch in den peripheren Nerven sowie in den Organen oder in der Wand von Hohlorganen selbst (Darm, Harnblase usw.). Niemals erreichen sie ihr Erfolgsorgan in ununterbrochenem Laufe, wie etwa das periphere motorische Neuron die Muskelfasern, sondern sind außerhalb des Zentralnervensystems stets durch Synapsen (Ganglien) mit dem Erfolgsorgan verbunden.

6.6.2 Ganglien und Grenzstrang

Als Ganglien bezeichnet man eine außerhalb des Zentralnervensystems gelegene größere Gruppe von Nervenzellen. Man unterscheidet sympathische, parasympathische und sensible Ganglien.
Der Grenzstrang ist ein paariger, von verschieden großen Knoten oder Ganglien unterbrochener Nervenstrang des Sympathikus, der sich beiderseits neben der Wirbelsäule von der Schädelbasis bis zum Kreuzbein erstreckt.

6.6.3 Wirkungen des vegetativen Nervensystems

Wir unterscheiden das sympathische und das parasympathische System. Der Sympathikus hat eine ergotrope Wirkung, d. h. er regt zur Entfaltung der augenblicklichen Energie und zur Tätigkeit an.

Die Endigungen des Sympathikus bilden Adrenalin und Noradrenalin. Man bezeichnet deshalb den **Sympathikus auch als adrenergisches System**.
Bezüglich der nervösen Steuerung arbeitet der Parasympathikus gezielter als der Sympathikus.
Der Parasympathikus hat eine histotrope oder trophotrope Wirkung, d. h. er bremst z. B. den Stoffwechsel und sorgt für die Aufnahme und Speicherung von Nährstoffen.
Die Endigungen des Parasympathikus bilden Azetylcholin, den Essigsäureester des Cholins. Man bezeichnet deshalb den **Parasympathikus auch als cholinergisches System.**

6.6.4 Organinnervation

Die graphische Darstellung der Abbildung 60 Seite 167 zeigt die nervöse Versorgung der einzelnen Organe durch Sympathikus und Parasympathikus sowie deren Ursprungskerne. Die Ursprungskerne von Sympathikus befinden sich in der Seitenhornsäule des Brust- und Lendenmarkes. Der Parasympathikus entspringt als Vagus (Hirnnerv X) für Organe im Brust- und Bauchraum, als Nervus occulomotorius (Hirnnerv III), Nervus facialis (Hirnnerv VII), Nervus glossopharyngeus (Hirnnerv IX) für Augenmuskeln und Drüsen im Kopfbereich und als Nervus pelvicus (S1 bis S5) für Colon, Blase und Genitale.

Tabelle 10 Wirkungen des vegetativen Nervensystems

Organ	Sympathikus	Parasympathikus
Haare	Haare aufgerichtet, Gänsehaut	Haare liegen
Auge	Pupillen erweitert	Pupillen verengt
Drüsen im Kopfbereich		Tränenfluß, Nasensekretion und Speichelfluß wird angeregt
Herz	Herzschlag beschleunigt	Herzschlag verlangsamt
Herzkranzgefäße	Herzkranzgefäße erweitert	Herzkranzgefäße verengt
Bronchien	erweitert	verengt, Bronchialseket vermehrt
Atmung	beschleunigt	verlangsamt
Blutgefäße	verengt	erweitert
Blutdruck	erhöht	gesenkt
Temperatur	Temperaturerhöhung	Temperaturabfall
Schweißdrüsen	schwitzen	trockene Haut
Schilddrüse	gesteigerte Tätigkeit	verminderte Tätigkeit
Ösophagus	Erschlaffung	Kontraktion
Magen (Peristaltik u. Drüsentätigkeit)	Hemmung	Anregung
Leber	Förderung des Glykogenabbaus	–
Pankreas	Hemmung	Anregung
Dünn- und Dickdarm	Drüsentätigkeit vermindert Peristaltik gehemmt	Drüsentätigkeit angeregt Peristaltik angeregt
Blase	Hemmung	Urinentleerung
Geschlechtsorgane	Ejakulation	Erektion
Stoffwechsel	dissimilationssteigernd (Freisetzung der körpereigenen Stoffe)	assimilationssteigernd (Aufnahme von Nährstoffen und Umwandlung in körpereigene Stoffe)

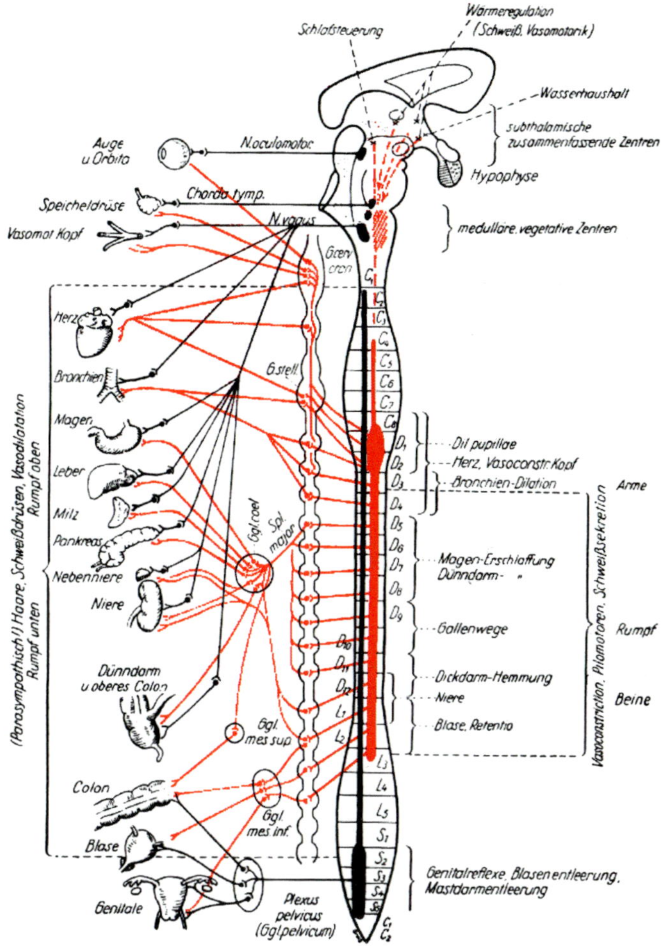

Abb. 60 Organinnervation durch Sympathikus und Parasympathikus
rote Linien = Sympathikus, schwarze Linien = Parasympathikus

6.6.5 Rhythmische Umschaltphasen

Das Leben von Menschen, Tieren und Pflanzen läuft in Rhythmen oder Phasen ab. In diesem Beitrag geht es um menschliche Rhythmen. Sie sollten erkannt und hinsichtlich des Behandlungszeitpunktes ganz bewusst in die Therapie einbezogen werden.

Da sind zunächst die Phasen des Tages, die als **zirkadianer Rhythmus** bezeichnet werden. Darunter versteht man die Aktiv- bzw. Passivzeiten der Organe, der seelischen Empfindungen und des Temperamentes. Zu den wichtigsten Einflüssen gehören der tägliche Licht-Dunkel-Wechsel, die sozialen Kontakte in Familie und Arbeitswelt, die persönliche Lebens- und Verhaltensweise sowie die elektromagnetischen Felder der Atmosphäre. Die einzelnen Phasen können durch verschiedene Einflüsse verlängert oder verkürzt werden. Zu denken ist hier an Kaffee, Alkohol, Schlafentzug, Medikamente (Benzodiazepinderivat, Triazolan), körperliche Betätigung, starkes persönliches Engagement und Physikalische Therapie (Bäder, Massage, Gymnastik, Bindegewebsmassage usw.).

Der zirkadiane Rhythmus (Schreibweise auch: circadianer Rhythmus) hat auf das vegetative Nervensystem und die hormonproduzierenden Drüsen – hinsichtlich der zeitlichen Abfolge der einzelnen Phasen – einen steuernden Einfluss. Die einzelnen Phasen sind deutlich spür- und erkennbar. Der Übergang von einer in eine andere vegetative Phase wird als **Umschaltphase** bezeichnet. Solange die einzelnen Phasen unmerklich arbeiten und sich die Umschaltphasen ohne Verzögerung einstellen, besteht ein vegetatives Gleichgewicht, d. h. die Organe arbeiten harmonisch.

Nach Untersuchungen amerikanischer Wissenschaftler sind für den zirkadianen Rhythmus Benzodiazepine verantwortlich. Diese Untersuchungen lassen den Schluss zu, dass der Schlaf-Wach-Rhythmus durch Neurone, die GABA Rezeptoren enthalten, gesteuert wird. Bereits vor einigen Jahrzehnten haben sich die deutschen Wissenschaftler ASCHOFF, BÜNNING, HALBERG, JORES, MAYERSBACH, MENZEL und WEVER mit dem Thema der »inneren Uhr« beschäftigt. In jüngerer Zeit hat man sich besonders am Max-Planck-Institut in München und am Institut für Verhaltenspsychologie in Andechs mit diesen Fragen befasst.

Eindrucksvoll - und die neueren Ergebnisse ergänzend - ist die **chinesische Organuhr** (siehe nachstehende Graphik).

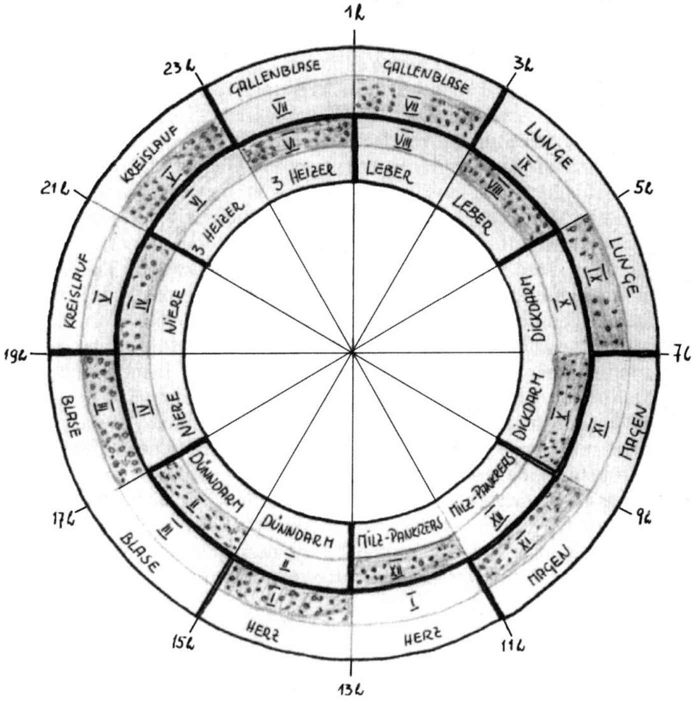

Abb.61 Chinesische Organuhr

Energiefülle Energieleere

Bezüglich der chinesischen Organuhr geht man davon aus, dass Symptome besonders stark auftreten, wenn in der angegebenen Zeit das entsprechende Organ seine »Energie« erhält. Auch eine Therapie soll in diesem Zeitraum besonders wirkungsvoll sein.

Die Tätigkeit der inneren Organe wird durch Sympathikus und Parasympathikus gesteuert. In den einzelnen Funktionsphasen arbeiten Sympathikus und Parasympathikus als Antagonisten, wobei einmal der Sympathikus und ein anderes Mal der Parasympathikus überwiegt. Die Einwirkungdauer der einzelnen Systeme ist noch nicht genau erforscht. Als Arbeitshypothese für diese Funktionsphasen ist ein 80-minütiger Wechsel angenommen. Folgt man dieser Überlegung, ergibt sich nachstehende Abbildung.

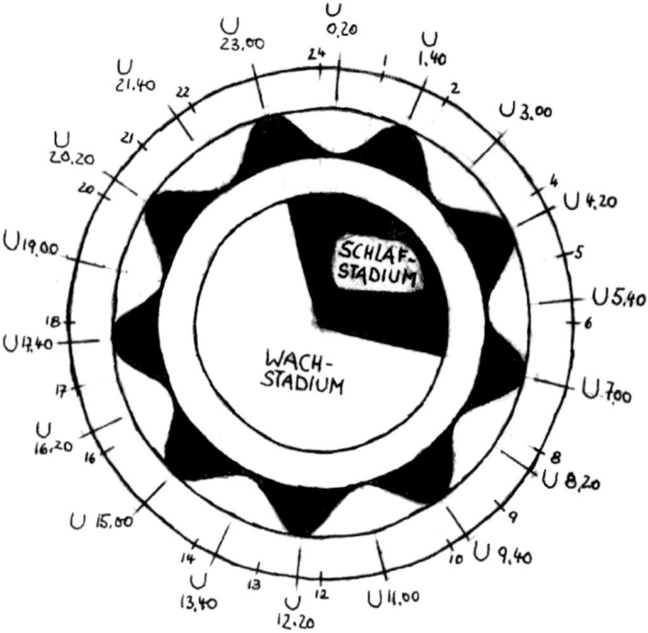

Abb. 62 Vegetative Umschaltphasen im zirkadianen Rhythmus

Vagotone Phase   Sympathicotone Phase

Hieraus ist ein ständiger Wechsel der Leistungshöhepunkte und Ermüdungsphasen während der Arbeitszeit sowie Tiefschlaf- und Leichtschlafphasen in der Nacht abzuleiten. Beispielsweise befinden sich die statistischen Durchschnittseuropäer zwischen 10.00 und 11.00 Uhr in einem **Leistungs- und Konzentrationstief**. Danach erfolgt die Nahrungsaufnahme und die Umwandlung in körpereigene Stoffe. In dieser parasympathischen Phase ist der Mensch müde und der Herzschlag verlangsamt. Das **Herz** ist gegen 12.00 Uhr so stabil, dass bei Untersuchungen in dieser Zeit Herzkrankheiten übersehen werden können.

Während der Arbeitszeit herrscht der Sympathikus vor. In dieser Zeit kommt es zur Freisetzung der körpereigenen Stoffe des **Stoffwechsels**; der **Herzschlag** ist beschleunigt, der **Blutdruck** erhöht und die Drüsentätigkeit der **Organe** vermindert.

Die Beobachtungen von Gesunden und Kranken haben gezeigt, dass über den Tag verteilt signifikante Laborwertschwankungen auftreten. So hat z. B. der Durchschnittseuropäer morgens um 8.00 Uhr einen derart niedrigen **Kortisonspiegel**, dass der Arzt ihn deswegen behandeln müsste, während derselbe Mensch zu einer anderen Tageszeit einen so hohen Kortisonspiegel aufweist, dass der Verdacht auf ein sog. **Cushing-Syndrom** aufkommen könnte.

Jedermann wird der Überlegung des zirkadianen Rhythmus zustimmen. Allerdings werden sofort Bedenken angemeldet, dass es doch selten eine exakte Übereinstimmung der einzelnen vegetativen Phasen von Mensch zu Mensch gibt. Eine mögliche Ursache kann in den zwei verschiedenen Menschentypen - dem extremen **Nachtmenschen** und dem notorischen **Frühaufsteher** - liegen, die nachfolgend besprochen werden sollen. Schon milde Ausprägungen von Abend- und Morgenmenschen passen in ihrem Aktivitätsrhythmus selten zusammen. Doch beide können sich in ihren Aktivitäts- und Passivrhythmen einigermaßen auf einen Mittelwert - einen normalen Arbeitstag mit normaler Zeiteinteilung - einstellen. Untersuchungen der Schlafforscher und Arbeitsmediziner, hier besonders der Engländer JIM BORN und der Schwede OLOV OESTBERG, haben sich in ihren Forschungsprojekten der Abend- und Morgenmenschen angenommen. Es hat sich gezeigt, dass die meisten Menschen zu den indifferenten Typen gehören, d. h. sie sind weder Abend- noch Morgenmenschen. Sie haben sowohl zu einem als auch zu dem anderen Typ Neigungen und können sich ohne Mühe dem normalen Tagesablauf anpassen. Jeweils 15% der Bevölkerung gehört einer extremen Gruppe (Morgen- und Abendtyp) an (also insgesamt 30%).
Das extreme Verhalten dieser Menschen ist nicht dem freien Willen unterworfen, sondern unterliegt einer inneren Zeitstruktur. Ein notorischer Frühaufsteher wird niemals ein Nachtarbeiter.
Die Abweichungen zeigen sich bereits bei ungeborenen Kindern, die sich zu verschiedenen Tageszeiten besonders heftig im Mutterleib bewegen. Möglicherweise sind diese Aktivitätsmuster von der Zeitordnung der Mutter abhängig und dadurch geprägt.
Der Mensch gehört grundsätzlich zu den tagaktiven Lebewesen. Wir wissen aber, dass abendliche und nächtliche Arbeiten von manchen Menschen recht gut verkraftet werden. So haben sich von jeher Nachtmenschen für ihre berufliche Tätigkeit Arbeitsplätze ausgesucht (Nachtschwestern, Nachtportier, nächtliche Unterhaltungskünstler usw.), die ihrem Temperament entsprachen.

Cushing-Syndrom = schweres endokrines Krankheitsbild (Hypophyse)

Die Schlafgewohnheiten und -bedürfnisse der einzelnen Menschen differieren sehr stark. Üblicherweise schläft der erwachsene Durchschnittseuropäer gegen 23.00 Uhr ein und wacht um 7.00 Uhr auf. Seine Körpertemperatur, die an die Schlaf-Wach-Perioden gekoppelt ist, erreicht gegen 3.00 Uhr nachts ihren Tiefstwert. Der Tiefstwert der Körpertemperatur fällt normalerweise immer mit dem Nachtschlaf zusammen.
Wenn man also davon ausgehen muss, dass alle Körperfunktionen in einem ganz bestimmten Rhythmus verlaufen, dann muss es schließlich auch eine Konsequenz für die Behandlungstermine haben. So sollten Rheumatiker nicht morgens um 8.00 Uhr behandelt werden, weil der Kortisonspiegel zu tief ist. Weitaus günstiger wird das Behandlungsergebnis 2 Stunden später, also um 10.00 Uhr, ausfallen, weil jetzt Fieber und Schwellungen wesentlich seltener auftreten. Besonders wichtig ist das Einhalten eines bestimmten Zeitpunktes bei Medikamenten mit erheblichen Nebenwirkungen. Die Erkenntnisse der **Chronopharmakologie und der Chronotoxikologie** - also der Lehre von der zeitabhängigen Wirksamkeit von Medikamenten und Giften - beweisen, wie wichtig die Uhrzeit der Medikamentengabe gerade bei Asthmatikern, Diabetikern, Epileptikern oder Menschen mit Bluthochdruck oder Magengeschwüren ist. **Die gleiche Dosis eines giftigen Stoffes, die im Tierversuch zu einer bestimmten Tageszeit zu 78% tödlich war, wirkt zu einer anderen Tageszeit nur zu 6% tödlich (Benzedrin).**
Die Phasen der jeweiligen Umstellung oder Umstimmung im Körper beginnen beim Morgenmenschen **einige Stunden früher** als beim Abendmenschen. Der Unterschied kann bis zu sechs Stunden betragen. Temperaturmessungen haben gezeigt, dass der Morgentyp das nächtliche Temperaturminimum ein bis drei Stunden vor dem Durchschnitt erreicht. Beim Abendmenschen sinkt die Kurve mitunter erst gegen 6.00 Uhr merklich nach unten. Die unterschiedliche Phasenlänge zeigt sich nicht nur nachts sondern auch am Tag. Beim Morgentyp liegt die Aufwachtemperatur bereits durchschnittlich zwei Stunden früher um einiges höher. Die Temperatur erreicht am späten Vormittag einen Höhepunkt und sinkt dann in der zweiten Tageshälfte langsam ab. Beim Abendtyp wird dagegen eine über den ganzen Tag langsam ansteigende Temperatur gemessen, die jenseits ihres Gipfels - am späten Nachmittag - relativ schnell absinkt. Morgenmenschen sind früher höher temperiert und ihr vegetatives Nervensystem spricht auf Licht, Geräusche und Mahlzeiten sehr viel intensiver an als beim Abendmenschen. **Der Abendtyp - sprichwörtlich als »Morgenmuffel« bezeichnet - ist nach dem Aufstehen noch lange schlaftrunken, auch wenn er ausreichend geschlafen hat**. Er frühstückt meist wenig, ist wortkarg und entwickelt

erst im Laufe des Vormittags allmählich größere Aktivität und Aufmerksamkeit für eine Sache. **Beim Morgentyp erhöht sich dagegen die Aktivität gleich nach dem Aufwachen**. Die Neigung, einer Zeit funktionell vorauszueilen, wird als vegetative Reagibilität bezeichnet. Der Abendmensch zeigt keine Reagibilität; er eilt mit großer Weile. Neben den soeben geschilderten täglichen Rhythmen werden auch jahreszeitliche Verschiebungen im Temperament beobachtet. Von Februar bis August neigen wir eher zur morgentypischen und im Winter eher zur abendtypischen Lebensweise. Allerdings vollzieht sich dieser Wandel - täglich um etwa eine Minute - sehr langsam. Der Mensch ist auch bei diesen jahreszeitlichen Rhythmen auf äußere Zeitgeber angewiesen, die seinen inneren Kalender synchronisieren. Vermutlich gibt es auch wieder Menschen, die von diesem Rhythmus abweichen, indem sie eine Jahreszeit zu schnell oder zu langsam durchleben.

Neben diesen genannten Rhythmen gibt es noch den Lebensrhythmus. Aus der **Chronobiologie** - der Lehre von den Rhythmen des Lebens - weiß man, dass der jugendliche Mensch bis zum 30. Lebensjahr mehr zur abendtypischen Lebensweise neigt. Das ist nicht nur die jugendliche Zeit des Wachsens und Hinausstrebens, es ist auch die Zeit des berechtigten Strebens nach Selbstverwirklichung. Ältere Menschen neigen zur morgentypischen Lebensweise. Sie schlafen weniger und benötigen auch tatsächlich meistens weniger Schlaf. Es ist der Lebensabschnitt, in dem von der Lebensarbeit und Lebenserfahrung gezehrt wird und die Ruhe und Beschaulichkeit ein buntes Leben ablöst.

6.7 Immunsystem

6.7.1 Allgemeine Schutzfunktion

Was ist das Immunsystem?
Beim Immunsystem handelt es sich um verschiedene und jeweils große komplexe Vorgänge, die sich untereinander beeinflussen und so insgesamt ein stark ausgeprägtes Abwehrsystem des Körpers bilden. Es ist nicht einem bestimmten Hirnzentrum zuzuordnen. In seiner Auswirkung sehen wir, dass es mit den verschiedensten Zentren verflochten ist.

Unter dem Immunsystem verstehen wir das menschliche Abwehrsystem. Wichtigste Träger immunologischer Reaktionen sind die T- und die B-Zellen. Die verschiedenen Zelltypen wie Lymphocyten, Macrophagen, Thrombocyten, Endothelzellen und Fibroblasten produzieren auf bestimmte Reize hormonähnliche Substanzen, die sogenannten Zytokine. Ähnlich den Hormonen sind auch die Zytokine in äußerst geringen Konzentrationen wirksam.

Diese verschiedenen Zellen erkennen über Oberflächenrezeptoren fremde Substanzen. Die Substanz, die in den Körper eindringt und genügend erkennbare Merkmale trägt, um eine Immunreaktion auszulösen, wird als Antigen bezeichnet. Die dagegen gebildeten Abwehrstoffe stellen die sogenannten Antikörper dar. Bereits zum Zeitpunkt der Geburt wird der Körper programmiert, die antigenen Stoffe als fremd oder körpereigen anzuerkennen. Die Stoffe, mit denen der Körper zu dieser Zeit in Berührung kommt, erkennt er lebenslang als körpereigen (immunologische Toleranz), alle später dazukommenden Stoffe als fremd.

Als Antigene können u.a. Bakterien und Viren wirken. Kommt z.B. ein Kind zum ersten Mal mit Masernviren in Berührung, erkrankt es an Masern, weil die Viren sich im Körper anfangs fast ungehindert vermehren können. Schon während der Erkrankung bildet der Organismus Antikörper, die die Viren unschädlich machen und die Masern heilen ab. Die Produktion der Antikörper kann bei Bedarf wieder rasch angekurbelt werden (immunologisches Gedächtnis). Das nutzt der Körper dann aus, wenn später erneut Masernviren in den Organismus eindringen. Die diesmal schlagartig einsetzende Antikörperproduktion macht die Viren gleich anfangs unschädlich, so dass eine erneute Masernerkrankung ausbleibt: Der Organismus ist immun geworden.

Das Immunsystem wirkt aber nicht nur selektiv gegen verschiedene Bakterien und Viren, sondern sorgt grundsätzlich für die Gesundheit des Menschen. Im Gegensatz zur Krankheit, ist Gesundheit ein lebendiger, dynamischer Prozeß, der trotz Lebensdynamik in der Lage ist, das Gleichgewicht zu halten. Krankheit ist demnach ein Verlust der Ausgleichsfähigkeit.

6.7.2 Autoimmunkrankheiten

Störungen des Immunsystems zeigen sich in schweren, chronischen Krankheiten. Besonders wenn sich das Immunsystem gegen den eigenen Körper, d.h. gegen körpereigene Proteine richtet und es zur Bildung von Autoantikörper kommt. Daraus entstehen Autoimmunkrankheiten. Hierzu gehören Thyreotoxikose, perniziöse Anämie, idiopathische Thrombozytopenie, idiopathische Leukopenie, Morbus Crohn, Colitis ulcerosa und die primär chronische Polyarthritis (pcP). Die gesteigerte

Immunreaktion aufgrund einer Sensibilisierung durch ein Allergen führt dann zu Allergien z.B. Heufieber, Anaphylaxie, Pollinosen sowie zu Arznei- und Nahrungsmittelallergien.

6.7.3 Prävention und Stärkung

Einen wichtigen Stellenwert im täglichen Leben hat die Abhärtung, weil sie zu einer Verbesserung der Immunlage und damit zur Abwehr von Infekten führt. Im Zusammenhang mit der Abhärtung wird das Saunabad den Anforderungen gerecht. Bekanntermaßen wird durch regelmäßiges Saunabaden eine gewisse Immunität gegen Erkältungskrankheiten gebildet. Bereits seit dem Altertum wird das Saunabaden als eine Maßnahme zur Entspannung, Regeneration und Abhärtung genutzt, die das Immunsystem stärkt.

Die Abhärtung sollte aber nicht nur gegen Klima- und Temperaturschwankungen gerichtet sein. Gleichzeitig muss auch eine "innere" Abhärtung gegen psychische Agens stattfinden. Eine zu große Verletzbarkeit in seelischer Hinsicht beeinflusst das Immunsystem und kann zur Krankheit führen.

Eine intensive Form der Prävention und der Immunstimulation ist die Behandlung mit Bäder, Gymnastik und Massage, besonders wenn sie in Kurorten erfolgt. Dabei ist es unerheblich, ob wir diese Maßnahmen im Rahmen einer medizinischen Kur oder als Wellness durchführen.

Der einfachste Weg in der Prävention ist ein regelmäßiges Leben (Arbeitszeiten , Schichtbetrieb ?) bzw. eine Regelmäßigkeit im Tagesablauf (Essenszeiten, Schlaf). Es geht hier um die Beachtung der richtigen Zeiträume, des Zeitpunktes und der Rhythmen des Lebens. Zum Ordnungsprinzip im weiteren Sinne gehört auch das Erkennen der Gesetzmäßigkeiten im Leben bis in den weltanschaulichen und religiösen Bereich hinein. Ein positiver Akzent zeigt sich allerdings erst, wenn eine lebendige Kommunikation stattfindet und eine Lebensbewältigung daraus resultiert.

6.7.4 Unterschwellige Störungen

Der Einfluss von Stoffwechselstörungen in der Subcutis erscheint zunächst wie eine zu vernachlässigende Größe. Bestehen die Störungen wie Narben, Adhäsionen und Sensibilitätsstörungen – die meist einen progredienten Verlauf zeigen - über einen längeren Zeitraum, vielleicht von Jahren, kann es auch zu Störungen im Immunsystem kommen. Es sind meist die Folgezustände von Traumen, rezidivierende Störungen des Bewegungsapparates oder Symptome der Polyneuropathie, die der Körper schlecht kompensieren und nicht beheben kann. Hier ist ausschließlich das manuelle Vorgehen durch die Subcutane Reflex Therapie erforderlich.

6.7.5 Ausgewogene Ernährung

Wahrscheinlich ist die Erkenntnis, dass gesunde Ernährung den Gesundheitszustand der Menschen maßgeblich beeinflusst so alt wie die Menschheit selbst. Dabei ist unter Ernährung nicht nur die richtige Auswahl der Lebensmittel und ihrer schonenden Zubereitung in der Küche, sondern auch der Prozess der Nahrungsaufnahme selbst und der Essenszeitpunkt zu sehen. Allgemein muss davon ausgegangen werden, dass die Mischkost die beste Form der Ernährung ist. Dabei ist der Trend hin zu weniger Fleisch und dem täglichen frischen Obst und Gemüse zu unterstützen, weil die in diesen Nahrungsmitteln enthaltenen Vitamine, Mineralstoffe und Spurenelemente für das Immunsystem außerordentlich wichtig sind. Zur richtigen Ernährung gehört, dass täglich zwei bis drei Liter Flüssigkeit getrunken werden.

6.7.6 Körperliche Betätigung

Als körperliche Betätigung und ihrer Beziehung zum Immunsystem ist nicht nur Sport und Gymnastik zu sehen. Gleichrangig muss die körperliche Arbeit in Haushalt, Garten und Werkstatt betrachtet werden.

Nicht ganz so positiv muss eine berufliche Tätigkeit eingestuft werden, wenn es sich um eine sterotype Bewegung handelt, die über einen langen Zeitraum hinaus ausgeführt wird, weil sie am Bewegungsapparat zu erheblichen Belastungserscheinungen führt.

Im weiteren Sinne als eine körperliche Betätigung, ist hier auch das Sexualleben einzuordnen. Untersuchungen haben gezeigt, dass durch einen liebevollen Sex schmerzstillende Hormone gebildet werden und somit das Immunsystem nachhaltig verändert werden kann.

Die körperliche Betätigung hat im Laufe des Lebens natürlich verschiedene Inhalte und Ausdehnungen. Sie kann temporär ohne Schaden bis an den Rand der Erschöpfung ausgedehnt werden, wenn ein positiver Sinngehalt vorhanden ist, so dass im günstigsten Falle ein Glücksgefühl daraus resultiert und ein positiver Reiz auf das Immunsystem auslöst wird.

6.7.7 Positive Gedanken

Am Ende des 20. Jahrhunderts wissen wir, dass Sorgen, Ängste, Nöte und Probleme dem Menschen schaden und es wichtig ist, negative Gedanken aus dem Kopf zu verbannen.
Die Heilkraft der Gedanken wird zu selten genutzt. Der Effekt gedanklicher Einflussnahme auf den Genesungsverlauf ist äußerst signifikant. Dabei ist die Erwartung ein wichtiges Element menschlicher Informationsverarbeitung. Unsere Erwartung hängt von unserer Erfahrung mit der Umwelt ab. Erwartungen spielen auf allen Ebenen psychischer Vorgänge eine Rolle, d.h. auf der Ebene der Wahrnehmung, auf der Ebene menschlicher Interaktion und auf der Ebene individuellen Verhaltens. Der zwischenmenschliche Bereich ist durch eine Kette von Erwartungen aufgebaut, deren Wirkung vielfach subtil aber folgenreich ist.

Nicht statistich nachweisbar, aber empirisch zu begründen ist, dass eine überzeugte religiöse Einstellung das Immunsystem wesentlich beeinflusst. Übersteigertes Schuldgefühl über ein sündhaftes Leben kann das Immunsystem so weit schwächen, dass der Boden für bösartige Krankheiten bereitet ist. Hingegen bringt eine gelassene und zufriedene Einstellung, die jeden Schicksalsschlag als von Gott gegeben ansieht, eine Immunität gegen stärkste Belastungen des Lebens.

6.7.8 Unterstützende Medikamente

In Zeiten großer körperlicher und psychischer Belastung oder bei ersten Vorboten einer Erkältung ist es mitunter ratsam, vorübergehend immununterstützende Mittel zu nehmen. Hierzu
gehören pflanzliche Mittel mit den Wirkstoffen der Echinacea, Thuja oder Baptisia.

Als eine wirksame Immunität bei ansteckenden Krankheiten wie Tuberkulose, Pocken, Diphtherie, Scharlach, Keuchhusten, Poliomyelitis und Tetanus haben sich Impfungen über Jahre hinaus
als Mittel der Wahl bewährt und stehen außerhalb jeglicher Diskussion. Wir kennen eine aktive und eine passive Immunisierung. Bei der aktiven Immunisierung werden abgeschwächte Erreger in den gesunden Organismus eingebracht, um die Produktion von humoralen und zellulären Antikörpern anzuregen bzw. zu verstärken, die dann über einen großen Zeitraum hin wirksam bleiben. Bei der passiven Immunisierung werden Antikörper vom Menschen (homologe A.) bzw.

vom Tier (heterologe A.) übertragen. Diese Impfung hat sofort Erfolg. Der Nachteil liegt in der kurzen Wirkdauer von zwei bis vier Wochen.

6.7.9 Erholsamer Schlaf

Von großem Einfluss auf das Immunsystem und damit entscheidend für die Gesundheit des Menschen ist der Schlaf. Gerade Kinder und ältere Menschen benötigen bei fiebrigen und infektiösen Erkrankungen eine strenge Bettruhe, um wieder gesund zu werden.
Aber auch Ein- und Durchschlafschwierigkeiten können das Wohlbefinden und die Leistungsfähigkeit wesentlich beeinträchtigen. Wichtig ist auch ein gutes Bett als Voraussetzung für einen erholsamen Schlaf. Vorübergehende schlaflose Nächte können sein, wenn komplexe und komplizierte Vorgänge zu Ende gedacht werden müssen. Dennoch bleibt die Tatsache, dass Schlafentzug über einen längeren Zeitraum krank macht.

6.7.10 Immunsuppresion

Bei der Immunsuppresion geht es darum, die Wirkung oder Funktion des Immunsystems zurückzudrängen bzw. sie zu verhindern. Ein großes Anwendungsgebiet der Immunsuppresiva ist der unbestrittene Einsatz der Chemotherapie bei Krebs.

Ein weiteres Anwendungsgebiet ist die Transplantationsmedizin. Damit ein transplantiertes Organ oder Knochenmark nicht abgestoßen wird, müssen Medikamente eingenommen werde. Es sind Immunsuppresiva, z.B. mit dem Wirkstoff Ciclosporin, welche die körpereigene Abwehr stark dämpfen, um wirksam die Abstoßreaktion zu verhindern.

Am Beispiel der Immunsuppresiva wird deutlich, dass ein normal funktionierendes Immunsystem uns gesund erhält und übermäßige Immunsuppresion die Empfindlichkeit gegenüber Infektionen erhöht. So können auch Viren und Bakterien virulent werden, die bis zur Operation völlig unmerklich im Körper des Menschen waren. Möglicherweise kann auch die Bildung von bösartigen Tumoren begünstigt werden.

6.7.11 Stress

Beim Thema Stress wird deutlich, welche Aktivitäten das Immunsystem entwickelt, um besonders anstrengende Lebensphasen zu überstehen. In einer Phase besonderer Belastung, z.B. bei Prüfungen, werden die Hormone (Botenstoffe) Noradrenalin, Cortisol und Interleukin-6

vermehrt gebildet und sind im Blut nachweisbar. Solange die Menschen im Stress sind, ist das Immunsystem aktiviert und schützt vor Infektionen.
Hier gilt aber auch der Grundsatz, dass zuviel schadet. So zeigte sich bei Hurrikanopfer in Florida nach dem Unglück so viel Noradrenalin und Cortisol im Blut, dass ihr Immunsystem lahm gelegt wurde.
Nicht nur negative Erlebnisse, sondern auch chronischer Stress bringt die Abwehrkräfte aus dem Gleichgewicht. Wann allerdings ein akuter Stress chronisch wird, lässt sich nicht vorhersagen.

6.8 Reflex

6.8.1 Definition

Ein Reflex ist die einfachste Form der Betätigung des zentralen Nervensystems auf einen gesetzten Reiz ohne Einschaltung des Bewusstseins. Es handelt sich hier unter gleichen experimentellen Bedingungen um eine stereotype Reaktion des Organismus auf den gleichen sensiblen Reiz und die gleiche Latenzzeit.
Die Strecke, die der Reiz von der Reizstelle bis zur Reizantwort zurücklegt, wird als Reflexbogen bezeichnet. Der Reflexbogen besteht aus einem Rezeptor, einem afferenten sensiblen Neuron, einem Zentrum (Rückenmark oder Gehirn), einem efferenten motorischen Neuron und einem Erfolgsorgan (Effektor).

6.8.2 Reflexmechanismen f. Haltung, Stellung und Gleichgewicht

Im Rahmen der Bindegewebsmassage geht es in erster Linie um reflektorische Verbindungen, die von der Subkutis ausgehen oder sich dort manifestieren (sog. vegetative Organreflexe).

Der Vollständigkeit halber muss aber erwähnt werden, dass es darüber hinaus noch andere Reflexe gibt. So gibt es in der statisch-motorischen Entwicklung vom Neugeborenen bis zum Erwachsenen Reflexe, die mit zunehmendem Alter verschwinden oder erst auftreten. Zu denken ist hier an Haltungs- und Stellreflexe. Der Haltungsreflexmechanismus bewirkt die Kontrolle des Kopfes im Raum, die Ausrichtung des Kopfes in bezug auf den Rumpf und die Ausrichtung des Rumpfes in bezug auf die Glieder durch Rotation bzw. Adaption von Agonisten und Antagonisten.
Die Fähigkeit des Menschen, sich trotz der Schwerkraft in aufrechter Position zu halten und geschickt zu manipulieren bzw. sprechen und denken zu können, erfordert einen Reflexmechanismus der

Haltungsbewahrung mit Koordination der entsprechenden Bewegungsmuster.

Die wichtigsten Reflexe sind nachfolgend kurz beschrieben.

Reflexe, die mit zunehmendem Alter verschwinden (sie werden von manchen Autoren auch als »primitive Reflexe« bezeichnet)

6.8.2.1 Mororeflex

Die Mororeaktion erfolgt immer dann, wenn plötzlich das Gleichgewicht verloren geht. Dabei werden in der ersten Phase die Arme nach außen oben bewegt und die Hände fächerförmig geöffnet. Ebenso öffnet sich der Mund. In der zweiten Phase schließt sich der Mund und die Arme werden gebeugt und nach vorne zusammengeführt. Normalerweise verschwindet der Mororeflex mit dem 3. Lebensmonat. Er kann aber auch in abgeschwächter Form beim Erwachsenen beobachtet werden.

6.8.2.2 Asymmetrischer tonischer Nackenreflex (ATNR)

Der ATNR verschwindet normalerweise mit dem 6. Lebensmonat. Man findet ihn aber besonders bei zerebral bewegungsgestörten Kindern. Der ATNR wird durch eine isolierte Drehung des Kopfes ausgelöst. Es zeigt sich die sog. »Fechterstellung« (Arm und Bein in Blickrichtung gestreckt, während Arm und Bein der anderen Seite gebeugt).
Es ist für Patienten mit ATNR äußerst schwierig, zu sitzen und die Hände zu gebrauchen. Allerdings völlig unmöglich bleibt es für diese Patienten, das Stehen und Gehen zu erlernen.

6.8.2.3 Tonischer Labyrinthreflex (TLR)

Physiologisch ist dieser Reflex bis zum 4. Lebensmonat in geringer Ausprägung vorhanden. Beim zerebral bewegungsgestörten Kind (Tetraspastiker) ist er der am häufigsten sichtbare Reflex. In Rückenlage besteht eine Streckung des Rumpfes und der Beine, die adduziert und innenrotiert sind. Der Kopf liegt in Opisthohaltung. In Bauchlage besteht eine totale Beugung; der Kopf wird nicht zur Seite gelegt (dadurch können die Atemwege nicht freigehalten werden). Der TLR verhindert ein Aufrichten aus der Rückenlage, weil er den Kopf zurückhält und somit keine Kopfkontrolle ermöglicht. Auch ein Sitzen mit Gleichgewicht ist unmöglich, weil die Hüften nicht gebeugt werden können.

Reflexe, die mit zunehmendem Alter auftreten

6.8.2.4 Sprungbereitschaft

Diese Reaktion beginnt mit dem 5. Lebensmonat. Ebenso wie die Stehbereitschaft, bleibt die Sprungbereitschaft ein Leben lang bestehen. Es handelt sich dabei um eine Gleichgewichtsreaktion, die beim Hinfallen ausgelöst wird. Dabei werden beim Fallen die Arme ausgestreckt und es erfolgt eine Gewichtsübernahme auf die Arme, noch ehe der Kopf die Unterlage berührt. Typische Reaktionsfolge beim Erwachsenen ist die Radiusfraktur.

6.8.2.5 Haltungs- und Stellreflexe

Die motorischen Reflexe zur Rumpfkontrolle, der Stellung des Kopfes auf dem Körper, sind in der Regel im 4. Lebensmonat zu beobachten. Erst ab dem 10.-12. Lebensmonat beginnt das Stehen und Gehen mit und ohne Gleichgewicht. Gerade beim Stehen und Gehen handelt es sich um äußerst komplizierte Vorgänge, die durch koordiniertes Zusammenspiel einzelner Muskelgruppen und abgestufte Regulationen des Muskeltonus zustandekommen. Die Hemmung tiefliegender Hirnzentren und die Stimulation höher integrierter Zentren durch feinabgestufte Regulation und Gegenregulation bedürfen einer Entwicklung. Dabei können die ursprünglich genetisch vorgegebenen Bewegungsmuster durch Umweltreize die Entwicklung hemmen oder bahnen. Aber auch nach der endgültigen Reife bedürfen die Bewegungsmuster einer ständigen Selbstregulation.

Man kann die Reflexe unterteilen in unbedingte Reflexe (angeborene) und bedingte Reflexe (erworbene oder anerzogene) oder in Eigen- und Fremdreflexe.

Tabelle 11 Unterteilung der Reflexe

unbedingte (angeborene) Reflexe	Eigenreflex	Patellarsehnenreflex
		Trizepsehnenreflex
	Fremdreflex	Niesreflex
		Kremasterreflex
		Bauchhautreflex
bedingte (PAWLOW) erworbene oder anerzogene Reflexe	Autofahren	
	Schreiben	

6.8.3 Eigenreflex

Der Eigenreflex ist in der Regel ein monosynaptischer Reflex. Rezeptor und Erfolgsorgan sind in demselben Muskel vereint. Die Reflexzeit (Zeitspanne zwischen Reiz und Antwort) ist kurz und wenig variabel. Der Eigenreflex ist nur wenig ermüdbar.

Physiologische Bedeutung hat der Eigenreflex, indem er zur Aufrechterhaltung des Körpers (myostatischer Reflexbogen) und der Gelenkstellung beiträgt. Wird z. B. der M. gastrocnemius durch eine passive Verlagerung des Körpergewichtes gedehnt, so wirkt die Reflexkontraktion der Fallneigung unwillkürlich entgegen. Eigenreflexe treten grundsätzlich an allen Muskeln auf, die über Muskelspindeln verfügen. Bei klinischen Untersuchungen werden vor allem der

Patellarsehnenreflex, der Achillessehnenreflex, der Bizeps- und Tricepssehnenreflex und der Vorderarmperiostreflex geprüft.

6.8.4 Fremdreflex

Die Fremdreflexe werden polysynaptisch übertragen. Rezeptor und Erfolgsorgan liegen in verschiedenen anatomischen Gebilden. Ausdehnung und Latenzzeit des Fremdreflexes sind veränderlich und werden von der Stärke des peripheren Reizes beeinflusst. Bei Wiederholung des Reizes zeigt sich eine Ermüdung.

Teilweise treten die Fremdreflexe als vegetative Reflexe auf und stellen ausgesprochene Schutzreflexe dar (Tränensekretionsreflex, Pupillenreflex, Hustenreflex, Niesreflex). Weitere wichtige Fremdreflexe sind: Saugreflex, Schluckreflex und Sekretionsreflex. Bei klinischen Untersuchungen werden ferner der Cremasterreflex, der Bauchhautreflex und der Plantarreflex geprüft.

6.8.5 Erregungsleitung

Allgemeines
Die Erregungen, die in den Rezeptoren der Haut, der Muskeln und der Gelenke entstehen, treten in den zugehörigen Spinalsegmenten über die Hinterwurzeln in das Rückenmark ein. Hier teilen sich die sensiblen Fasern in mehrere Äste auf. Ein Zweig zieht entweder direkt oder über kürzere Schaltneurone zu den motorischen Vorderhornzellen des gleichen Segmentes. Durch diese Kollateralen werden Eigen- und Fremdreflexe vermittelt. Darüber hinaus können Reize in auf- und absteigende Bahnen des Rückenmarkes gelangen und dort über das Vorderhorn austreten.

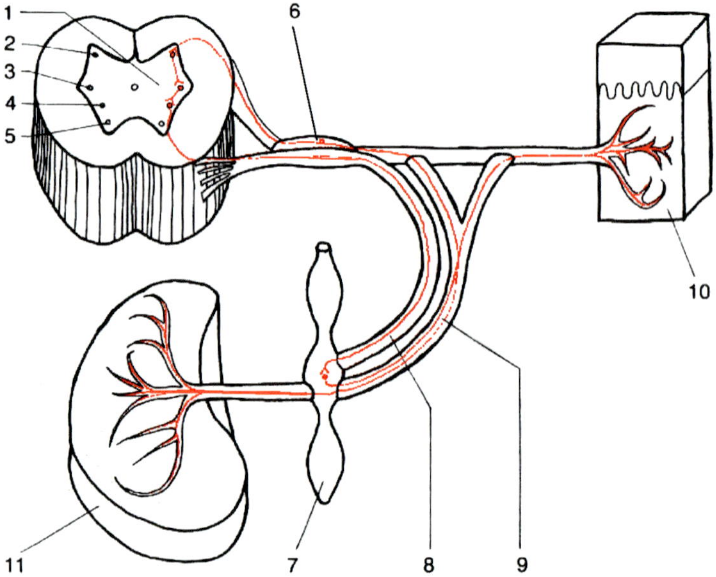

Abb. 63 Viszerokutaner Reflex

1 Rückenmark
2 Hinterhornsäule
3 Seitenhornsäule
4 Intermediärzone
5 Vorderhornsäule
6 Spinalganglion
7 Grenzstrangganglion
8 Ramus communicans albus
9 Ramus communicans griseus
10 Subkutis
11 Organ

6.8.6 Viszerokutaner Reflex

Beim viszerokutanen Reflex (Abb. 63) erfolgt die Reizausbreitung vom kranken Organ zur Peripherie. Diesen Reflex können wir auch als den diagnostischen Reflex bezeichnen.

Die vom Organ ausgehenden Nervenerregungen erreichen den auf der gleichen Seite liegenden Ast des Sympathikus auf vegetativen Nervenbahnen, z. T. direkt und z. T. mit Unterbrechung in den prävertebralen Ganglien. Die vegetativen Bahnen verlassen nun den sympathischen Grenzstrang durch den segmentzugehörigen Ramus communicans griseus und treten über die hintere Wurzel und das Hinterhorn in das seiten- und segmententsprechende Seitenhorn, d. h. in die vegetative Schaltstelle ein. Von der Seitenhornsäule erfolgt eine Reizübertragung zur Intermediärzone. An diese afferente Bahn schließt sich nunmehr der efferente Schenkel des Reflexbogens an. Die Fasern verlassen das Rückenmarksegment durch das Vorderhorn und die Vorderwurzel, ohne im Rückenmark auf ab- oder aufsteigenden Bahnen neue Reizwege einzugehen. Sie erreichen den Sympathikus durch den segmentgleichen Ramus communicans albus und verlassen ihn nach Unterbrechnung der Schaltneurone im Grenzstrangganglion. Vom Grenzstrang können andere innere Organe, die dem reizaussendenden, kranken Organ in funktioneller Hinsicht nahestehen, irritiert werden. Vom sympathischen Grenzstrangganglion gelangt schließlich der Reiz über den Ramus communicans griseus zum subkutanen Bindegewebe.

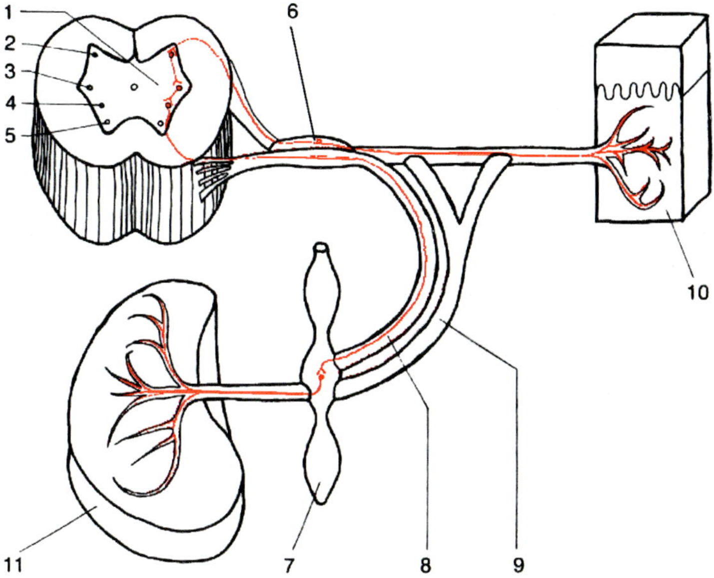

Abb. 64 Kutiviszerale Reflex

1 Rückenmark
2 Hinterhornsäule
3 Seitenhornsäule
4 Intermediärzone
5 Vorderhornsäule
6 Spinalganglion
7 Grenzstrangganglion
8 Ramus communicans albus
9 Ramus communicans griseus
10 Subkutis
11 Organ

6.8.7 Kutiviszeraler Reflex

Beim kutiviszeralen Reflex (Abb. 64) erfolgt die Reizausbreitung von der Peripherie zum Organ. Man kann diesen Reflex auch als therapeutischen Reflex bezeichnen, da der Reiz diesen Reflexweg zurücklegt, wenn wir eine Behandlung ausführen.

Der Reiz gelangt von der Subkutis auf sensiblen Bahnen über das Spinalganglion zur hinteren Wurzel (Radix posterior) und von dort über Schaltneurone zur Seitenhornsäule. An die bisher beschriebene afferente Reflexbahn schließt sich der efferente Teil an. Der Reiz gelangt über den Ramus communicans albus und das Grenzstrangganglion zum Organ.

6.8.8 Reflektorische Kettenreaktionen

Zum Verständnis eines Reflexablaufes ist es üblich, dass eine selektive Darstellung von der Reizsetzung bis zum Erfolgsorgang erfolgt. Auch erfolgt bei neurologischen Prüfungen eine einmalige Kontraktion (zB. beim Patellarsehnenreflex zur Prüfung des M.quadrizeps) eines Muskels. Alleine das nachklingende Gefühl an dieser Stelle sagt doch, dass es sich nicht um ein isoliertes Geschehen handelt, sondern dass neben der Reizung über den myostatischen Reflexbogen eine Reihe anderer, zum Teil vegetative Reflexe ablaufen. **Ein Reflexablauf ist kein einmaliger und isolierter Vorgang, sondern er wiederholt sich tausendmal in einer Sekunde. Darüber hinaus noch in verschiedenen Richtungen.**

Aus didaktischen Gründen ein anschauliches Beispiel für Kettenreaktionen und Energieumwandlung im Körper:
Das Klick-Klack-Kugelspiel oder - wie man es auch noch nennt - den **Balance Ball**

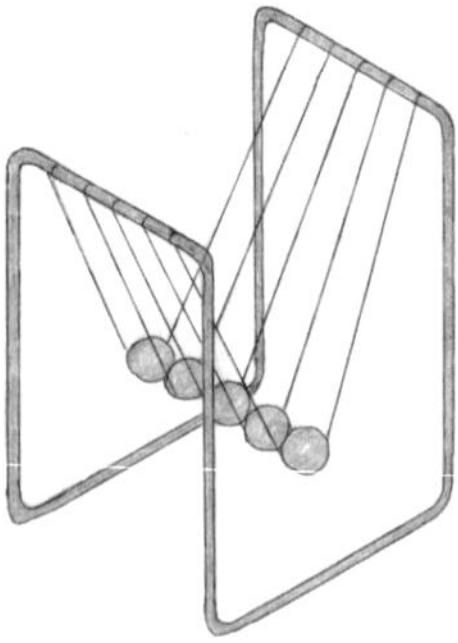

Ein einmal angestoßener Ball schwingt aus eigener Kraft. Dabei kommt es durch Positionsänderung und dem elastischen Stoß der Kugeln zur Umwandlung von potentieller zur thermischen und kinetischen Energie. Die Energieumwandlung bewirkt Energieverlust, so dass es schließlich zum Stillstand kommt.

Abb. 65 Beispiel aus der Physik: Klick-Klack-Kugelspiel

6.8.9 Reflektorische Komplexität

Der physiologische Reflexablauf bleibt nicht auf einer Ebene begrenzt, sondern breitet sich „dreidimenional“ aus. In auf- und absteigenden Bahnen werden andere Gewebe und Strukturen erfasst. Hinzu kommt, dass einige Synapse durch ihren Transmitterstoff erregend oder hemmend wirken.

Zum Thema **reflektorische Komplexität und der reflektorischen Abfolge von Reizen**.

Aus didaktischen Gründen ein anschauliches Beispiel aus der Natur für komplexe Reflexgeschehen im Körper: **Ein Ameisenhaufen**

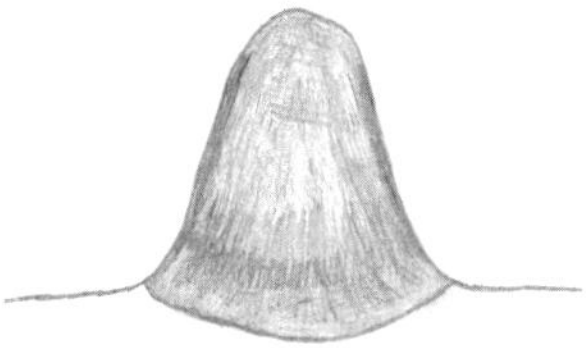

Abb. 66 Beispiel aus der Natur: Ameisenhaufen

Ameisen bilden Staaten mit mehreren Millionen Individuen mit unterschiedlichen Arbeitsteilungen. Bei Beschädigung eines Ameisenhaufens wird sichtbar, dass einige Ameisen langsam, einige schnell, aber immer „gebahnte“ Weg beschreiten.

6.9 Segment

6.9.1 Definition

Als Segment wird ein Abschnitt bezeichnet. Im Rahmen dieser Ausführungen verstehen wir unter einem Segment einen Rückenmarksabschnitt und die mit ihm nerval verbundenen Areale. Das Zentrum ist die Bandscheibe; außerdem gehört jeweils die Hälfte des darüber- und darunterliegenden Wirbelkörpers zu einem Segment.

6.9.2 Allgemeines

Grundlegende Erkenntnisse über Segmente wurden von HEAD, MACKENZIE, HANSEN, DITTMAR und V.STAA gesammelt, die ausschließlich auf klinischen Untersuchungen und Beobachtungen beruhen. Anatomisch-präparatorische Untersuchungen konnten hier keine Klärung bringen, da viszerosensible Fasern und efferente vegetative Nervenfasern nicht zu unterscheiden sind und außerdem die Verläufe beider Nervensysteme sich mehrfach kreuzen.

Jede lineare Segmentbegrenzung beruht auf einer Abstraktion, weil die Segmente und ihre Unterabschnitte mehr oder weniger stark verwischt und die Grenzen überlappend sind.

6.9.3 Dermatom

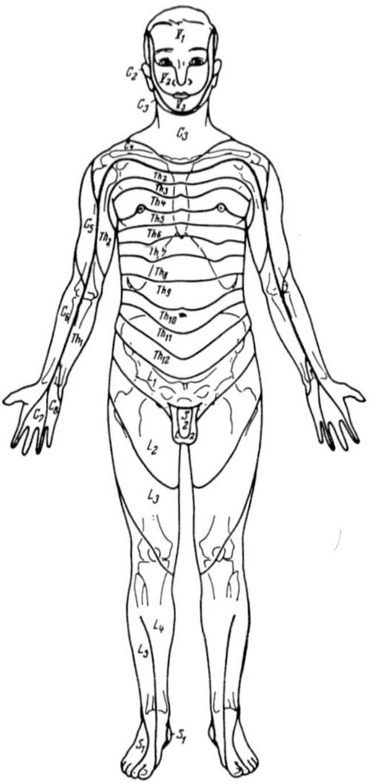

Das Dermatom ist das Einflussgebiet eines Spinalnerven innerhalb der Epidermis, Kutis und Subkutis.
Wie bereits ausgeführt, ist eine lineare Abgrenzung nicht möglich, da die benachbarten Spinalnerven eine weitgehende Überlappung zeigen.

Abb. 67 Dematome
(nach HANSEN –SCHLIACK)

Die Unterbrechung oder Störung einer Spinalnervenwurzel bewirkt - wenn überhaupt - nur eine schmale **Ausfallzone** im Gegensatz zum Ausfall eines peripheren Nerven (Abb. 68).

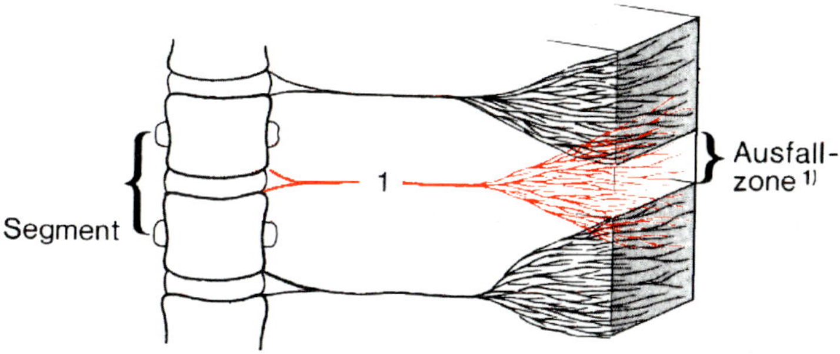

Abb. 68 Überlappung einzelner Spinalnerven
Die Unterbrechung oder Störung einer Spinalnervenwurzel bewirkt nur eine *schmale Ausfallzone.*

An den Extremitäten verlaufen die Dermatome als lange schmale Streifen zum Teil von der Extremitätenwurzel bis zu den Finger- oder Zehenspitzen.

Störungen eines Spinalnerven zeigen sich im Dermatom in Form einer Berühungsempfindlichkeit (Taktile Ästhesie).
Der Verlauf eines Dermatoms ist bei verschiedenen Erkrankungen, z. B. beim Herpes zoster, deutlich zu verfolgen.

6.9.4 Myotom

Das Myotom ist das Einflußgebiet eines Spinalnerven innerhalb der Muskulatur. Die Mehrzahl der Skelettmuskeln ist mehrwurzelig innerviert. Nur einzelne, jeweils im Zentrum des Myotoms liegende Muskeln sind praktisch ausschließlich auf einen Spinalnerven angewiesen. Solche Muskeln werden als Segmentkennmuskeln bezeichnet.
Dermatome und Myotome liegen nur in seltenen Fällen übereinander.

6.9.5 Enterotom

Das Enterotom ist das Einflussgebiet eines Spinalnerven innerhalb der Eingeweide.

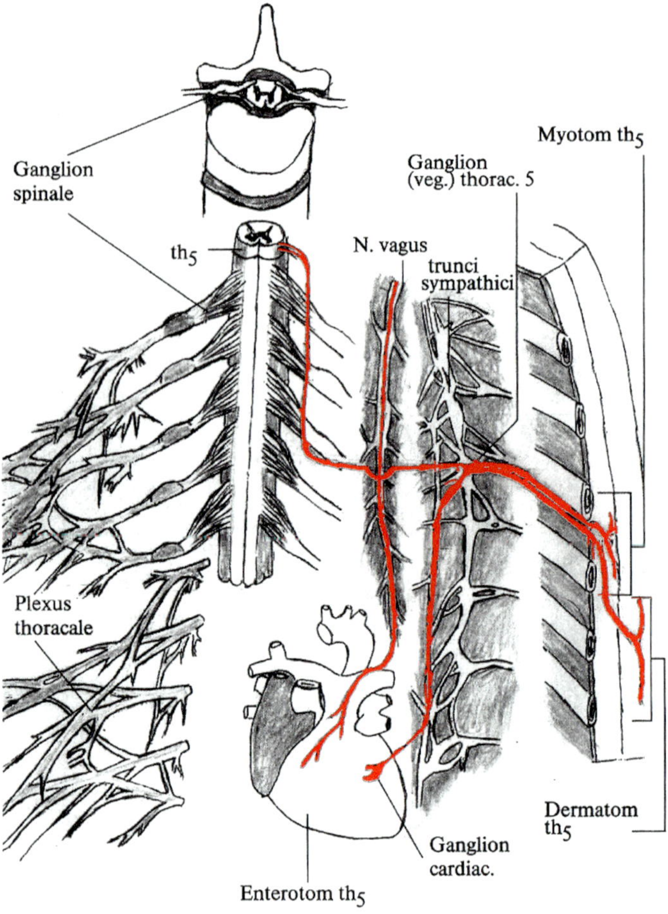

Abb. 69 Vergleichende Übersicht eines Segmentes mit Enterotom (Herz), Myotom, Dermatom (Th 5) und ihre wichtigsten nervalen Verbindungswege

Ebenso wie die Haut zeigen auch die Eingeweide keine primäre anatomisch erkennbare segmentale Gliederung. Ihre metamere Zuordnung wird erst durch den Ausfall eines Spinalnerven deutlich.

6.9.6 Schädigung nervöser Strukturen

Segmentale Schädigung:	Schädigung betrifft Ausbreitungsgebiet einer Nervenwurzel mit Schmerzen, Ausfall der Sensibilität in dem entsprechenden Dermatom und motorischer Ausfall, z. B. Poliomyelitis
Nervale Schädigung:	Schädigung betrifft Ausbreitungsgebiet eines Nerven mit Schmerzen, evtl. motorische Ausfälle und Störungen der Trophik (N. medianus,N. ischiadicus)
Halbseitige Schädigung:	Störungen der langen sensiblen Bahnen (Hinterstrang, Vorder-Seiten-Strang) verursachen dissoziierte, halbseitige Sensibilitätsausfälle

6.9.7 Gegenüberstellung von Segment und Zone

Das Segment ist das Ausbreitungsgebiet eines Spinalnerven. Somit ist der Reizweg genau zu verfolgen. Hinsichtlich der Frage nach der Krankheitsursache (z. B. bei vertebragenen Beschwerden) fällt dem Segment und der Ausbreitung des Spinalnerven eine große Bedeutung zu. Wir müssen aber kritisch bedenken, dass die segmentale Reizausbreitung nur ein möglicher Weg ist, nachdem sich ein Reiz gleichzeitig in mehreren und nicht immer zusammenhängenden Segmenten darstellen kann. Als Denkmodell für eine reflektorische Reizausbreitung ist deshalb das Segment wichtig. Allerdings ist zu berücksichtigen, dass das Zentralnervensystem und damit auch das Rückenmark (ein Teil des Zentralnervensystems) weder phylogenetisch noch ontogenetisch segmental angelegt ist. Seine innere Struktur läßt keine Segmentgrenzen erkennen. Der Reiz breitet sich nicht selektiv aus, sondern es kommt unter Beeinflussung der Autoregulationsmechanismen des Organismus zu einer Streuung in die verschiedenen Gewebe.

Ontogenie = Entwicklungsgeschichte eines Einzelwesens
Phylogenie = Entwicklungsgeschichte einer großen Gruppe

Da der Reiz polysynaptisch umgeschaltet wird, kann er mehrere Segmente überspringen. Ob und wie weit sich ein Reflexbogen ausbreitet, hängt u. a. von der Reizstärke, der Eigenschaft des Reizes, dem Vorhandensein eines gebahnten Reizweges sowie dem bereits vorgeschädigten Organ bzw. Organsystem ab.
Es kann z. B. bei Reizung in der Lumbalregion eine Reaktion in der Herzgegend auftreten. Ebenso ist durch Bindegewebsmassage am Bein der Kopfbereich zu beeinflussen.
Erfahrungen haben gezeigt, dass durch die Bindegewebsmassage (wie auch bei jeder anderen Therapie) es sowohl zu einer segmentalen als auch punktförmig begrenzten Reizung einer oder mehrerer Zonen gleichzeitig kommt.

In Tabelle 1, Seite 32 wird eine Gegenüberstellung der verschiedenen Zonen vorgenommen. Was die Beschreibung der *Head*schen Zone angeht, vertreten die Lexikographen des Verlages von Urban & Schwarzenberg, München (Roche Lexikon Medizin) und des Verlages von Walter de Gruyter, Berlin (Pschyrembel Klinisches Wörterbuch) dieselbe Auffassung, dass Hyperästhesie und Hyperalgesie die Folge von Erkrankungen innerer Organe sind und sich über den viszerokutanen Reflex segmental via Spinalnerven ausbreiten.
Die *Head*sche Zone ist somit mit dem Dermatom identisch.

In diesem Buch wird allerdings stets darauf hingewiesen, dass Hyperästhesie und Hyperalgesie *auch* die Folge von **lokalen subkutanen Stoffwechselstörungen** – mit mannigfachen Ursachen – sein können (siehe hierzu: 2.5 Ursachen für die Entstehung von Bindegewebszonen, Seite 37 und 2.6 Entstehung und Entwicklung einer Bindegewebszone, Seite 39) und **nicht** an den Verlauf von Spinalnerven gebunden sind.

Stets findet Überraschung statt
da, wo man's nicht erwartet hat;
doch dass dieselbe überall
grad angenehm, ist nicht der Fall.
Gar oft erschreckt uns eine sehr
und eine andre noch viel mehr.

Wilhelm Busch (1832-1908)
aus "Hernach"

7. Wirkungen und Indikationen

Lernziel

Die Vorgänge, die zu den gewünschten Wirkungen führen, müssen so geläufig sein, dass sich Indikation und Kontraindikation von selbst ergeben.

7.1 Zusammenfassung Kapitel 7
- Wirkungen und Indikationen -

Es kann nicht häufig genug gesagt werden, dass es Wesen und Charakter der Bindegewebsmassage ist, alle Störungen in der Subcutis (Turgor, Narben, Adhäsionen und Sensibilitätsstörungen) zu beheben und so auch den Körper reflektorisch und global zu beeinflussen. Damit ist auch gesagt, dass nur eine ganzheitliche Betrachtungsweise zulässig ist. Eine selektive Reizung lediglich einzelner Stellen muss ein Stückwerk bleiben. So ist es logisch, dass bei der Besprechung der Wirkungen und Indikationen immer von einem allgemeinen Spannungsausgleich ausgegangen wird.

Je nach "Blickwinkel" des Behandlers werden bei der Beurteilung bzw. der Beschreibung der Reaktionen einmal mehr die lokalen oder örtlichen Wirkungen und ein anderes Mal die reflektorischen und wieder ein anderes Mal die allgemeinen Wirkungen im Vordergrund stehen. Eine exakte und genaue Voraussage über eine Wirkung ist nicht möglich, weil jede krankheitsauslösende Noxe und jeder Therapiereiz nervale und humorale Gegenregulationen im Organismus verursacht. Dabei sind Peripherie und Zentrum wechselseitig voneinander abhängig.

Bei der Besprechung der Indikationen fokusieren wir uns auf die Indikationen, bei denen SRT "Mittel der Wahl" ist. Zu denken ist hier an Erkrankungen unbekannter Genese, weil SRT keine Differentialdiagnose benötigt. Auch bei funktionellen Beschwerden ist SRT günstig, weil der SRT-Befund ausreicht, um eine gezielte Behandlung auszuführen. Ausgezeichnete Ergebnisse zeigen sich bei Phantomschmerzen, bei Sensibilitätsstörungen (z.B. bei PNP) und bei Narbenstörungen. Dadurch, dass die Erkenntnisse des zirkardianen Rhythmus in die SRT eingeflossen sind, werden auch bei der Vegetativen Dystonie sehr gute Reaktionen beobachtet.

Lang ist die Liste der Indikationen, bei den SRT eine "nur" unterstützende Bedeutung hat. Es sind die Patienten aus der Inneren Medizin, Orthopädie und Neurologie, bei denen der subcutane Befund ganz wichtig - aber eben nur temporär - behandelt wird und ansonsten andere Behandlungstechniken der Massage oder Krankengymnastik im Vordergrund stehen.

Zu den absoluten Kontraindikationen gehören die Patienten, welche am ganzen Körper kein Schneidegefühl aufweisen. Weiterhin können bei den Patienten, welche ein hohe Grundspannung und gleichzeitig adipöses Gewebe besitzen, keine SRT erhalten, weil dieses Gewebe nicht ermöglicht, die "Schneidefinger" in der richtigen Verschiebeschicht zu platzieren.

Natürlich ist SRT kontraindiziert bei Infektionskrankheiten, fieberhaften Zuständen und Tumoren, weil diese Zustände durch SRT nur aktiviert und verschlechtert werden. Zeitlich eingeschränkt sind Menstruation und Schwangerschaft. Während des akuten Schubs ist SRT bei Rheuma, Multipler Sklerose, Migräne und Asthma auszusetzen. Lokale Einschränkungen bestehen bei Leberflecken, Muttermalen, Hauterkrankungen, frischen Traumen, Verbrennungen sowie bei Röntgenbestrahlungen.

Als Abschluss des Kapitels sind ausgewählte Krankheitsbilder und deren umfassende Therapie ausführlich beschrieben.

7.2 Summary of Chapter 7

- Effects and indications -

It cannot be pointed out too often that the essential feature of connective tissue massage is the fact that it relieves all disorders in the subcutis (turgor, scarring, adhesions and disorders of sensitivity), and thus exerts a reflex and global influence on the body. This also means that the only way to look at the subject is a holistic one. Selective stimulation of only a few individual sites can only yield fragmented results. Hence it is logical, when discussing the effects and indications of this technique, always to assume that the aim is a general evening-out of tension.

Depending on the treater's standpoint, an assessment or description of the reactions will sometimes lay more stress on local or regional effects, sometimes on reflex ones, and at other times on general effects. It is not possible to make any exact or precise prediction of an effect, because every noxious factor triggering disease and every therapeutic stimulus gives rise to neural and humoral counter-regulation in the body. In this process, the periphery and the centre are mutually interdependent.

In our discussion of the indications, we focus on those indications for which SRT is the treatment of choice. These would include disorders of unknown cause, because SRT does not require any differential diagnosis. SRT is also useful in functional complaints, because the findings of the SRT examination are sufficient for the administration of targeted treatment. Excellent results are seen with phantom pains, sensitivity disorders (e.g. PNP), and in scar problems. Very good reactions are also seen in autonomic dystonia, due to the fact that knowledge of the circadian rhythm is incorporated into SRT.

The list of indications for which SRT is “only” of significance as a supportive therapy is a long one. It includes patients from the fields of internal medicine, orthopaedics and neurology, in whom the subcutaneous findings are very importantly - but only temporarily - treated by SRT, while other treatment techniques such as massage or physiotherapy play the principal role for the rest of the time.

An absolute contraindication is that of patients who do not feel any cutting sensation anywhere on the whole body. Patients showing high basal tension and simultaneously possessing adipose tissue may also not receive SRT, because adipose tissue does not permit the “cutting finger” to be placed in the correct displacement layer.

SRT is naturally also contraindicated in infectious diseases, febrile states and tumours, because these conditions are only activated and aggravated by SRT. Menstruation and pregnancy constitute temporary limitations. SRT should be avoided during acute exacerbations of rheumatism, multiple sclerosis, migraine or asthma. Local limitations include “liver-spots” and other naevi, skin disorders, recent trauma, burns and X-ray irradiation.

The chapter concludes with a detailed description of selected clinical syndromes and their comprehensive therapy.

7. Wirkungen

7.3 Allgemeines

Im allgemeinen Sprachgebrauch stellt die Wirkung das Resultat eines Vorgangs dar, während die Reaktion die Antwort auf einen gesetzten Reiz ist. Im medizinischen Sprachgebrauch existieren beide Begriffe gleichrangig nebeneinander, da es in der Medizin immer um das Resultat eines inneren oder äußeren Reizes auf den kranken Organismus geht. Von den nachfolgend beschriebenen positiven Wirkungen kann nur ausgegangen werden, wenn eine umfassende Normalisierung vorher bestehender Symptome weitgehend erreicht ist. Bei Teilergebnissen bzw. teilweisen Spannungsausgleichen können keine nachhaltigen Wirkungen erwartet werden. Die gelegentlich geäußerte Meinung, dass die isolierte Reizung einer Zone oder selektive Striche - die gerne als Spezialstriche bezeichnet werden - bereits eine vegetative Wirkung (vegetative Umstimmung) auslösen, ist unter diesem Gesichtspunkt **nicht** aufrechtzuerhalten. **Der menschliche Organismus reagiert nur dann auf einen gesetzten Reiz, wenn eine gewisse Reizgröße erreicht ist.**

Generell kann man die Wirkungen in örtliche, reflektorische und allgemeine Reaktionen einteilen. Diese Wirkungen treten bei allen (endogenen oder exogenen) Reizungen mit unterschiedlicher Qualität auf. Lediglich die Betrachtungsweise des Behandlers nimmt hier eine Unterteilung vor.
Die einzelnen Wirkungen beeinflussen sich untereinander, korrespondieren miteinander und lösen Gegenreaktionen im Organismus aus.
Zur Erklärung dieser Vorgänge können wir nur die uns bekannten Theorien für diese Beobachtungen heranziehen. Das lässt den Schluß zu, dass es auch Wirkungen gibt, die mit den derzeitigen Forschungsergebnissen und Hypothesen nicht zu analysieren sind.

Tabelle 12 Übersicht verschiedener Wirkungen und Reaktionen der Subcutanen Reflex Therapie

Wirkungen und Reaktionen der Bindegewebsmassage

Örtliche Wirkungen	Allgemeinwirkungen	Reflektorische Wirkungen
Subjektiv: Schneidegefühl schmerzlindernd	Vegetative Wirkungen	Mehrdurchblutung
Objektiv: Spannungsausgleich der Subcutis	Stoffwechsel-anregung	Organfunktionen
Hyperämie	Blutdruck	Muskeltonus
Quaddelbildung	Atmung	schmerzlindernd
Beseitigung von Bewegungs-einschränkungen	Schweißbildung	gelegentlich: für die Dauer des Reizes punktförmige Reaktionen
Beseitigung von Sensibilitäts-störungen	Psyche	

7.4 Örtliche Wirkungen

Dem Charakter und Wesen nach ist die Bindegewebsmassage eine Reflexzonentherapie, d. h. dass im Vordergrund die reflektorischen Wirkungen stehen. Dennoch werden für Patient und Behandler zunächst und oftmals signifikant örtliche Wirkungen ausgelöst. Sie werden in subjektive und objektive Veränderungen unterteilt.

7.4.1 Subjektives Schneidegefühl

Bei Anwendung des Zugreizes verspürt der Patient subjektiv ein klares und helles "Schneiden oder Ritzen". Das Schneidegefühl muss nach Beendigung des Zuges verschwinden. Ein Nachklingen oder das Empfinden eines leichten Stoßes ist unerwünscht. Die Praxis hat gezeigt, dass das Schneidegefühl der Ausdruck für die nervös reflektorische

Schaltung im Gewebe ist und daher immer angestrebt werden muss. Die gewünschten vegetativen Wirkungen setzen ein, wenn alle Körperabschnitte ein Schneidegefühl zeigen.
Warum tritt ein Schneidegefühl ein? Der Grund liegt darin, dass jeder mechanische Zugreiz - sobald er die Verschiebegrenze der Subkutis überschreitet – bei jedem Menschen ein Schneiden auslöst. Diese tangentiale Reiztechnik wird als Reizung *des* subkutanen Bindegewebes verstanden. Nur sie löst die immer wieder beschriebenen reflektorischen und vegetativen Wirkungen aus. Bei einer Reizung innerhalb der Verschiebegrenze, z. B. bei Zirkelfriktionen der Klassischen Massage, tritt kein Schneidegefühl auf. Es erfolgt eine Reizung *im* Bindegewebe und nur eine örtliche Stoffwechselanregung.
Die unterschiedlichen Regionen zeigen ein unterschiedliches Schneidegefühl. So ist z. B. an den Innenseiten der Oberschenkel und der Oberarme sowie am Bauch das Schneidegefühl wesentlich stärker als an den Händen und Füßen. Der Grund liegt darin, dass die Rezeptoren für sensible Empfindungen und Schmerzen an den verschiedenen Körperstellen Unterschiede in Quantität und Qualität aufweisen und evtl. oberflächlicher oder tiefer liegen.

7.4.2 „Wachschneiden“

Im Rahmen der Bindegewebsmassage beobachten wir, dass, aus zunächst unerfindlichen Gründen, in einem behandlungswürdigen Abschnitt der Patient nicht das subjektive Schneidegefühl spürt.
Erst nach einigen Wiederholungen des therapeutischen Zugreizes gibt der Patient dann ein Schneidegefühl an. Umgangssprachlich sprechen wir davon, dass kein vegetativer Anschluss besteht und das Gewebe wachgeschnitten werden muß.
Erklärungsversuch: Tatsächlich besteht eine enge Verknüpfung der in der Subcutis gelegenen Druckrezeptoren und der Nozizeptoren zu den vegetativen Zentren im Hirnstamm und Hypothalamus. Wahrscheinlich auch zum limbischen System sowie zu den subkortikalen Zentren der Motorik. Ein Reiz dieser Rezeptoren löst das Schneidegefühl aus.

Dieses Schneidegefühl kommt aber dann nicht zustande, wenn die Rezeptoren (Druckrezeptoren und Nozizeptoren) nicht genügend Sauerstoff für ihre Funktion erhalten. Erst durch eine **Wiederholung des tangentialen Zugreizes und der daraus folgenden Hyperämie**, reagiert das Gewebe wieder normal.
Mitunter ist es erforderlich, dass der Zugreiz dort beginnt, **wo es zuletzt noch geschnitten hat**.

In hartnäckigen Fällen aber wird es notwendig sein**, mit der Hauttechnik an der Achselhöhle oder an der Leistengegend** zu beginnen.

7.4.3 Schmerzlinderung

Durch die Bindegewebsmassage kommt es zu einer Schmerzreduzierung bzw. -linderung. Diese allgemein gehaltene Feststellung hängt natürlich von der Pathogenese bzw. der Ursache des Schmerzes ab.
Spontan sind Schmerzbeeinflussungen immer im Rahmen der Entstörung von Narben und bei Behandlungen von Sensibilitätsstörungen zu beobachten. Mitunter sind bei Phantomschmerzen oder schmerzhaften Berührungsempfindlichkeiten die Ergebnisse geradezu spektakulär zu nennen. In Zusammenhang mit der Beseitigung von Adhäsionen sprechen Patienten auch von einem freien Bewegungsgefühl ohne Schmerzen.
Gelegentlich erklären Patienten, dass sie z.B. zwar wegen einem LWS-Syndrom zur Therapie kamen, aber dass sie mit Freuden registrieren konnten, dass die bestehenden Magenschmerzen inzwischen nur noch gelegentlich auftreten.

7.4.4 Objektive Spannungsveränderungen der Subcutis

Eines der interessantesten Phänomene der Bindegewebsmassage ist, wenn sich unmittelbar nach einer Reizung der Turgor der Subkutis verändert. In der Regel geschieht dies spontan und ist nicht auf die Subkutis begrenzt, sondern zeigt sich auch in der Muskulatur. Bei der Entscheidung, welche Zone gereizt werden muß, ist der ganze Körper zu betrachten.
Man geht davon aus, dass der ganze Körper eines jeden Menschen, einer gewissen Grundspannung unterliegt und dass es innerhalb dieser Grundspannung zu einer Spannungs- oder Energieverschiebung kommt und dass die einzelnen Zonen untereinander korrespondieren.

Das Behandlungsprinzip bleibt immer gleich:
Durch die Reizung in den unterspannten Gewebsschichten ist ein Abfluss des erhöhten Energiepotentials zu erreichen.

Was die Reizstellen zur Erreichung eines Spannungsausgleiches der Subkutis anbelangt, so muss gesagt werden, dass diese sowohl an der Schmerzstelle selbst als auch in spiegelbildlichen Arealen und nicht zuletzt weit von der Prädilektionsstelle entfernt liegen können.

Noch ein Wort zur „schlaffen Bauchdecke“ bei Frauen nach Schwangerschaften und Patienten nach extremer Gewichtsreduzierung: Dass sich im Bereich des Bauches die Hautfalte weit abziehen lässt, ist die Folge irreversibler Überdehnung der Fasern und Fibrillen von Haut und Subkutis. Ein Spannungsausgleich mittels Bindegewebsmassage kann hier nur bewirken, dass der Turgor der Subkutis erhöht wird, nicht aber dass die überdehnten Gewebe in ihre ursprüngliche Länge und Größe zurückversetzt werden.
Das Behandlungsziel (bei diesen Patienten) ist also nicht, die Überdehnungen im Bauchbereich zu normalisieren. Der Bauch ist lediglich Applikationsort. Für das Behandlungsergebnis ist wichtig, dass sich die Beschwerden des Patienten (evtl. an weit entfernter Stelle) zurückgebildet haben.

7.4.5 Sichtbare Hautreaktionen

Die sichtbaren Hautreaktionen hängen einerseits von der Spannung in Haut und Subcutis und andererseits von der vegetativen Reaktionslage des Patienten ab. Die Stärke der Hautreaktion sagt nichts über die allgemeine Wirksamkeit auf Organe und Gelenke aus.
Im Bereich der Strichführung kann es zu ausgedehnten Hautreaktionen kommen. In der Regel erscheint ein roter Strich (Dermographia rubra) 2 Sec. nach Beendigung des Zuges, der 2 Sec. verbleibt und nach weiteren 2 Sec. wieder abklingt.

Ein Gefäßspasmus stellt sich so dar, dass der "rote Strich" von einem "weißen Strich" (Dermographia alba) eingerahmt ist. Mitunter zeigt sich eine Quaddelbildung (Dermographia elevata) im Verlauf des Bindegewebsstriches. Die Quaddelbildung wird nicht bei allen Patienten beobachtet. Sie hat mit der später zu erwartenden Wirkung nichts gemein und besagt lediglich, dass das Gewebshormon Histamin im Sinne eines allergischen Reizes vermehrt produziert wird.
Sehr selten wird von Behandlern berichtet, dass die bei der ersten Behandlung aufgetretenen Hautreaktionen bei Auslösung eines Striches anlässlich der zweiten Behandlung wieder sichtbar wurden.

7.4.6 Beseitigung von Verklebungen

Mit der Subkutanen Petrissage der Bindegewebsmassage bzw. der Subcutanen Reflex Therapie lösen wir Verklebungen zwischen Subkutis und Muskelfaszie, wodurch es zur besseren und freien Bewegung und vor allen Dingen zu einer Verbesserung der Trophik kommt. Natürlich wirken auch diese veränderten Gewebsverhältnisse reflektorisch auf die angeschlossenen Organe und Gelenke.

7.4.7 Behandlung von Sensibilitätstörungen

Zunächst muss man davon ausgehen, dass die für die Sensibilität verantwortlichen Rezeptoren, welche sind Nozizeptoren und Vibrations- und Druckrezeptoren (Vater-Pacini-Körperchen) zu den sehr schnell adaptierenden Rezeptoren gehören. Die Reizleitung und der schnelle axonale Transport hängt vom umgebenden Stoffwechsel und besonders von einer ausreichenden Zufuhr von Sauerstoff ab.
Energieumsatz und Fließgleichgewicht des Stoffwechsels zwischen den Flüssigkeitsräumen beruhen auf dem Abbau der mit der Nahrung und der Atmung zugeführten Nährstoffe und Gase. Dabei unterscheidet man zwischen Mechanismen des aktiven und passiven Stofftransportes durch Membrane. Der aktive Transport eines Stoffes ist an die Zellmembran gebunden und erfolgt nur in einer Richtung. Er benötigt Energie. Der passive Transport von Stoffen und Flüssigkeiten beruht auf Diffusion, Osmose und Filtration.

Der Stoffwechsel muss aber nicht nur "fließen", er benötigt auch Sauerstoff. Es hat sich nämlich gezeigt, dass durch Sauerstoffmangel - oder Gifte, die in den Energiestoffwechsel eingreifen - der Spiegel des ATP im Axon auf etwa die Hälfte gesenkt wird und dadurch der schnelle axonale Transport blockiert wird. Die Blockade ist bei Wiederherstellung der Energieversorgung schnell reversibel. So beobachtet man bei einer Reihe von Neuropathien, dass das distale Axon funktionsfähig wird und Sensibilitätsstörungen verschwinden. Die Tatsache, dass diese Zustände reversibel sind, lässt den Schluss zu, dass am Zellkörper zunächst keine pathologischen Erscheinungen sichtbar werden. Vielmehr haben Bedingungen, die den Energiestoffwechsel der Axone beeinträchtigen, den axonalen Transport gestört.

Erschwerend für eine Therapie kann sein, wenn infolge des Grundleidens mit rezidivierenden Verlaufsformen vermehrt Fibrin sich dort ablagert und es zu Adhäsionen kommt.

ATP-Spiegel = Adenosin-Tri-Phosphorsäure = Der wichtigste Energiespeicher und Energieüberträger des Intermediärstoffwechsels

Vorstellbar ist auch, dass ein dichter rigider Kranz um die Zone den Flüssigkeitshaushalt staut und damit den Elektrolythaushalt beeinträchtigt. Im subkutanen Stoffwechsel kommt es zu einer Veränderung des pH-Wertes im Sinne einer Acidose, so dass Dysästhesien entstehen.

Wie kann man sich jetzt die Therapie vorstellen?

Durch den mechanischen tangentialen Zugreiz der Bindegewebsmassage kommt es zu einer örtlichen Kapillardilatation und Kapillarisation. Auch wird gelegentlich eine Dermographia elevata beobachtet, die darauf schließen lässt, dass auch Histamin und Azetylcholin aktiviert werden. Diese humoralen und hormonellen Veränderungen des Hautstoffwechsels treten regelmäßig auf.
Die Stoffwechselveränderungen müssen demnach ursächlich für die verbesserte elektrische Membranleitfähigkeit der Rezeptoren und des reversiblen schnellen axonalen Transportes angesehen werden.

Auf eine einfache Formel gebracht kann man sagen, dass bei der Therapie von Empfindungsstörungen zwei Momente wirksam werden:

> Durch unseren tangentialen Zugreiz kommt es zur Kapillarisation, Kapillardilatation und damit zu einer Durchblutungsverbesserung. Dies bewirkt unmittelbar eine Sauerstoffanreicherung und damit einen schnellen axonalen Transport.
>
> Durch den mechanischen Reiz wird der undurchlässige Ring um die gestörte Zone „gesprengt", so dass ein Stoffwechselaustausch aufgrund der Kräfte von Diffusion, Osmose und Filtration erfolgen kann.

7.4.8 Entstörung von Narben

Was tatsächlich im subcutanen Stoffwechsel geschieht, wenn eine Narbe entstört wird, ist nur zum Teil mit dem Elektrolythaushalt und den damit verbundenen metabolischen Verhältnissen umschrieben. Es müssen noch nicht genau definierte Energiebahnen sein, die reaktiviert werden. Im Übrigen verweise ich gerne auf die Erklärungen der Wirkungsmechanismen bei Sensibilitätsstörungen, die sicher in vielen Teilbereichen analog anwendbar sind.

7.5 Reflektorische Wirkungen auf Organe

Mit dem Spannungsausgleich beobachten wir parallel verlaufende Organreaktionen. Zu den reflektorischen Wirkungen zählen neben Reaktionen auf Organe, Gefäße, Gelenke und Muskeln auch Schmerzreduzierungen an entfernten Stellen und die gelegentlich beobachtete Reaktion, dass ein entferntes Areal im Sinne eines punktförmigen Schmerzes vorübergehend mitschwingt. Alle Funktionen des Körpers können beeinflusst werden.

Aufgrund der Tatsache,
dass Organfunktionen auf Bindegewebsmassage spontan reagieren,
können Fehlreaktionen frühzeitig erkannt und beseitigt werden.

Die reflektorischen Reaktionen laufen spontan ab. Dies ist mit der Geschwindigkeit der Reizleitung der peripheren Nerven von 123 m/sec. zu erklären. Die Subcutane Reflex Therapie beeinflusst die Funktion der Organe, indem ein unspezifischer Reiz über das subkutane Bindegewebe auf die inneren Organe ausgelöst wird. Eine jahrelange Praxis hat gezeigt, dass Organstörungen durch Subcutane Reflex Therapie zu beeinflussen sind. Akute Magenkrämpfe und Gallenkoliken konnten wiederholt sofort beseitigt werden.
Wie ist dies zu erklären? Meine Feststellungen gehen dahin, dass nur die uns zugänglichen Gewebe - wie Haut, Subkutis, Muskulatur, Periost und Lymphe - mit speziellen Techniken unmittelbar und gezielt beeinflusst werden können. Alle übrigen Gewebe, Organe und Organsysteme reagieren mittelbar und reflektorisch.

In der Pathogenese kann nach meinen Überlegungen ein krankheitsunterhaltender Ablauf nur funktionieren, weil der Körper immer die gleichen gebahnten Reizwege benutzt. So kann es durch ständige Wiederholung kleinster Reize zu einer funktionellen Störung und später zu einer manifesten Organerkrankung kommen. Der subcutane Befund zeigt einen veränderten Turgor.

In der Therapie verlassen wir den pathologischen Reizweg und bahnen einen neuen Reizweg: Zukünftig werden Gebiete oder Zonen mit einem verminderten Turgor gereizt. Vom allgemeinen Spannungsausgleich partizipieren gleichzeitig auch das Vegetative Nervensystem und das Immunsystem. Die Selbstheilungskräfte des Körpers beginnen ihre Arbeit.

Für eine erfolgreiche Therapie ist immer der richtige Behandlungsaufbau entscheidend. **Ebenso wie Beschwerden gemildert oder gebessert werden, können auch schlummernde oder latent bestehende Zustände durch falsch platzierte Reize aufflammen und in eine akute Phase treten.**
Am Beispiel der Herzbeschwerden wollen wir versuchen dies noch näher zu verdeutlichen. So weiß man, dass Herzschmerzen nicht immer durch örtliche Entzündungen, Klappenerkrankungen, Durchblutungsstörungen der Herzkranzgefäße entstehen, sondern auch - wie beim Roemheldschen Syndrom - in einer zu großen Gasbildung bei der Verdauung oder in anderen Ursachen (z. B. seelischen) zu suchen sind. Es ist deshalb falsch, bei Herzschmerzen - gleich welcher Genese - immer nach dem gleichen Behandlungsaufbau vorzugehen und die gleiche Technik durchzuführen.

Einfache Denk- und Erklärungsmuster für Reizabläufe bei den Therapien sind suspekt, weil **jede krankheitsauslösende Noxe und jeder Therapiereiz nervale und humorale Gegenregulationen im Organismus auslösen. Peripherie und Zentrum sind dabei wechselseitig voneinander abhängig.**

Es lässt sich wenigstens so viel sagen, dass die Organbeeinflussung nicht durch einen gezielten Einzelreiz zustande kommt, sondern durch die Beeinflussung des vegetativen Nervensystems und des Immunsystem
Ob nun eine reflektorische Wirkung positiv oder negativ verlaufen ist, kann in den meisten Fällen spontan beurteilt werden. Nicht selten aber treten Reaktionen erst nach der Behandlung auf, die nicht eindeutig positiv oder negativ einzuordnen sind. Ein häufig gewähltes Beispiel sind Menstruationsbeschwerden. Treten bei einer Amenorrhoebehandlung wieder Blutungen auf, so kann die positive Wirkung abschließend erst gewertet werden, wenn die nächste Regel normal ist. Das Einsetzen von Regelblutungen unmittelbar nach der Behandlung kann auch eine Störung bedeuten.

7.6 Allgemeinwirkungen

Durch die Bindegewebsmassage kommt es zu Allgemeinwirkungen. Die allgemeine Beeinflussung des Organismus zeigt sich in Veränderungen von Blutdruck , Puls, Atmung und Stoffwechsel.

7.6.1 Wie kommt es zu dieser Allgemeinwirkung?

Ständig beeinflussen zahlreiche exogene und endogene Reize den Körper. Diese Impulse werden über verschiedene Nervenbahnen weitergeleitet, umgeschaltet und können sich in den Relaisstationen gegenseitig beeinflussen. Diese Stationen liegen im Rückenmark und im Thalamus. Die Impulse gelangen allmählich zur Großhirnrinde, wo sie durch einen noch unbekannten Mechanismus bewusst werden. Gleichzeitig mit der Reizsetzung erreichen Impulse das vegetative Zentrum und das Immunsystem und beeinflussen von dort alle Funktionen des Organismus.

7.6.2 Ablauf der vegetativen Organreaktionen

Der physiologische Ablauf der vegetativen Organfunktionen verläuft in Phasen. Im Falle einer positiven Wirkung der Bindegewebsmassage kommt es erfahrungsgemäß nach ca. 4 Stunden zu einer Organreaktion. Diese Reaktion dauert ca. 2 Stunden an. Nach weiteren 2 Stunden folgt ein Stadium, in dem der Patient müde und abgeschlagen ist und in aller Regel in einen tiefen Schlaf verfällt. Die geschilderte Reaktion wird um so heftiger ausfallen, je größer die Insuffizienz der Organfunktion von chronischen Krankheiten bei unklarer Genese ist.

Den weiteren Verlauf der Organfunktionen zeigt die Graphik. Sie lässt auch erkennen, dass frühestens 24 Stunden nach der Behandlung eine erneute Therapie erfolgen kann.

Negative Organreaktionen zeigen sich in der Weise, dass vom Zeitpunkt der Behandlung an - von geringen Schwankungen abgesehen - Reaktionen im Sinne einer akuten Symptomatik ablaufen.
Die ersten Anzeichen vegetativer Reaktionen sind durch die Schweißbildung sichtbar. Weitere vegetative Reaktionen zeigen sich in der Beeinflussung von Atmung, Blutdruck und Stoffwechsel. Diese und andere vegetative Wirkungen sind nur unter gewissen Voraussetzungen zu erreichen. Hierzu gehört der subkutane Spannungsausgleich und dass im günstigsten Falle die Behandlung kurz vor der Umschaltphase erfolgt. Die sofortige Wirkung und das dabei zu beobachtende komplexe Geschehen deuten darauf hin, dass gleichzeitig über vegetative Fasern die Hormonausschüttung gesteigert wird und ebenfalls Fermente (Enzyme) vermehrt freigesetzt werden.

Besser als jeder Computer werden die Regeltechniken der Temperatur, Blutzusammensetzung, Atmung, Verdauung und der zelluläre

Stoffwechsel bzw. Oxydationsvorgänge der Zellen gesteuert. Ist der Mensch gesund, funktionieren alle diese Vorgänge unbewusst und unmerklich. In erster Linie sind diese Vorgänge oder Mechanismen und die daraus resultierenden körpereigenen Abwehrkräfte - bei sonst gesundem Organismus - in der Lage, Fehlreaktionen des Körpers selbst zu beheben und so die Heilung herbeizuführen. Nur bei Störung dieses Systems ist das Eingreifen eines Arztes bzw. eines Therapeuten notwendig.

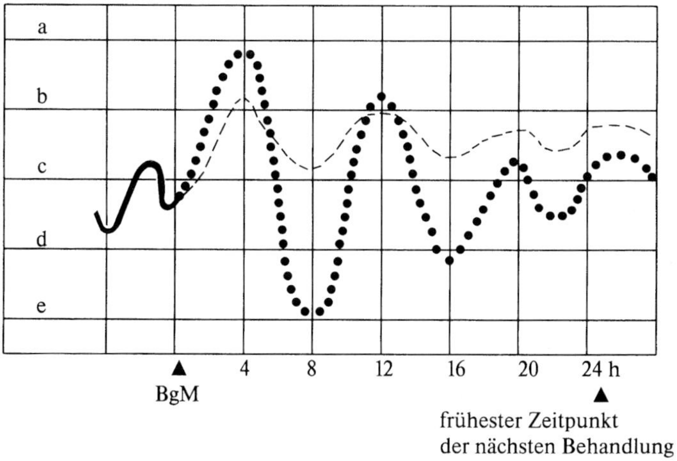

Abb. 70 Ablauf der vegetativen Organfunktionen

_______ Organfunktion vor der Behandlung
. . . . positive Organreaktion
- - - - - - negative Organreaktion
a akute (kolikartige) Organrektion
b beschleunigte Organfunktion
c normale unauffällige Organfunktion
d verlangsamte Organfunktion
e keine Organfunktion

Die Reaktionen und Wirkungen sind nicht auf ein Segment begrenzt.
Während die Erregungsausbreitung der Spinalnerven streng lokalisiert erfolgt,
kommt es im vegetativen Nervensystem zu einer ausstrahlenden Ausbreitung.

Rein theoretisch betrachtet, ist beim völlig gesunden Menschen der subkutane Turgor am ganzen Körper - von physiologischen Unterschieden abgesehen - von gleichmäßiger Spannung. Jahrelange Beobachtungen lassen den Schluss zu, dass gleichzeitig auch eine Ausgeglichenheit oder Harmonie des vegetativen Nervensystems besteht. Dementsprechend ist bei einer Erkrankung eine Rückführung zum Spannungsausgleich der Subkutis die wichtigste Therapieforderung. Etwas gewagt (aber dennoch richtig) ist die Schlussfolgerung, dass die Bindegewebsmassage zur Neuraltherapie zählt, weil es unmittelbar zu einer Beeinflussung des vegetativen Nervensystems kommt.
Die Beeinflussung von Sympathikus und Parasympathikus in ihrer Gesamtheit als vegetatives oder autonomes Nervensystem durch die verschiedenen Therapien ist grundsätzlich möglich. Allerdings geschieht dies nicht in der Weise, dass selektiv der Sympathikus oder wahlweise der Parasympathikus gereizt wird. Eine Beeinflussung des vegetativen Nervensystems hat stets eine Kettenreaktion des hormonellen Systems zur Folge.

7.6.3 Psychische Reaktionen

Im Rahmen schulmedizinischer Therapien wurde noch vor Jahren bevorzugt von objektiven Kriterien gesprochen und psychische Reaktionen als ein unberechenbares Symptom notwendigerweise hingenommen. Durch die Entwicklung der Psychosomatischen Medizin haben sich diese Erkenntnisse grundlegend geändert. Lediglich im Bereich der Pharmazie erhebt man noch den Anspruch der Wissenschaftlichkeit, indem im Blind- und Doppelblindversuch (also unter Ausschaltung psychischer Faktoren) die Wirkung der einzelnen Medikamente getestet wird.
Gleiche Kriterien auf die Massage angewandt sind undenkbar, da jede Massage vom taktilen Reiz und dem Wissen, der Fertigkeit, dem Engagement und der Persönlichkeit des Behandlers lebt.
Bei der Bindegewebsmassage ist gelegentlich zu beobachten, dass während oder nach der Behandlung der Patient eine psychische Veränderung erfährt. Zu diesen Reaktionen zählen Zufriedenheit, Trauer, Freude und Glück. Der Patient kann traurig und depressiv bzw. ohne andere äußere Gründe nervös und unruhig werden oder zu lachen beginnen. Es ist selbstverständlich, dass die Behandlung erst abgeschlossen ist, wenn der Patient seine Ausgeglichenheit wieder erreicht hat. Eigenständige Bindegewebszonen, die psychische Reaktionen auslösen, sind nicht bekannt. Fest steht jedoch, dass psychische Belastungen die bestehenden Symptome verstärken.

Es erhebt sich die Frage, ob diese psychischen Reaktionen im Rahmen der Bindegewebsmassage nicht unerwünscht sind. Betrachten wir namhafte Ärzte und Heiler, so stellen wir fest, dass stets die ganze Persönlichkeit des Patienten für die Heilung entscheidend war. Von PRIESSNITZ z. B. wissen wir, dass er nur Patienten behandelt hat, die nicht an seiner Therapie und seinem methodischen Vorgehen zweifelten. Und wie steht es mit den Heilungen der Bibel? Eine Analyse der Wunderheilungen der Bibel ergibt, dass die Heilung körperlicher Krankheiten in erster Linie von einem starken Glauben und einer gleichzeitigen Aufhebung bzw. Lösung seelischer Spannungen begleitet war. Mit der Heilung war immer eine Änderung der Lebensweise verbunden. Diese Beispiele zeigen, dass Krankheit und Gesundheit bzw. die Heilung von einer Krankheit sehr eng mit Leib, Seele und Geist verknüpft ist. Es kann somit gesagt werden, dass unter bewusster Einbeziehung von Geist und Seele ein rascher Therapieerfolg erreicht wird.
Welche Konsequenzen hat dies für die Bindegewebsmassage? Der Patient sollte bewusster in den Heilungsprozeß einbezogen werden, indem ihm die Entstehung der Krankheit und die Wirkungsmechanismen der Therapie erläutert werden.

7.7 Dauer der Wirkungen

Die zuvor beschriebenen Wirkungen und Reaktionen können als Spontanreaktionen während der eigentlichen Behandlung und der Nachruhe oder auch als humorale Spätreaktionen auftreten. Die Spätreaktionen erscheinen frühestens 20 Minuten nach der Behandlung oder in Ausnahmefällen erst nach 2 Stunden. In der Regel kann man davon ausgehen, dass 24 Stunden nach der Behandlung alle zu erwartenden Wirkungen erloschen sind und eine erneute Behandlung erfolgen kann. In der Intensität der aufgetretenen Reaktionen ist bei den Spätreaktionen eine deutlich abgeschwächte Verlaufsform zu beobachten. Erscheinungsform und Dauer ist von Patient zu Patient verschieden. Mit Fortschreiten der Behandlung nimmt die Dauer des Spannungsausgleiches zu.
Wie lange ein Spannungsausgleich anhält, hängt von vielen Faktoren ab, da mit der Bindegewebsmassage gleichzeitig eine Reihe von Reizen auf den Organismus einströmen, die die Wirkung verstärken, unbeeinflusst lassen oder aufheben können. Hierzu zählen:

7.7.1 Der Patient und seine Krankheit

- derzeitige Krankheit und ihre Symptomatik
- Stadium (akut oder chronisch) und Verlauf
- Anamnese
- Medikamente und Therapien
- Uhrzeit und Reaktionslage
- Allgemeinzustand und vegetative Konstitution
- Soziales Engagement

7.7.2 Der Behandler / die Behandlung

- Dauer und Intensität der Einzelbehandlung
- Behandlungsaufbau und Auswahl der Griffe
- Anzahl der Sitzungen
- Behandlungsfreier Intervall zwischen den Behandlungen
- Kombinationstherapie
- Zusätzliche Behandlungen
- Persönlichkeit des Behandlers
- Atmosphäre der Behandlungsräume

7.7.3 Das Patientenumfeld

- Ernährung
- Kleidung, Schuhe
- Wohnung
- Familiäre Unterstützung
- Hobby und Sport
- Geographische und klimatische Einflüsse
- Berufliche Tätigkeit

7.8 Indikationen

7.8.1 Allgemeines

Wie bei jedem Behandlungsverfahren, so gibt es auch bei der Bindegewebsmassage Indikationen, bei denen besondere Erfolge erzielt werden, während bei anderen Krankheitszuständen wieder andere Therapien günstigere Ergebnisse zeigen. Nicht zuletzt wird jedes Behandlungsergebnis abhängig davon, dass Patient, Arzt und Physiotherapeut eine Einheit bilden und jeder vertrauensvoll in gegenseitiger Achtung tätig ist.

7.8.2 Kritische Anmerkungen bei der Verordnung von Bindegewebsmassage

Was das Indikationsgebiet der Bindegewebsmassage anbelangt, so gehen Anspruch und Realität im Berufsalltag weit auseinander. Obwohl die Bindegewebsmassage bei fast allen Patienten in einer Praxis für Physikalische Therapie indiziert wäre, kommt sie nur selten zur Anwendung. Dies hat zahlreiche Gründe, von denen ich zwei herausgreifen möchte.
Die Begründerin der Bindegewebsmassage, Frau DICKE, hatte ihre ersten Erfolge bei Durchblutungsstörungen und Erkrankungen innerer Organe. Verständlich ist daher, dass die Behandler das Einsatzgebiet für Bindegewebsmassage schwerpunktmäßig im Bereich der inneren Medizin sahen. Die behandelnden Ärzte aus diesem Fachbereich erkennen leider bis auf den heutigen Tag häufig die Notwendigkeit und den gezielten Einsatz dieser Therapie nicht. Anders hingegen ist bei den Orthopäden eine besondere Beziehung zur Physikalischen Therapie zu beobachten, wo die Bindegewebsmassage ihren festen Platz in der Verordnung einnimmt.
Ein anderer Grund sei hier noch erwähnt. Leider gibt es immer noch Behandler, die starr am System des Kleinen Aufbaus festhalten. Hier sind die Kolleginnen und Kollegen angesprochen, die bei allen Erkrankungen - unabhängig von Stadium und Genese - stereotyp die gleiche Aufbaufolge wählen und dadurch (verständlicherweise) einigen Patienten nicht helfen sondern eher schaden. Es liegt auf der Hand, dass die Bindegewebsmassage hierdurch in Misskredit gerät und die verordneten Ärzte von einer Verschreibung absehen.

7.8.3 Indikationen, bei denen SRT "Mittel der Wahl" ist

Unter dem "Mittel der Wahl" versteht man ein Behandlungsverfahren, das sich bei bestimmten Krankheiten über Jahre hinaus als besonders wirkungsvoll erwiesen hat.
Hierzu gehören:
- Erkrankungen unbekannter Genese
- Ziehen und Brennen der Beine
- Leibschmerzen
- Funktionelle Beschwerden
- Vegetative Dystonie
- Sensibilitätsstörungen
- Missempfindungen
- Narben
- Phantomschmerzen

Betrachtet man diese Krankheitsbilder, so fällt auf, dass unspezifische Symptome mit einer starken vegetativen Komponente vorherrschend sind. Die Einzelsymptome sind meist funktioneller Natur, bei denen noch keine organische Manifestation vorliegt und die deshalb mit der klinischen Diagnostik schwer einzuordnen sind. Mit Röntgen und labortechnischen Verfahren sind diese Zustände oft nicht zu erfassen, obwohl sie den Patienten subjetiv größte Schwierigkeiten bereiten.
Die nächste große Gruppe sind die Patienten, bei denen auf Grund von Stoffwechselstörungen in der Subcutis Sensibilitätsstörungen bestehen. Der Umgang mit diesen Patienten lehrt, dass sie gegen "normale" Behandlungen therapieresistent sind und nur eine individuelle Therapie helfen kann.
Warum ist hier Subcutane Reflex Therapie erfolgreich einzusetzen?
Das Behandlungsresultat ist günstig, weil Subcutane Reflex Therapie
- keine exakte Diagnose für die Ausführung benötigt, sondern sich am Befund orientiert und diesen normalisiert
- den ganzen Körper befundet und sich nicht nur auf eine oder mehrere Organzonen konzentriert
- durch die Art der Reiztechnik vegetative Wirkungen auslöst, zumal die geschilderten Krankheitsbilder alle eine starke vegetative Komponente besitzen
- durch die umfassende Therapie auch Störungen behebt, deren Zusammenhang mit dem aktuellen Krankheitsgeschehen nicht zu erkennen ist oder nur flüchtig bestanden hat.

Betrifft den Einsatz der
Subcutanen Reflex Therapie:

Aus jahrelangen persönlichen Erfahrungen
resultiert die Forderung, dass ***bei jedem Patienten***
– gleichwohl welche ärzliche Verordnung vorliegt –
zu Beginn einer Behandlungsserie
eine umfassende subkutane Befunderhebung
durchgeführt wird und evtl.
therapeutische Konsequenzen erfolgen müssen.

Tabelle 13 Überblick über Indikationen und Kontraindikationen der Bindegewebsmassage

Indikationen

„Mittel der Wahl“

- Vegetative Dystonie
- Funktionelle Beschwerden
- Phantomschmerzen
- Narben

- Sensibilitätsbeschwerden
- Missempfindungen

- Erkrankungen unbekannter Genese nach gründlicher ärztlicher Untersuchung

Unterstützende Funktionen

- Organerkrankungen
- Apoplexie
- Polyneuropathie
- Menstruationsstörungen

- HWS-Syndrom
- LWS-Syndrom
- Rheuma
- Arthrose
- Durchblutungsstörungen
- Migräne

- Nachbehandl. nach Traumen
- Versteifungen
- Kontrakturen
- Bewegungsstörungen

Kontraindikationen

Eingeschränkte Kontraindikation

zeitlich

- Menstruation
- Schwangerschaft
- Während des akuten Schubes bei Rheuma, Multipler Sklerose, Migräne, Asthma

lokal

- Leberfleck
- Ausgedehntes Muttermal
- Hauterkrankungen
- Traumen
- Varizen
- Verbrennungen
- Röntgenbestrahlungen

Absolute Kontraindikation

- Schneidegefühl fehlt am ganzen Körper
- Adipositas und gleichzeitige hohe Hautspannung

- Infektionskrankheit
- Fieber
- Tumore
- Carzinome

7.8.4 Krankheitsentwicklung und Therapieeinsatz

Nach einer umfangreichen Befunderhebung fällt es meistens nicht schwer, einen allgemeinen oder gezielten Therapieplan zu erstellen. Oft ruht die Therapie auf zwei Säulen:
Zum einen geht es darum, durch eine Stärkung des Immunsystems die Selbstheilungskräfte des Organismus zu unterstützen. Zum anderen sollen lokale umschriebene Erkrankungen durch spezifische Therapien geheilt werden.
Es gilt einerseits, den Stellenwert der Bindegewebsmassage bzw. der Subcutanen Reflex Therapie im Gesamttherapieplan realistisch zu beurteilen. Andererseits ist es erforderlich, auf Krankheitsentstehung und auf deren Verlauf, stets ein Auge zu richten, um den richtigen Zeitpunkt für einen Therapieeinsatz zu bestimmen.

Etwas mehr Probleme bereitet der Umstand, wenn der Patient zu lange seinen Selbstheilungskräften vertraute und erst dann einen Arzt oder Therapeuten aufsucht, wenn die Kranheit längst in eine chronische Phase getreten ist.

7.9 Ausgewählte Krankheitsbilder

7.9.1 Krankheitsbild Migräne

Unter Migräne verstehen wir anfallsweise auftretende Kopfschmerzen, die stunden- bis tagelang anhalten können und von schwersten Allgemeinstörungen mit Erbrechen und Sehstörungen begleitet sind.

Als Ursache der Migräneanfälle werden generelle vegetative Krisen angenommen, in deren Folge Störungen von Magen, Leber, Darm, Niere, Herz und Kreislauf auftreten. Auch Veränderungen im Bereich der Halswirbelsäule, Entzündungen der Stirn- und Kieferhöhle sowie Zahn- und Kieferschäden können ursächlich verantwortlich sein. Bei Frauen muss man zusätzlich an Störungen im Hormonhaushalt denken. Es wird nicht selten eine Häufung von depressiven Syndromen und auch endogenen Depressionen beobachtet.

Auslösende Faktoren sind Wettereinfluss, Schlafentzug, Überarbeitung und bestimmte Lebens- bzw. Genußmittel (Schokolade, Käse, bestimmte Gewürze, Alkohol und Nikotin). Die genaue Ursache und der Verlauf eines Migräneanfalls sind bis heute noch weitgehend unbekannt.

Untersuchungen haben ergeben, dass es während des Anfalls zu einer kurzzeitigen Konstriktion und anschließend zur Dilatation der Arteria carotis externa und interna kommt. Da während des Anfalls Wasser im Körpergewebe zurückgehalten wird, stellt sich häufig nach dem Anfall ein verstärkter Harndrang ein.

Aus der Schilderung der Ursachen wird deutlich, dass die Ernährung eine wichtige Rolle spielt. Nahrungs- und Flüssigkeitsaufnahme am Abend sollten nicht zu umfangreich sein. Der Magen darf nicht überlastet werden. Zu meiden sind vor allem die stark säurebildenden Lebensmittel. Oder umgekehrt, sollen stark basenbildenden Nahrungsmittel bevorzugt werden. In diesem Zusammenhang verweise ich gerne auf den Beitrag

unter 8.5 pH-Wert (im Anhang, S. 241).

Zur genauen Feststellung der auslösenden Faktoren der Migräne ist ein Tagebuch zu führen, das nach einem Zeitraum von 3 bis 6 Monaten auszuwerten ist.

Während des Anfalls ist Bettruhe in einem abgedunkelten Raum zu empfehlen. Für warme Füße ist zu sorgen. Es hat sich als positiv herausgestellt, wenn unmittelbar zu Beginn eines Anfalls ein heisses Fußbad genommen wird.

Welche Rolle spielt im Gesamttherapieplan die Bindegewebsmassage? Aus der Komplexität der möglichen Ursachen wird verständlich, dass eine gezielte medikamentöse Therapie schwierig ist. Bindegewebsmassage hat einen ausgezeichneten Platz im Therapieplan, weil durch eine umfassende Befunderhebung alle Störherde erreicht und diese (in der anfallsfreien Zeit) gezielt behandelt werden können.

Bei der Durchführung der Bindegewebsmassage ist es notwendig, dass ganz gewissenhaft vor allem im Bereich der Organzonen (dorsal und ventral) vorgegangen wird. Weiterhin ist darauf zu achten, dass nur während des anfallsfreien Intervalls intensiv behandelt wird und nicht während des eigentlichen Migräneanfalls.

Abschließend kann gesagt werden, dass Migräne durch Ernährung, gesundheitsbewußte Lebensführung, seelische Festigung, Autogenes Training und Subcutane Reflex Therapie günstig zu beeinflussen ist.

7.9.2 Krankheitsbild Vegetative Dystonie

Unter dem Begriff »vegetative Dystonie« versteht man Fehlregulationen und Funktionsstörungen an verschiedenen Organen ohne nachweisbare Schädigung. Besonders betroffen sind Herz, Kreislauf und bestimmte Gefäßabschnitte.
Es handelt sich hier um eine Labilität von Regelmechanismen, die sich in Form von Herzklopfen, Unruhe, Schlaflosigkeit, Schwindelgefühl, Kopfschmerzen, Magendruck und feuchtkalten Extremitäten zeigt. Die beschriebenen Krankheitszustände werden oft unter der Bezeichnung »vegetative Dystonie« geführt, die nicht selten als Verlegenheitsdiagnose gilt, weil das klinische Bild überwiegend keine eindeutigen Laborwerte zur Festigung einer Differentialdiagnose ergibt.
Die Therapie verfolgt das Ziel, allmählich zu einer normalen Organtätigkeit zu gelangen.
Ganz allgemein sollte der Patient für gesunde Lebensweise, Vermeidung von Hetze, ausreichenden Schlaf und ausgewogene Vollwertkost (regelmäßige Defäkation) sorgen. Zur Therapie eignen sich besonders umfassende, den ganzen Körper mit einbeziehende Maßnahmen. Hierzu zählen stabilisierende Kneipp'sche Anwendungen, entspannende Massage, Subcutane Reflex Therapie und evtl. der regelmäßige Saunabesuch.

Warum ist Subcutane Reflex Therapie indiziert?
Die Subcutane Reflex Therapie ist Mittel der Wahl, weil sie zur Beseitigung der funktionellen Beschwerden keine Differentialdiagnose sondern nur einen exakten Tastbefund benötigt. Bitte bedenken Sie, dass bereits funktionelle Beschwerden deutlich tastbare Bindegewebszonen zeigen!
Bei der Ausführung der Subcutanen Reflex Therapie ist besonders auf den zirkadianen Rhythmus zu achten und dementsprechend in Absprache mit dem Patienten die Behandlungszeit regelmäßig zu vereinbaren. Wichtig ist, dass alle Therapiestriche subjektiv angenehm schneiden. Bei den Patienten wird oft beobachtet, dass die subjektiven Empfindungen nicht einheitlich sind, d. h. dass zu starkes Schneidegefühl mit herabgesetztem oder fehlendem Schneidegefühl abwechselt. Außerdem spielt die Dosierung eine große Rolle. Der Patient darf nicht überfordert werden. Unter Umständen ist in einer Behandlung nur eine Subkutane Petrissage und in einer anderen lediglich ein lokaler Spannungsausgleich durchzuführen.

Bei einer Kombinationstherapie ist auf die Reihenfolge des Vorgehens zu achten. Das bedeutet, dass am Schluss einer Behandlung stets eine Kontrolltastung und - falls nötig - ein lokaler Spannungsausgleich erfolgen sollte.

Bei der Therapie der Vegetativen Dystonie ist in erster Linie auf Regelmässigkeit in allen Bereichen des täglichen Lebens, wie Arbeit, Ruhephasen, Schlaf, Essenszeiten und auch ggf. Einahme von Medikamenten wichtig. Die Formulierung „Ich habe dann keine Zeit“, darf nicht gelten.

7.9.3 Krankheitsbild Angina pectoris

Der Angina pectoris liegt eine Mangeldurchblutung des Herzmuskels zugrunde. Es besteht ein Vasospasmus der Koronararterien mit kritischer Perfusionsminderung. Die echte Angina pectoris ist auf ein Missverhältnis von Sauerstoffangebot und -bedarf zurückzuführen. Bei maximaler Durchblutungsnot tritt der Herzinfarkt ein.
Meist handelt es sich um plötzlich auftretende Schmerzen hinter dem Sternum und der Herzgegend, die in den linken Arm und den Unterkiefer ausstrahlen können. Der pektanginöse Anfall wird von Blässe, kaltem Schweiß, kleinem frequenten Puls und Atemnot begleitet.
Die Anfälle können durch körperliche Anstrengung, seelische Erregung, Tabak und Kaffee, aber auch durch Kälte ausgelöst werden. Um die Risikofaktoren auszuschalten und ein Rezidiv zu vermeiden, sollte gegebenenfalls eine Reduktionsdiät mit Frischgemüse und Obst (Fleisch- und Kochsalzverbrauch einschränken) eingehalten werden. Natürlich ist Rauchverbot und die Einschränkung von Kaffee angezeigt.
Bei einem Anfall ist sofortige Bettruhe zu empfehlen. Linderung bringen heiße Kompressen auf die Herzgegend. Nicht angebracht sind Kälteapplikationen, weil sie sogar einen Anfall auslösen können. Nach dem akuten Anfall ist mit angepassten Bewegungsübungen sofort zu beginnen. Absolute Ruhe hat sich eher nachteilig ausgewirkt. Im Rahmen einer frühen Rehabilitation werden u. a. sogenannte Packegriffe ausgeführt, die das subjektive Engegefühl verbessern sollen. Diese Packegriffe setzen in der Subkutis an und wirken reflektorisch auf das Herz. Es muß deshalb im Sinne der Bindegewebsmassage eine Tastung vorausgegangen sein, um keine Negativreaktionen auszulösen.
Bei der Durchführung der Bindegewebsmassage steht im Vordergrund, dass äußerst exakt getastet und gereizt wird. An Stelle der üblichen Unterhauttechnik kann auch eine Hauttechnik vorsichtig appliziert werden. Die günstigste Behandlungszeit ist am späten Vormittag zwischen 11.00 und 12.00 Uhr (siehe 6.4.5 Rhythmische Umschalt-

phasen, S. 170). Durch die Bindegewebsmassage kommt es zu einem Spannungsausgleich, wodurch der thorakale Druck- und Spannungsschmerz beseitigt wird.
Das Behandlungsziel, d. h. eine Verbesserung der Durchblutung des Herzmuskels und eine Erhöhung der körperlichen Belastbarkeit, ist in der Kombination von Atemtherapie, Bindegewebsmassage und Krankengymnastik gut zu erreichen.

7.9.4 Krankheitsbild Endangitis obliterans

Bei der Endangitis obliterans handelt es sich um eine organische Erkrankung des arteriellen Gefäßsystems, an der hauptsächlich Männer erkranken. Bevorzugt sind die Beingefäße befallen.
Bei der Entstehung dieser Erkrankung spielen meistens mehrere Faktoren eine Rolle. Zu diesen sog. Risikofaktoren zählen Nikotinmissbrauch, erhöhte Fettstoffe im Blut, Diabetes mellitus und Hypertonie. An den befallenen Gefäßen kommt es zur Schwellung der Intima und Atherombildung. Das Endothel wird nekrotisch; es bildet sich ein Geschwür, auf das sich Gerinnungsbestandteile des Blutes auflagern können. Es entstehen kleine Fibringerinnsel oder Thromben, die das Lumen des Gefäßes innen weiter einengen, bis letztlich das Gefäß total verschlossen ist.

Wir unterscheiden nach FONTAINE-RATSCHOW vier Stadien der Erkrankung:

Stadium I	Zufällig wird ein fehlender Puls festgestellt. Der Patient klagt über ein Kältegefühl und evtl. eine Ermüdung der Beine.
Stadium II	Beim längeren Gehen treten Krämpfe der Muskulatur auf (Claudicatio intermittens).
Stadium III	Schmerzen der Beine, bei Bewegung und Ruhe
Stadium IV	Hautdefekt, d. h. Nekrose der Zehen

Rauchen, Alkohol und Kälteeinwirkung verschlechtern den Verlauf. Prophylaktisch muss der Patient darauf achten, dass er keine beengende Kleidung und zu enges Schuhwerk trägt, stets für warme Füße sorgt und in der Ernährung nur mäßig Kohlenhydrate und Fette (dafür Sonnenblumenöl und Sojaöl) zu sich nimmt. Besonderes Augenmerk ist auf die bestehende Grundkrankheit zu richten. Vor allem müssen Blutdruck und Zucker richtig eingestellt werden.
Im Anfangsstadium kann die gesamte Palette der Physikalischen Therapie eingesetzt werden. Im 2. und 3. Stadium ist aktive Krankengymnastik

und Subcutane Reflex Therapie Mittel der Wahl. In der Krankengymnastik geht es darum, durch eine genau definierte Gehstrecke und Ganggeschwindigkeit eine Verbesserung des Kollateralkreislaufs, vor allen Dingen aber ein Training der Ökonomisierung der Muskelarbeit, zu erreichen. Es ist dringend darauf zu achten, dass die ischämischen Beinschmerzen so selten wie möglich auftreten, da hierdurch stets eine Zellschädigung erfolgt.
Die meist beobachteten subkutanen Indurationen sind durch Subcutane Reflex Therapie zu beheben. Gerade länger bestehende Durchblutungsstörungen zeigen ausgeprägte subkutane Dysbalancen und Verklebungen im Bereich des Os sacrum und der LWS. Die Behebung dieses Befundes und Entstörung evtl. vorhandener Narben bewirkt reflektorisch eine Dilatation der Gefäße. Eine Kombination mit der Klassischen Massage (weiche Knetungen und Streichungen) soll im Bereich des gesamten Beines die reflektorisch entstandene muskuläre Konstriktion beseitigen.

Die Therapie akuter Verschlüsse fordert zunächst Bettruhe und die Tieflagerung der Extremität zur Erhöhung des poststenotischen Bluteinstroms. Fuß und Wade werden mit Watte locker eingepackt (Wattestiefel), um einen Wärmeverlust zu verhindern. Es darf keine Wärmeapplikation direkt auf die betroffene Stelle erfolgen. Zur Reizverstärkung ist nach der Subcutanen Reflex Therapie eine Heiße Rolle oder ein Heusack im Kreuzbereich zu applizieren.
Für die Ausführung der Subcutanen Reflex Therapie ist wichtig, dass die bereits sehr früh bestehenden Gefühlsstörungen angegangen werden.
In dem Bereich, in dem schon erhebliche trophische Störungen vorliegen, muss mit äußerster Behutsamkeit vorgegangen werden, weil die Gefahr einer Schädigung durch den mechanischen Zugreiz des Therapiestriches groß ist. Bei entsprechendem Befund ist in wenigen Fällen auch ein kontralaterales oder spiegelbildliches Vorgehen angezeigt. Ziel der Subcutanen Reflex Therapie ist es, von einer entfernten Stelle (Segment) aus reflektorisch über das vegetative Nervensystem eine Dilatation der Blutgefäße zu erreichen und lokal eine Verbesserung des subcutanen Stoffwechsels zu bewirken.

7.9.5 Krankheitsbild Zyklusstörungen

Aus der Vielzahl der Menstruationsstörungen seien hier vier Formen herausgegriffen: Sekundäre Amenorrhoe, Hypomenorrhoe, Dysmenorrhoe und prämenstruelles Syndrom.
Unter der **sekundären Amenorrhoe** versteht man das Ausbleiben der Zyklustätigkeit von mehr als vier Monaten Dauer. Die Ursache kann

Angst, Schreck, Stress, Konflikte, Genussgifte (Tabak, Alkohol und Rauschgift) und Krankheiten (Diabetes, Herzerkrankungen, Anämie und Tuberkulose) sein. Ferner können Röntgentherapie und Wochenbett das Ausbleiben der Menstruation bewirken.

Von **Hypomenorrhoe** spricht man bei zu schwachen Regelblutungen. Die schmerzhafte Menstruation wird als **Dysmenorrhoe** bezeichnet. Das **prämenstruelle Syndrom** ähnelt dem Zustandsbild der Dysmenorrhoe. Die Störungen beginnen in den letzten Tagen vor Eintritt der Regelblutung. Die Patienten klagen über allgemeine Beschwerden, Ödeme in den Beinen, psychische Verstimmungen, Depressionen, schmerzhafte Brustschwellungen und Migräne.
Die Mehrzahl der Zyklusstörungen sind psychisch bedingt. So weiß man, dass Stress und Konflikte Spasmen der Uterusmuskulatur sowie verstärkte dysrhythmische Kontrakturen auslösen können.
Für die Therapie gilt abzuklären, welche Ursache zugrunde liegt. Neben funktionellen Störungen können auch organische Ursachen vorliegen, die im Einzelfall auszuschließen sind. Bei Störungen des hormonalen Gleichgewichts müssen Hormone zugeführt werden. Akute Entzündungen sind mit Antiphlogistika oder Antibiotika und Ruhe anzugehen. Im chronischen Stadium hingegen sind auch Maßnahmen der Physikalischen Therapie (Moorbad, Mikrowellenbestrahlung, Bindegewebsmassage) angezeigt.
Mit der Subcutanen Reflex Therapie werden die reflektorisch entstandenen Turgorveränderungen – verbunden mit ausgedehnten Verklebungen – behoben: Es entsteht ein allgemeiner Spannungsausgleich. Durch den allgemeinen Spannungsausgleich kommt es zu einer lebhaften Wechselbeziehung von vegetativem Nervensystem und dem Immunsystem, so dass es im Sinne einer Förderung oder Hemmung zu einer Produktion von Hormonen kommen kann und damit die Behebung der Zyklusstörungen zu erwarten ist. Allerdingss lässt sich das Behandlungsziel nur durch eine Langzeittherapie von mehreren Monaten erreichen.
Eine normale und regelmäßige Menstruation ist nur zu erwarten, wenn tatsächlich alle subkutanen Veränderungen behoben sind und die Behandlungszeiten exakt an Hand der bisherigen Regelblutungen oder des Eisprungs festgelegt werden. Die Behandlungsdaten ergeben sich aus nachfolgendem Schema. Die Wirkung der Bindegewebsmassage kann noch verstärkt werden, wenn unmittelbar nach der Behandlung ein temperaturansteigender Kneipp'scher Gusss über die LWS-Region erfolgt (Patient sitzt auf einem Hocker, Temperatur von Indifferent bis Toleranzgrenze, Dauer ca. 5 Minuten).

Tabelle 14 Behandlungszeiten für SRT (X) bei Zyklusstörungen

	1	2	3	4	5	6	7	8	9	10	11	12	13	14	15	16	17	18	19	20	21	22	23	24	25	26	27	28	1	2
Amenorrhoe mit zu errechnenden Blutungen															X	X	X	X					X	X	X					
Amenorrhoe ohne zu errechnenden Blutungen							X	X	X	X										X	X	X				X	X			
Hypomenorrhoe			X	X							X	X					X	X	X							X	X			
Dysmenorrhoe								X	X	X						X	X				X	X			X					
Prämenstruelles Syndrom		X	X	X	X							X	X	X																X

▲ Eisprung (Basalttemperatur steigt an)

7.9.6 Krankheitsbild Polyneuropathie

Polyneuropathie ist ein Sammelbegriff für degenerative Nervenkrankheiten, wobei es zu einer primären segmentalen Entmarkung oder primären Axondegeneration kommt. Die Polyneuropathie kann als Folge einer Infektionskrankheit auftreten und eine Begleiterscheinung von entzündlichen Gefäßerkrankungen sowie Kollagenosen sein. Weitere Ursachen sind metabolische Störungen. Zu denken ist hier an eine Störung des Kohlenhydratstoffwechsels und Niereninsuffizienz. Ausserdem können Barbiturate und Antibiotika eine Polyneuropathie hervorrufen.

Wenn auch ein großer Teil der polyneuropathischen Erkrankungen ätiologisch ungeklärt bleibt, so kann man doch davon ausgehen, dass heute zu den meisten Ursachen Diabetes und Alkohol gehören.
Das Erscheinungsbild beschränkt sich anfänglich auf nächtliche Parästhesien und Reflexabschwächungen. Es dominieren distalbetonte Parästhesien und Brennschmerz an den unteren Extremitäten. Quälende Muskelkrämpfe, besonders Wadenkrämpfe, können hinzukommen.
In schweren Fällen zeigen sich motorische Störungen in Form eines Steppenganges oder einer ataktischen Gangunsicherheit. Später sind schlaffe distale Paresen (vor allem Fußheberlähmungen) zu beobachten.

Die Therapie liegt in der richtigen Insulineinstellung bei diabetischer Ursache und evtl. Nikotin- und Alkoholabstinenz. Bewährt haben sich Gaben von Vitamin-B-Komplex-Präparaten (Vitamin B 1 und B 12) und gefäßerweiternden Mitteln. Außerdem ist Krankengymnastik und Subcutane Reflex Therapie angezeigt.

Die Subcutane Reflex Therapie verfolgt das Ziel der Beseitigung nächtlicher krampfartiger Schmerzen und der Wiederherstellung normaler Empfindungen in den Beinen. Der Stellenwert der Subcutanen Reflex Therapie ist hier hoch einzustufen, weil es relativ rasch gelingt, die Missempfindungen der Beine zu verbessern.

Bei der Durchführung der Subcutanen Reflex Therapie ist entscheidend, dass der Nerv (genauer: die Subkutis im Ausbreitungsgebiet des Nerven) - ausgehend von der Nervenwurzel - von proximal nach distal gereizt wird und dass alle Gewebsabschnitte mit einem deutlichen Schneidegefühl reagieren. Speziell ist zu beachten, dass der Therapiestrich exakt bis zu den Parästhesien ausgeführt wird. Hierzu ist erforderlich, dass der Patient diese Grenze bestimmt (z. B. mit einem deutlichen "JETZT").

Gleichzeitig mit der Verbesserung der Sensibilitätsstörungen werden Bewegungsempfindungen und Gangstörungen gebessert. Eine Beseitigung der Sensibilitätsstörungen ist zu erreichen, indem mit der reaktiven Hyperämie im Reizgebiet eine bessere Sauerstoffversorgung der Nervenmembrane erfolgt, die den axonalen Transport der Reize ermöglicht. Wichtig ist natürlich auch noch, dass der subcutane Stoffwechsel massiv angeregt wird. Dies geschieht, wenn durch Diffusion, Osmose und Filtration eine Änderung des Elektrolythaushaltes und somit sich der pH-Wert wesentlich verbessert.

7.9.7 Krankheitsbild Ulcus ventriculi und Ulcus duodeni

Beim Ulcus ventriculi und Ulcus duodeni handelt es sich um Geschwüre der Magen- bzw. Zwölffingerdarmschleimhaut.
Die Ursache ist nicht eindeutig klar. Begünstigend wirkt eine erhöhte Ferment- und Säureproduktion der Schleimhaut oder Bildung eines qualitativ minderwertigen Schleims. Zu den auslösenden Faktoren zählen Stresssituationen, bestimmte Nahrungsmittel, Medikamente oder Genussgifte.
Der Patient leidet unter Druck- und Völlegefühl oder Schmerz. Die Symptome treten sowohl unmittelbar nach Nahrungsaufnahme als auch bei leerem Magen auf. Eine zusätzliche unangenehme

Begleiterscheinung kann Aufstoßen, Sodbrennen oder saures Erbrechen sein. Es besteht Appetitlosigkeit und auffallende Müdigkeit. Bei Blutung eines Geschwüres kommt es zu Teerstuhl oder Kaffeesatzerbrechen. **Bezüglich der Auswahl der richtigen Lebensmittel ist sicherlich der Beitrag im Anhang dieses Buches „8.2 Der pH-Wert“ sehr hilfreich.**

Zum Behandlungsziel gehört das Abheilen des Ulcus, Vermeidung neuer Rezidive und eine Resistenz gegen kleine Diätfehler. Wichtig ist, dass die Schutzfunktion der Magenschleimhaut gesteigert wird. Die Therapie besteht in der Verabreichung von Medikamenten, die entweder die Säurebildung hemmen oder die gebildete Säure binden bzw. die Qualität des Magenschleims verbessern.

Sinnvoll erscheint die Aufnahme häufiger (sechs) kleiner Mahlzeiten während des Tages. Entscheidend sind gutes Kauen und ausreichend Zeit und Ruhe für die Mahlzeiten. Zu meiden sind in Fett gebratene oder gebackene Speisen, scharf gewürzte Speisen, Kaffee und Alkohol. Gut verträglich sind Tee, Zwieback, Reis, Hafersuppe, Kartoffelpüree, Gemüse, gegrilltes oder gekochtes Fleisch sowie Fisch und Milchprodukte in jeder Form.
In akuten Fällen ist Bettruhe und psychovegetative Entspannung angezeigt.

Welche Rolle spielt die Bindegewebsmassage bei der Behandlung des Magen- und Zwölffingerdarmgeschwüres?
Da im Vordergrund die richtige Ernährung steht, hat Bindegewebsmassage nur eine unterstützende Bedeutung für die Therapie. Der Stellenwert ist allerdings auch nicht zu gering anzusehen, weil über den allgemeinen Spannungsausgleich das vegetative Nervensystem beeinflusst wird und dadurch Sympathikus und Parasympathikus in rhythmischen Phasen harmonisch arbeiten. Die Durchführung der umfassenden Therapie sollte daher nach Möglichkeit zwischen 7.00 und 9.00 Uhr in der Frühe erfolgen. Als unterstützende Wirkung ist während der Nachruhe eine Dampfkompresse oder ein Heusack aufzulegen (allerdings nicht bei Blutungsgefahr des Geschwürs). Der Patient verspürt unmittelbar nach der Behandlung ein Nachlassen der Oberbauchschmerzen und des Völlegefühls.

Die Abnahme dieser Beschwerden ist mit der reflektorischen Wirkung über den kutiviszeralen Reflex nur teilweise zu erklären. Zum Teil beruht die Wirkung darauf, dass die Subcutane Reflex Therapie als unspezifische Reiztherapie nicht auf ein Organ gerichtet ist, sondern das Immunsystem im Sinne einer Stärkung der Abwehrkraft beeinflußt.

7.9.8 Orthopädische Erkrankungen

Zu dieser Indikationsgruppe zählen nicht nur statische Fehlbelastungen, degenerative Veränderungen der Gelenke und der Wirbelsäule sondern auch die Syndrome mit eindeutigen vertebragenen Beschwerden. Einen großen Raum nehmen die rheumatischen Erkrankungen und nicht zuletzt die posttraumatischen Zustände ein.

SRT ist immer dann von Wichtigkeit, wenn ein subkitaner Befund vorliegt. SRT hat aber meist die Rolle einer unterstützenden Therapie, weil bei dem Gesamtbild der Erkrankung andere Therapien schnellere und günstigere Ergebnisse zeigen. So ist z.B. bei Wirbelsäulensyndromen und Rheuma das breite Spektrum der Physikalischen Therapie, Massge und Krankengymnastik angezeigt. Ebenso wird man in der Nachbehandlung nach Traumen und Störungen des Bewegungsapparates auf spezielle krankengymnastische Methoden (z. B. Manuelle Therapie bei Kapselschrumpfungen und Muskeldehnungen nach SHERINGTON, JANDA bei Muskelverkürzungen) zurückgreifen.

Die Reiztechniken der Bindegewebsmassage
mit dem Ergebnis des subkutanen Spannungsausgleiches,
der Entstörung von Narben, der Lösung von Verklebungen,
der Behandlung von Missempfindungen
und der reflektorischen Beeinflussung einer
Durchblutungsversbesserung
tragen zu einem schnellen und günstigen Ergebnis
gerade bei orthopädischen Erkrankungen bei.

7.9.9 Krankheitsbild Arthrosis deformans

Bei der Arthrosis deformans handelt es sich um eine degenerative Gelenkerkrankung, die infolge eines Missverhältnisses zwischen Gelenkbeschaffenheit und -beanspruchung entsteht.
Ursachen können sein: Angeborene oder erworbene Gelenkfehlstellung, verheilte Gelenkfraktur, Meniskuszerreißung, Immobilisierung und gestörte Schmierfunktion.

Charakteristisch für die Arthrose ist der morgendliche Einlaufschmerz, der kontinuierlich zunehmende Belastungsschmerz und die später muskulär, kapsuläre und arthrogene Kontraktur. Es entstehen Gelenkfehlstellungen, die einsteifen können. Rezidive akuter Reizungen bewirken schließlich, dass derbe Gelenkschwellungen von großem Ausmaß zu einer Kapselüberdehnung und so zum instabilen Gelenk führen.

Worin besteht die Therapie? Prophylaktisch müssen Gelenkfehlstellungen korrigiert und Übergewichtigkeit abgebaut werden. Sportliche und berufliche Dauerbelastungen sind zu vermeiden. Bestehen aber bereits deutliche Zeichen einer Arthrose, so ist viel Bewegung (in Schuhen mit dicken und weichen Sohlen) angezeigt. Je nach Temperatur des Gelenkes ist eine Wärme- oder Eisbehandlung durchzuführen. Die Krankengymnastik (Bewegungsbad) ist wichtiger Faktor der Therapie. Bei verkürzten Muskeln sind Muskeldehnungen notwendig. Bewegungseinschränkungen müssen durch eine spezielle Manuelle Therapie behandelt werden.

Obwohl in der Pathogenese der Arthrose in erster Linie auf die lokalen Verhältnisse eingegangen wird, ist es wichtig zu beachten, dass statische und reflektorische Reizausbreitungen ein Übergreifen auf benachbarte Gelenke und Regionen bewirken. Es entsteht eine subkutane und muskuläre Dysbalance. Wie KIBLER feststellt, spielen die Reflexmechanismen bei der Ursache der Gelenkstörungen, vor allem der Wirbelsäule, eine Rolle. Sie sind ebenfalls an der Entstehung der klinischen Bilder peripherer Gelenkstörungen beteiligt.

Welche Rolle nimmt die Subcutane Reflex Therapie ein? Es widerspricht dem Wesen der SRT, eine ausschließlich lokale Behandlung eines Gelenkes vorzunehmen. Erfahrungsgemäß sind ausgeprägte subkutane Veränderungen an der Extremität und am Rumpf vorhanden. Deshalb muß der subkutane Spannungsausgleich des ganzen Körpers angestrebt werden. Nur so kommt es reflektorisch zu Unterbrechungen der

Erregungsimpulse auf segmentaler oder spinaler Ebene, so dass das beschriebene klinische Bild abgebaut wird. Die umfassende Therapie des subkutanen Befundes ist deshalb bei der Arthrosis deformans - zur Ergänzung der sonst überwiegend lokal applizierten manuellen Techniken - unerlässlich.

7.9.10 Krankheitsbild Kreuzschmerzen

Bei Kreuzschmerzen handelt es sich um Schmerzen in der mittleren und unteren Lendengegend, die sich durch Bewegung, Husten, Niesen und Anstrengung verstärken können. Oft besteht eine lumbale Bewegungseinschränkung. Mitunter sind ausstrahlende Beschwerden in den Bereich des Bauches und der Beine zu beobachten.
Die Ursache liegt in Entwicklungsstörungen, Störungen der Statik und Dynamik, Haltungsfehlern, plötzlich anstrengenden Bewegungen des Rückens und verstärkten Abnutzungserscheinungen bei Schwerarbeitern und Spitzensportlern.

In der Therapie verfolgt man das Ziel einer Schmerz- und Bewegungsfreiheit, wobei vor allem durch die Behandlung und Umstellung der Lebensweise Rezidive verhindert werden sollen. In der akuten Phase des Kreuzschmerzes steht die schmerzfreie Lagerung (günstigenfalls im Schlingentisch) und zusätzliche medikamentöse Behandlung mit Analgetika, Muskelrelaxantia, Antiphlogistika und evtl. Antirheumatika im Vordergrund. Bei einem Diskusprolaps, Wirbelgleiten (Spondylolisthese) oder einer Recessusstenose kann es zu einem radikulokompressiven Kreuzschmerz mit anhängiger radikulärer Ischialgie, Algoparästhesie des segmentalen Neuromyodermatoms kommen. Eine dringende Operation ist nötig, wenn es plötzlich zu Blasen- und Mastdarmstörungen oder einer schweren peripheren Parese kommt.

In leichteren Fällen und bei chronischem Geschehen ist Physikalische Therapie (Fangopackung, Heusack, Bad, Bewegungstherapie, Massage und Subcutane Reflex Therapie) angezeigt. Bei Bestehen von Blockierungen, d. h. bei reversiblen, nicht strukturell bedingten Funktionsstörungen in einem Segment oder im ISG, ist Manuelle Therapie Mittel der Wahl. Selbstverständlich müssen insuffiziente Rückenmuskeln durch Bewegungstherapie gekräftigt und verkürzte Muskeln (z. B. M. Iliopsoas) gedehnt werden.

Die Subcutane Reflex Therapie bewirkt in der Kreuzschmerzbehandlung einen reflektorischen Spannungsausgleich, eine Lösung der verklebten

Zonen und eine Verbesserung der Trophik. Es muß allerdings einschränkend gesagt werden, dass sie als alleinige Therapie oft nicht den gewünschten Erfolg bringt. Sie gehört aber unbedingt zusammen mit den anderen Maßnahmen der Physikalischen Therapie und der Manuellen Therapie zum Repertoire der Kreuzschmerzbehandlung. Bei Rezidiven zeigen sich regelmäßig paravertebrale subkutane Verklebungen. Dieser Befund bewirkt, dass über die Spannungs-, Schub- und Scherkräfte der Haut und der Subkutis es biomechanisch zur Fixation der blockierten Segmente kommt. Zwar können ausschließlich lokale Applikationen auch schmerzdämpfend und entspannend sein; sie zeigen aber mitunter unerwünschte Viszeralreaktionen.

Die Kombinationsbehandlung mit der Subcutanen Reflex Therapie führt bei richtiger Anwendung und bei logischem Behandlungsaufbau langfristig zum Erfolg. Besteht der Verdacht, dass die Kreuzschmerzen aufgrund von Erkrankungen des kleinen Beckens (z. B. Adnexitis oder Prostatitis) entstanden sind oder dass andere Organerkrankungen (z. B. Nieren) ursächlich in Frage kommen, muss ein erneuter Tastbefund erhoben werden, der besonders die Aufgabe verfolgt, kleinste Adhäsionen, Missempfindungen oder Narben in diesen Zonen aufzuspüren und sie zu behandeln.

Nur durch diese umfangreiche und exakte Vorgehensweise bei jeglicher Ursache ist eine nachhaltige Besserung zu erwarten.

7.9.11 Krankheitsbild Rheuma

Rheuma ist ein Sammelbegriff für teils entzündliche, teils degenerative Prozesse, die sich an Muskeln, Sehnen und Gelenken abspielen können. Ihnen allen gemeinsam ist der rheumatische Schmerz und die Lokalisation. Die Ursachen sind sehr unterschiedlich. Nicht selten wird der Sammelbegriff "Rheuma" mit dem Erscheinungsbild der nosologisch wohldefinierten "chronischen Polyarthritis" gleichgesetzt.

Nosologie = Systematische Beschreibung der Krankheiten

Damit tun wir möglicherweise nichts anderes als die großen Ärzte des Alterums; viele zeitgenössische Medizinhistoriker meinen aber, dass mit "Rheuma" im alten Schrifttum gemeint ist, was wir heute unter "Weichteilrheumatismus" verstehen. Nach MUELLER und SCHILLING (1982) könnte die Einteilung folgendermaßen vorgenommen werden:

I. Entzündliche Gelenk- und Wirbelsäulenerkrankungen
II. Degenerative Gelenk- und Wirbelsäulenerkrankungen
III: Extraartikulärer (Weichteil-)Rheumatismus
IV. "Pararheumatische" Erkrankungen

Die nachfolgenden Ausführungen treffen für das Krankheitsbild der Primär chronischen Polyarthritis (PcP) zu.

Obwohl die Erkrankung große Schmerzen und langes Leiden mit sich bringt, hat sie nur selten einen tödlichen Ausgang. Wegen der progredienten Behinderung leidet der Patient jedoch oft an Angstzuständen und Depressionen. Bezüglich der nichtmedikamentösen Therapie ist zu sagen, dass sie sich stets an der aktuellen Phase orientiert. Dennoch gibt es einige Regeln.

So sollte die Bewegungstherapie nicht über die Schmerzgrenze hinaus Anwendung finden und zur Schmerz- und Stoffwechselbeeinflussung (je nach lokaler Temperatur) Wärme- oder Kryotherapie eingesetzt werden. Auch sehr gute Resultate zeigen Überwärmungsbäder (insgesamt 4 Bäder in wöchentlichen Abständen).
Unumstritten ist wohl, dass die richtige Ernährung großen Einfluss auf den Verlauf der Erkrankung hat. Vegetarische Ernährung und eine schonende Zubereitung der Lebensmittel ist so wichtig wie das gute Kauen des Essens.
Welche Rolle nimmt die Subcutane Reflex Therapie im Gesamttherapieplan ein? Sie erfüllt lediglich eine unterstützende Funktion und sollte nicht während des akuten Schubes durchgeführt werden. Außerdem ist auf die Dosierung in der Weise zu achten, dass das Schneidegefühl für den Patienten subjektiv angenehm erträglich ist. Die günstigste Behandlungszeit ist am Vormittag zwischen 10.00 und 11.00 Uhr (siehe 6.4.5 Rhythmische Umschaltphasen), also nicht vor 10.00 Uhr.
Bei der Beseitigung von Verklebungen muss eine gründliche Abdrainage an der gereizten Stelle erfolgen, um eine lokale Stoffwechselreizung zu vermeiden.

---

progredient = fortschreitend

Neben über- und unterspannten Arealen sind ausgeprägte, klar begrenzte Zonen zu beachten.
Warum ist Subcutane Reflex Therapie bei Rheuma wichtig? Auch lokale Rheumabeschwerden verlangen nicht zuletzt einen allgemeinen Spannungsausgleich, weil sie zu den Autoimmunkrankheiten zu zählen sind. Das bedeutet, dass z. B. bei Rheuma in den Händen, die subkutanen Veränderungen des ganzen Körpers mit einbezogen werden müssen. Erst der allgemeine Spannungsausgleich mit dem Schwerpunkt einer umfassenden Beseitigung von Störherden in der Subcutis bewirkt, dass das Vegetative Nervensystem und das Immunsystem mit seinen starken hormonellen Einflüssen störungsfrei arbeiten kann.

Resümee

Die Erfahrungen haben eindeutig gezeigt, dass zwar vorübergehend nur **eine** Behandlungsmethode appliziert werden kann, aber einer **umfassenden und individuellen** Behandlung - nach Befundlage - immer der Vorzug zu geben ist.
Man muss also davon ausgehen, dass
- Subkutisveränderungen (Turgorveränderungen, Verklebungen, Sensibilitätsstörungen und gestörte Narben) durch Bindegewebsmassage
- Stoffwechsel- und Tonusbeeinflussung durch Klassische Massage
- Insuffiziente und verkürzte Muskulatur durch Krankengymnastik
- Gelenke und gelenkübergreifendeMuskeln durch Manuelle Therapie und Weichteilmobilisationen

gezielt zu behandeln sind.

7.10 Kontraindikationen

Unter Kontraindikationen versteht man Zustände oder Beschwerden, die nicht mit Bindegewebsmassage behandelt werden dürfen.
Grundsätzlich unterscheidet man relative oder eingeschränkte Kontraindikationen und absolute Kontraindikationen. Die eingeschränkten Kontraindikationen werden nochmals unterteilt in zeitliche und lokale.
Die Beantwortung der Frage, ob eine beabsichtigte Therapie durchgeführt werden darf, ist nicht immer leicht zu beantworten, da das oberste Gebot der Medizin lautet, dem Patienten nicht zu schaden. In Grenzbereichen muss deshalb immer verantwortungsvoll gefragt werden, ob für den Patienten die gewählte Therapie wirklich nützlich ist oder ob ihre Durchführung im Augenblick eher schadet.

7.10.1 Zeitliche Einschränkungen

Wenn an vielen Stellen dieses Buches auf die Beachtung des richtigen Behandlungszeitpunktes hingewiesen wird, so wird verständlich, dass eine Therapie mit SRT nicht während und auch nicht unmittelbar vor und nach einer Menstruation erfolgen sollte.

Bei Neigung zu einem habituellen Abort darf nur zwischen dem 4. und 6. Schwangerschaftsmonat eine Therapie mit SRT erfolgen.

Außerdem sind während des akuten Schubes oder der akuten Phase Patienten mit Rheuma, Asthma, Multiple Sklerose oder Migräne nicht mit Subcutaner Reflex Therapie zu behandeln.

7.10.2 Lokale Einschränkungen

Lokale Einschränkungen für die Durchführung einer SRT ergeben sich für Patienten, die zwar vom Grundleiden her indiziert wären, aufgrund von entzündlichen oder eitrigen Hauterkrankungen, starken Varizen, ausgeprägten Leberflecken, Muttermalen und akuten posttraumatischen Zuständen an diesen Stellen nicht gereizt werden dürfen. Es ist natürlich klar, dass die Frage einer lokal eingeschränkten Kontraindikation nur relevant ist, wenn sich Hauterkrankungen, Varizen usw. in einem unterspannten Gebiet befinden, da im Bereich eines erhöhten subkutanen Turgors – in aller Regel - ohnehin nicht gearbeitet wird.

7.10.3 Absolute Kontraindikationen

Zu den absoluten Kontraindikationen gehören akute und stürmisch verlaufende Erkrankungen, Infektionskrankheiten, allgemeine Fieberzustände, Tumore und Karzinome, weil SRT den Stoffwechsel anregt und dadurch eine Streuung der Erreger und evtl. der Metastasen erfolgt.
Ebenfalls zählen hierzu die Patienten, die am ganzen Körper das subjektive Schneidegefühl nicht verspüren, weil dadurch der wichtigste Parameter der BgM entfällt. Allerdings muß hinzugefügt werden, dass Patienten mit einem fehlenden Schneidegefühl am ganzen Körper sehr selten vorkommen.
Eine Durchführung der Bindegewebsmassage wäre außerdem nicht möglich, wenn der zu reizende Finger des Behandlers nicht in der richtigen Verschiebeschicht zwischen Subkutis und Muskelfaszie einsetzen kann. Dies ist bei adipösem Gewebe mit einer hohen Hautspannung gegeben.

Fühle mit allem Leid der Welt,
aber richte Deine Kräfte nicht dorthin,
wo Du machtlos bist,
sondern zum Nächsten,
dem Du helfen, den Du lieben
und erfreuen kannst.

Hermann Hesse (1877-1962)

8.

Anhang

Lernziel

Im Anhang wird ausführlicher auf den Schmerz und den pH-Wert eingegangen und so die Möglichkeit gegeben, sich mit diesen wichtigen Themen auseinanderzusetzen.

8.1 Zusammenfassung Kapitel 8
– Anhang –

Ausführlich wird in diesem Kapitel, dem Anhang, auf den Schmerz eingegangen. Der Grund liegt darin, dass er meist Haupt- oder Leitsymptom unserer Patienten ist.
Es folgen Abschnitte „Schmerzbehandlung“ mit den Schwerpunkten medikamentöse Therapie und Physikalische Therapie sowie ein Abschnitt über die Schmerzbehandlung durch manuelle Techniken.

Bezüglich den Stoffwechselverhältnissen der Subcutis kann festgestellt werden, dass sie eine überragende Stellung einnehmen, da das subcutane und perivaskuläre Bindegewebe maßgeblich am Austausch von Stoffwechselprodukten und Wasser beteiligt ist. Eine Veränderung dieses Milieus bewirkt eine Störung der Trophik der neuralen Strukturen und ist so auch als Ursache für eine Sensibilitätsstörung – wie wir sie bei Narbenstörungen und der Polyneuropathie feststellen – anzusehen. Deshalb soll im Rahmen dieser Zusammenfassung besonders auf den pH-Wert eingegangen werden.

Für mehr theoretisch Interessierte folgt ein kleines Literatur- und Namensverzeichnis. Zur weiteren Orientierung der Leser finden sich am Schluß des Buches ein Sachverzeichnis und Verzeichnisse über Abbildungen, Tabellen und Fußnoten.

8.2 Summary of Chapter 8
– Appendix –

This chapter, something of an appendix to the book, includes a detailed discussion of pain. This is because pain is usually the primary or leading symptom in our patients.
This part is followed by sections dealing with pain therapy, stressing drug treatment and physical therapy, and including a section on pain therapy by manual techniques.

The metabolic activity of the subcutis is of overriding importance, since the subcutaneous and perivascular connective tissue is crucial for exchange of metabolic products and water. Any change in this medium disturbs the trophic relationships of the neural structures, and can therefore be regarded as a cause of impaired sensitivity such as is seen in scar disorders or polyneuropathy.
This summary therefore focuses particularly on the pH factor.

For those with a more theoretical interest, there follows a small bibliography and index of names.
For further orientation, readers will find an index of topics and lists of illustrations, tables and footnotes at the end of the book.

8. Anhang

8.3 Schmerz

8.3.1 Allgemeines

Der Grund, hier etwas ausführlicher auf den Schmerz einzugehen, liegt darin, dass er meist ein Haupt- oder Leitsymptom ist.
Der Schmerz ist die Antwort des Organismus auf einen Reiz hin, der signalisiert, dass es bei Steigerung der Reizintensität zu einer körperlichen Schädigung kommen kann.
Ob ein Reiz als Schmerz empfunden wird, hängt nicht nur von der aktuellen Reizintensität sondern auch von der vegetativen Konstitution und Reaktionslage und dem bisherigen Schmerzerlebnis und der Schmerzerfahrung ab.
Der Bewegungsapparat kann entweder direkt in den internen Krankheitsprozess mit einbezogen werden oder lediglich als Zielort der übertragenen Schmerzen aus viszeralen Organen fungieren.
Bei aller vielfältigen Ätiologie wird ein Reiz individuelle Auswirkungen auf den Organismus haben und je nach Persönlichkeitsstruktur des Patienten unterschiedliche Schmerzen auslösen. Gerade dieser Sachverhalt der Komplexität erschwert die Objektivierung sowie die differentialdiagnostische Aussage eines Schmerzes und verzögert nicht selten eine gezielte Therapie.

8.3.2 Definition

Der Schmerz ist ein psychosomatisches Erlebnis und als solches abhängig vom soziokulturellen Umfeld. Der Schmerz kann hinsichtlich der Reizintensität sehr variabel sein und bezüglich der Lokalität direkt an der Prädilektionsstelle oder an einer nicht immer nachvollziehbar entfernten Stelle auftreten.

8.3.3 Aufsteigende Schmerzbahnen

Reize, die als Schmerz empfunden werden, müssen so stark sein, dass das bestroffene Gewebe mindestens einen vorübergehenden reparablen Schaden erleidet. Durch diesen Schaden werden körpereigene schmerzerzeugende Substanzen freigesetzt, die im Organismus in gebundener oder inaktiver Form weit verbreitet sind. Durch sie wird die Fülle unspezifischer Reize in einen für die Schmerzrezptoren

spezifischen Reiz umgesetzt. Zu diesen körpereigenen Schmerzstoffen zählen die Plasmakinine (Bradykinin, Kallidin) sowie Histamin und Serotonin.
Alle diese körpereigenen, schmerzerzeugenden Stoffe verursachen neben der Schmerzauslösung eine Kontraktur der glatten Muskulatur, Vasodilatation, erhöhte Kapillarpermeabilität und einen erhöhten Austritt von Kalium aus den Zellen.

Zunächst einige anatomisch-physiologische Vorbemerkungen: Im Querschnitt des Rückenmarks, das sich als Schmetterlingsfigur der grauen Substanz darstellt und seine Form in den verschiedenen Höhen verändert, erkennt man ein Hinter- und Vorderhorn.
Der Hauptanteil des Hinterhornes wird vom Ncl. proprius und Ncl. dorsalis gebildet. Dem Ncl. proprius liegt dorsal die Substantia gelatinosa an. Kappenartig bildet die Substantia spongiosa einen Abschluss.
In den kleinen Zellen der Substantia gelatinosa werden die Schmerzfasern umgeschaltet. Im Ncl. dorsalis enden die Fasern der propriozeptiven Sensibilität aus der Muskulatur (Muskelspindeln).
Die aufsteigenden Bahnen im Rückenmark verlaufen als Vorderseitenstrangbahnen in der weißen Substanz. Unterschieden werden 3 große Bahnen: Tractus spinothalamicus lateralis und anterior sowie Tractus spinotectalis. Die zuführenden markarmen Fasern des Tractus spinothalamicus lateralis gabeln sich im Tractus dorsolateralis auf und enden an Zellen der Substantia gelatinosa des Hinterhorns. Von diesen gehen die Fasern des Traktus ab, kreuzen in der Commissura alba zur Gegenseite und steigen im Vorderseitenstrang zum Thalamus auf. Die Bahn leitet Schmerz und Temperaturempfinden, extero- und propriozeptive Impulse. Sie ist somatotopisch gegliedert. Die Fasern liegen für die Schmerzempfindung wahrscheinlich oberflächlich und für die Temperaturempfindung tiefer.

Im Tractus spinothalamicus anterior kreuzen die Bahnen zur Gegenseite und enden ebenfalls im Thalamus. Sie leiten grobe Druck- und Tastempfindungen (protopathische Sensibilität).
Der Tractus spinotectalis führt Schmerzfasern zum Mittelhirndach (Pupillenverengung bei Schmerzen).
Im Rückenmark bzw. im Hirnstamm werden durch ankommende Schmerzimpulse motorische Reflexbewegungen, Fluchtreaktionen der Extremitäten und Abwehrbewegungen ausgelöst.
Nachdem des besseren Verständnisses wegen der Reizweg des Schmerzes skizziert wurde, muss darauf hingewiesen werden, dass im Gehirn stets eine enge Verknüpfung des autonomen (vegetativen)

Systems mit dem somatomotorischen System zum Limbischen System und eine sinnvolle Koordination erfolgt (das Limbische System ist Hauptverhaltungssystem für Empfindungen).

So haben im Hypothalamus die autonomen Koordinationszentren enge Verbindung mit vielen afferenten Bahnen und mit den efferenten, vor allem extrapyramidalen Bahnen. Darüber hinaus bestehen Verbindungen mit Hirnrindengebieten und dem Kleinhirn.
Nur so wird auch verständlich, dass mit dem Schmerz oft Angst und Aggressionen verbunden sind und sich häufig soziale Verhaltensweisen bei den Patienten ändern.

Durch die Angst wird das sympathische Nervensystem aktiviert und der Schmerz bei sonst komplikationslosen Vorgängen verstärkt. Die Angst erzeugt eine übermäßige Verkrampfung und diese wiederum Schmerzen. Die Angst bewirkt eine Drosselung der Blutzufuhr und das Gewebe wird verstärkt schmerzempfindlich. Die Beseitigung der Angst durch Aufklärung der normalen Körperfunktionen sowie Nutzbarmachung von Entspannungsübungen setzt die Verkrampfung der beteiligten Muskelgruppen herab.
Der Reiz als Schmerz wird uns dann bewusst, wenn Impulse auf sensible afferente Neurone über den Thalamus zur Großhirnrinde geleitet werden. Gleichzeitig kommt es zu einer Erhöhung des Blutdrucks, der Herztätigkeit und Muskeldurchblutung, was wiederum eine Verminderung der Durchblutung von Magen, Darm und Haut zur Folge hat. Dies sind vegetative Reaktionen, die nicht zuletzt durch psychische Faktoren wie Angstgefühl verstärkt werden.
In der Großhirnrinde wird der Schmerz bewusst wahrgenommen und registriert. Hier wird die Erinnerung an den Schmerz niedergelegt, und jeder nachfolgende Schmerz orientiert sich daran. Die Genauigkeit, mit der von der Großhirnrinde ein Schmerzreiz lokalisiert werden kann, ist von der Dichte der empfangenen Sinnespunkte am Reizort abhängig.

8.4 Schmerzbehandlung

Allgemeines
Zweifellos ist ein wichtiger Punkt der Schmerzbehandlung die Zuwendung des Behandlers und ein aufklärendes Gespräch unter besonderer Berücksichtigung der psychologischen Aspekte. So entwickelte der englische Arzt Grantly DICK-READ ein Verfahren, das der Schwangeren durch eingehende Belehrung sowie Entspannungs- und Atemübungen die Angst vor der Geburt nimmt und zu einer

schmerzärmeren Entbindung führt. Das Readsche Verfahren beruht auf der Durchbrechung der Kausalkette Angst-Verkrampfung-Schmerz. Entspannung ist eine Methode zur Schmerzbewältigung, die physisch (körperlich) und psychisch (seelisch) wirksam ist.

Eine vor einigen Jahren heftig diskutierte und vielbeachtete Hypothese in der örtlichen Schmerzbehandlung beruht auf der sog. Gate- oder Schleusentheorie. Sie soll nachfolgend erläutert werden: Das Nervensystem kann pro Zeiteinheit nur eine bestimmte Menge sensibler und sensorischer Informationen verarbeiten. Bei zu starker Informationssendung unterbrechen bestimmte Zellen im Rückenmark die Signalübertragung und schließen das Schleusentor. So kann es geschehen, dass Schmerzen nicht mehr durch die Schleuse gelangen, weil zu viele andere Empfindungen den Andrang vergrößern.

Die sog. Endorphine oder körpereigenen Morphine, die im Gehirn und Rückenmark vorkommen, schalten den Schmerzalarm aus. Darüber hinaus ist zu bedenken, dass sich Signalaktivitäten der verschiedenen afferenten Nervenfasern gegenseitig beeinflussen. Grobe Nervenfasern des Berührungssinnes können die Signalüberführung von den dünnen Schmerzfasern zu den aufsteigenden Schmerzbahnen verhindern. Durch diese hemmende Kontrolle sind mehrere Zustände zu erklären. Für die Praxis der Schmerzbehandlung bedeutet dies, dass durch einen überschwelligen medizinischen Reiz, der mindestens 30 Sekunden einwirkt, eine Schmerzblockade erfolgt.

Es gibt unendlich viele Verfahren und Techniken der Schmerzbeseitigung. Die wichtigsten Methoden der Schmerztherapie sind:

- Therapeutische Lokal- und Leitungsanästhesie
- Transkutane elektrische Nervenstimulation
- Medikamentöse Behandlung
- Physikalische Therapie
- Psychotherapie / Autogenes Training
- Operativer Eingriff zum Zweck einer Durchtrennung von Schmerzbahnen in der Peripherie und in gezielten Arealen im Gehirn

Daneben müssen unbedingt auch die Verfahren genannt werden, die noch keinen großen Eingang in die klinische Routine gefunden haben. Zu denken ist hier an Akupunktur, Akupressur, Meridiantherapie usw. Unter den vielen Möglichkeiten der Schmerzbeseitigung soll hier nur auf die medikamentöse Schmerztherapie und die Schmerzbehandlung durch Physikalische Therapie eingegangen werden.

8.4.1 Medikamentöse Schmerztherapie

Die medikamentöse Ausschaltung von Schmerzzuständen ist eine der häufigsten Anwendungen von Arzneimitteln überhaupt. Man kann also versuchen, die Entstehung der Schmerzempfindung zu unterbinden oder die Schmerzzentren im Gehirn lahmzulegen. Zu der Gruppe der verhältnismäßig schwach wirkenden Schmerzmittel gehören die Abkömmlinge der Salicylsäure, des Anilins und des Pyrazols. Bei der noch nicht bis ins letzte aufgeklärten Wirkung geht man davon aus, dass sie auf das Zentralnervensystem Einfluss nehmen. Neben schmerzlindernd wirken sie mehr oder weniger fiebersenkend und entzündungshemmend und finden deshalb auch als Rheumamittel Anwendung. Außer der Salicylsäure selbst und ihrem Natriumsalz gehören hierher die Acetylsalicylsäure, das Salicylamid und die Gentisinsäure. Zu den Anilinderivaten zählen Phenacetin und Paracetamol. Stark wirksame Arzneimittel sind Abkömmlinge des Opiums.
Die Schmerzauslösung beginnt mit der Freisetzung starker Chemikalien, die normalerweise in oder nahe den Nervenenden gespeichert sind. Zu ihnen gehören Prostaglandine und Bradykinin. Die Stoffe sensibilisieren die Nervenenden und bewirken, dass der Schmerz von dem verletzten Körperteil an das Gehirn weitergemeldet wird.
Prostaglandine verstärken zudem noch die Blutzufuhr zur verletzten Region. Erst in den letzten 25 Jahren ist es der Wissenschaft bekannt, dass aspirinhaltige Mittel die Produktion von Prostaglandinen im Körper hemmen und so Schmerzen lindern.

8.4.2 Schmerzbehandlung durch Physikalische Therapie

Schmerzen im Bereich der Extremitäten lassen sich in Verbindung mit aktiver Bewegungstherapie durch die **Kryotherapie** dämpfen bzw. ausschalten. Durch die Kälteeinwirkung von 15-20 Minuten werden die lokalen Schmerzrezeptoren in ihrer Funktion blockiert (kontraindiziert ist **Kryotherapie** bei Nieren- und Blasenleiden sowie bei Durchblutungsstörungen).
Schmerzen bei entzündlichen Geschehen oder akuten Erkrankungen werden erfolgreich mit der **Hochfrequenztherapie** (Mikrowelle oder Kurzwelle) behandelt. Als Schmerztherapie bei chronischen Zuständen eignet sich die **Niederfrequenztherapie**. Hier hat sich besonders der Ultrareizstrom (Träbert = 5ms Impulsdauer und 3 ms Pausendauer), der

Diadynamische Strom (Bernaud), die Iontophorese (mit einem Medikament, das eine analgesierende und evtl. antiphlogistische Wirkung hat) und eine gezielte Ganglienbehandlung mit galvanischem Strom bewährt.
Bei Oberbauchbeschwerden und arthralgischen Gelenkleiden zeigt der **Heusack** gute Erfolge (in der Kneipp-Therapie wird der Heusack als das Morphium der Naturheilkunde bezeichnet).
Bei kolikartigen Beschwerden hat die **Heiße Rolle** (durch die gezielte Anwendung der feuchten Wärme) einen hohen Stellenwert.
Bei fast allen chronischen WS-Syndromen sowie Verschleißerscheinungen in den Gelenken führt die intensive Erwärmung durch **Wärmepackungen** in Form von Fango- und Moorpackungen zur Hyperämie, Schmerzlinderung und Entspannung.

Durch die Auftriebskräfte des Wassers und den thermischen Reiz hat man beim **Bewegungsbad** einen ausgezeichneten Effekt auf die Gelenke und die Wirbelsäule. In der Wirkung ist diese Anwendung vergleichbar mit der des Schlingentisches. Allerdings ist eine exakte Fixierung zur Vermeidung von Ausweichbewegungen nicht möglich. Auch sind begreiflicherweise nicht kompensierte Herz-Kreislauferkrankungen kontraindiziert.

8.4.3 Schmerzbehandlung durch manuelle Techniken

Eine Darstellung über die manuellen Techniken muss bei den sanften Berührungen der Geistheiler beginnen, weil man davon ausgehen kann, dass die Schmerzbehandlung durch **Handauflegen** und Berührung so alt wie die Menschheit selbst ist. Ausführlich werden in der Bibel die Wunderheilungen durch Handauflegen beschrieben. Die Wunder im Neuen Testament enden nicht mit dem irdischen Wirken Jesu. Jesus überträgt die Vollmacht, Wunder zu tun und zu heilen auf seine Jünger. In seinem Missionsbefehl in Markus 16 überträgt Jesus die Gabe der Krankenheilung auch auf die später zum Glauben kommenden Menschen weiter. Paulus reiht – in 1. Korinther 12 – Wunder und Krankenheilung unter die Geistesgaben der Gemeinde ein und sagt aber ausdrücklich, dass nicht jeder Wunder vollbringen kann.

Im Rahmen dieses Buches sollen mehr die nach schulmedizinischen Grundlagen praktizierenden Methoden Erwähnung finden. Dabei ist nicht immer das Vorgehen von Anfang an, schmerzdämfend. Als Beispiel sind die verschiedenen Techniken im Rahmen der **Atemtherapie** zu nennen. Hier wird versucht, mit permanentem oder intermittierendem Druck sowie sog.“Packegriffen“ und „tapping“ eine manuelle Reizsetzung und damit eine gewisse Facilitation der Atmung zu erreichen. Durch dieses Vorgehen wird die schmerzhafte thorakale Konstriktion zunächst verstärkt, dann aber kommt es spontan zu erweiterten Atmungsamplitude und damit zur Abnahme eines Schmerzes.

Die Schmerzbehandlung im Rahmen der **Klassischen Massage** ist auf mehreren Wegen möglich. Der eine Weg führt über die Muskelentspannung (besonders durch Petrissage und Effleurage) zum Erfolg, während der andere Weg bei punktförmigen chronischen Schmerzen mit der Gate-Methode erfolgversprechender ist. Bei der Gate-Methode wird die Schmerzstelle ca. 30 Sekunden überschwellig stark gedrückt und anschließend ca. 2 Minuten intensiv vibriert. Außerdem kann man den Schmerz beseitigen, indem über einen Zeitraum von 2-5 Minuten Zirkelfriktionen entgegen der Uhrzeigerrichtung ausgeführt werden. Dabei ist darauf zu achten, dass unterhalb der Schmerzgrenze therapiert wird.

Die Bindegewebsmassage wird gezielt und erfolgreich zur Schmerzbehandlung bei Narbenschmerzen, Kopfschmerzen, Phantomschmerzen und Organschmerzen eingesetzt. Besonders soll erwähnt werden, dass bei den schmerzhaften Berührungsempfindlichkeiten das Vorgehen der Subcutanen Reflex Therapie als „Mittel der Wahl" gilt. Aber auch die Lösung von Adhäsionen bei schmerzhaften Arthralgien mittels der Faszientechnik und der Subkutanen Petrissage (in Kombination mit der Manuellen Therapie und anderen krankengymnastischen Techniken) soll in Erinnerung gebracht werden.

Gelenkerkrankungen gehen nicht selten mit schmerzhaften Bewegungseinschränkungen aufgrund einer Kapselschrumpfung einher. Die **Manuelle Therapie** durch eine Traktion und Translation kann hier Erleichterung bringen.
Gerade bei den rheumatischen Muskel- und Gelenkerkrankungen verursachen aktive Übungen heftige lokale Schmerzen. In diesen Fällen ist eine Aufhängung im **Schlingentisch** angezeigt. Unter Abnahme des Eigengewichts und unter besonderer Beachtung von Achsen und Ebenen und einer damit verbundenen zielgerichteten Fixation können schmerzarme oder schmerzfreie Bewegungen erfolgen.

8.5 Der pH-Wert

8.5.1 Allgemeines

Der pH-Wert (lat. potentia Hydrogenii) ist das Maß für Konzentrationen von Wasserstoffionen in einer Substanz. Die Mess-Skala reicht von 1 bis 14. Dabei steht 1 für den stärksten Säuregrad und 14 für den höchsten basischen Wert. Bei einem pH-Wert von 7 ist die Flüssigkeit neutral: Säuren und Basen liegen in einem ausgewogenen Verhältnis vor und neutralisieren sich. Mit abnehmendem pH wächst die Acidität, d.h. der Säuregrad der Lösung.

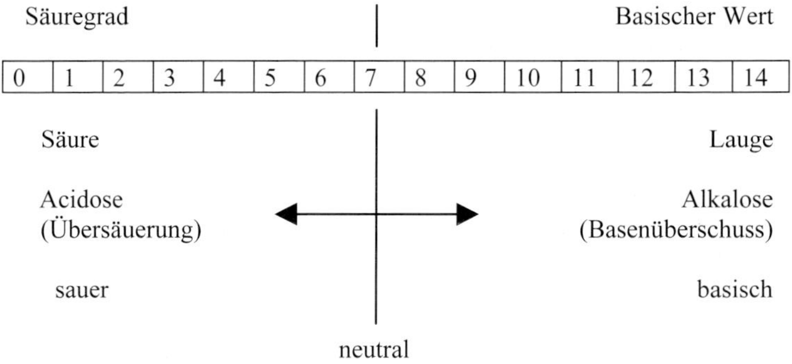

Abb. 71 Der pH-Wert

Säuren sind Substanzen, die in wässrigen Lösungen Wasserstoffionen abgeben. Dagegen sind Basen Substanzen, die Wasserstoffionen binden. Die Reaktion einer Flüssigkeit hängt von den Konzentrationen der jeweils vorliegenden freien Wasserstoffionen ab, die durch einen pH-Wert charakterisiert wird.

Nur wenn in den Körperflüssigkeiten und im Innern der Körperzellen ein Gleichgewicht zwischen Säuren und Basen besteht, können alle lebenswichtigen Reaktionen störungsfrei ablaufen. Jede Verschiebung des empfindlichen Gleichgewichts in unserem Körper erhöht das Risiko organischer Störungen und führt langfristig zu Gesundheitsschäden, die dann unter den Begriff „Zivilisationskrankheiten" fallen.

8.5.2 Die Normwerte unseres Körpers

- Blut
  Blut befindet sich leicht im basischen Bereich (oder in einer schwach alkalischen Reaktion) zwischen 7,35 und 7,45. Ein Ergebnis über diesem Wert wird als Alkalose (Basenüberschuss) bezeichnet, sinkt der Wert darunter spricht man von einer Acidose (Übersäuerung). Unter 7,0 und über 7,8 wird es lebensgefährlich.

- Bindegewebe
  Der pH-Wert ist Schwankungen unterworfen, weil das Bindegewebe nicht nur ein lebenswichtiger Speicher für Schadstoffe, sondern auch der wichtigste Säurespeicher unseres Körpers überhaupt ist. Ein gesundes Bindegewebe, das noch nicht mit einem Säuredepot überlastet ist, zeigt einen pH-Wert zwischen 7,08 und 7,29.

- Atmung
  Sinkt der arterielle pH-Wert unter den Normwert von 7,4 ab, so kommt es zu einer Acidose und damit zu einer Atmungssteigerung. Ein pH-Anstieg über den Normwert, führt dagegen zu einer Alkalose und damit zu einer geringgradigen Abnahme der Atmungsgröße.

- Pankreas und Darm
  Das Sekret der Pankreas und auch das Milieu des Darmes liegen über 8,0 also im basischen Bereich.

- Mundspeichel
  Der Mundspeichel ist fast neutral bei 7,0 bis 7,1.

- Muskel und Zellorgane
  Muskeln und Zellorgane befinden sich mit 6,8 im leicht sauren Milieu.

- Urin
  Der pH-Wert hängt von den Stoffen ab die ausgeschieden werden und kann zwischen 5,0 und 8,0 liegen.

- Magen
  Wegen der Funktion der Aufspaltung der Nahrung, wird im Magen Salzsäure gebildet und ist deswegen mit einem pH-Wert zwischen 1,2 und 3,0 der mit Abstand sauerste Bereich des Körpers.

8.5.3 Wirkungen

Ganz grob kann man sagen, dass bei einer Übersäuerung der Blutdruck ansteigt, die Konzentration ab- und die Vergesslichkeit zunimmt. Der Mensch ist nicht belastbar und der Schlaf ist unruhig. Er leidet unter Verstopfungen und Blähungen und seine Stimmung ist depressiv.

In der basischen Lage hingegen sinkt der Blutdruck. Der Mensch hat ein gutes Gedächtnis, zeigt eine große Ausdauer, hat einen ruhigen und erholsamen Schlaf, er hat eine gute Verdauung und die Stimmung ist gut gelaunt und lebensfroh.

8.5.4 Ernährung

In unserem Körper finden permanent Verbrennungsvorgänge im Rahmen des Stoffwechsels statt. Dabei wird Säure produziert. Damit das Säuregleichgewicht konstant gehalten werden kann, braucht der Körper die Fähigkeit, die durch die Nahrung aufgenommene oder bei deren Verwertung entstandenen Säuren sofort und ohne zusätzliche Zufuhr von Basen zu neutralisieren. Man bezeichnet diesen Vorgang als Puffersystem.

Diese Säuren müssen durch basische Mineralstoffe neutralisiert werden. Da der Körper diese nicht produzieren kann, müssen diese dem Organismus von außen zugeführt werden. Deshalb eine Übersicht der wichtigsten Nahrungsmittel:

- stark säurebildend
  Fleisch, Wurst, Rosenkohl, Eier, Käse über 50 % Fett i. Tr. Und Quark über 20 % Fett .Tr., unreife Früchte, Linsen, Nudeln, Reis, Schwarzbrot, Weißbrot, Erdnüsse, Zucker, Schokolade, Essig und hochprozentige Alkohole.

- schwach säurebildend
  Wirsing, Kresse, Magerquark, Butter, Schmalz, Hülsenfrüchte, Knäckebrot, Zwieback, Marmelade, Zitronensaft und Wein.

- schwach basenbildend
  rohe und geräucherte Wurst, Schinken, Grünkohl, Rotkohl, Kürbis, Tomaten, H-Milch, Joghurt, Sauermilchprodukte, kaltgepresste Pflanzenöle, reifes Obst, Mais, Kastanien, Vollkornbrot, Mandeln, Paranüsse, Honig, Ahornsirup und stilles Mineralwasser.

- stark basenbildend
  die meisten Gemüsesorten, Gemüsebrühe, Pilze, Blatt- und Wurzelgemüse, frische Kräuter, frische Milch, Molke, Sahne, Bananen, Kartoffeln, Sojamehl-Erzeugnisse, Birnendicksaft, Dörrobst, Gemüsesaft (ohne Tomaten) und Kräutertee.

8.5.5 Säureabbau

Wir haben oben ausgeführt, dass durch Nahrungsmittel einerseits und Verbrennungsvorgänge andererseits Säuren produziert werden. Diese Säuren müssen durch basische Stoffe neutralisiert werden. Muss der Körper über einen längeren Zeitraum Säure neutralisieren, entzieht er dem Körper die letzten Basenreserven. Der weitaus größte Anteil der Säure wird über die Lunge (Atmung), Niere (Urin), Darm (Stuhl) und Haut (Schweiß) ausgeschieden.

Die nicht ausgeschiedene Säure wird im kollagenen Bindegewebe, also im bradytrophen Gewebe, welches sind Knorpel, Sehnen und Faszien abgelagert. Es entsteht Arthrose.
Nur bei Störungen des subcutanen Stoffwechsels kommt es auch dort zu Ablagerungen und Übersäuerung mit den bekannten Symptomen von Hyperästhesie und Hyperalgesie.

Regelmäßige körperliche Betätigungen sind sehr wichtig, weil durch den Schwitzvorgang einerseits und die Bewegung im gelenknahen Bereich und dem Gelenk selbst, das Säuredepot im Gewebe aufgelöst wird. Sporadische Höchstleistungen führen hingegen zum Gegenteil: einer Übersäuerung.

Die einfachste, billigste und bequemste Methode den Körper zu entgiften, besteht im Trinken. Es sollte bedacht werden, dass je nach der Art und Weise der körperlichen Anstrengung und der umgebenden Lufttemperatur zwei bis drei Liter Flüssigkeit täglich zu sich genommen werden.

---

bradytrophes Gewebe = Gewebe mit verlangsamten Stoffwechsel, geringer Kapillarversorgung, Trophik durch Lymphversorgung durch Diffusion

8.6 Schlussbemerkungen

Schlussbemerkung

Die Subcutis muss in Zukunft mehr in das Blickfeld der Therapeuten gerückt werden. Dazu ist erforderlich, dass die in diesem Buch dargestellte Form der Subcutisbehandlung keine Sonderform der Massage ist, sondern als manuelle Grundlagentechnik in jeder Ausbildungsstätte für Physiotherapeuten gelehrt wird.

Final comment

Treaters should in future take more account of the subcutis. For this to happen, it is essential that the form of subcutaneous treatment described in this book should not be treated as a special form of massage, but should be taught as a basic manual technique in every training institution for physiotherapists.

Hermann Häfelin

8.7 Literaturverzeichnis

- Bischko, Johannes: Einführung in die Akupunktur, 4. Auflage, Karl F. Haug Verlag Heidelberg, 1973
- ten Bruggencate, Gerrit: Medizinische Neurophysiologie; Georg Thieme Verlag, Stuttgart / New York, 1984
- Brügger, Alois: Erkrankungen des Bewegungsapparates und seines Nervensystems, Gustav Fischer Verlag, Suttgart, 1977
- Dalicho, W.A.u.a.: Massage, Eine Einführung in die Techniken der Massage, Steinkopff Verlag, Darmstadt, 1981
- Delank, Heinz-Walter: Neurologie, 3., überarbeitete und ergänzte Auflage, Ferdinand Enke Verlag, Stuttgart, 1983
- Dicke, E., Schliack, H., Wolff, A.: Bindegewebsmassage, Zehnte Auflage, Hippokrates Verlag, Stuttgart 1977
- Dosch, J., Peter: Wissenswertes über die Neuraltherapie nach Dr. Huneke (Regulationstherapie), 20. Auflage, Karl F. Haug Verlag, Heidelberg 1984

- Ferner, Helmut: Anatomie des Nervensystems und der Sinnesorgane des Menschen, 3., verbesserte Auflage, Ernst Reinhardt Verlag, München/Basel, 1967
- Fischer, Ernst Peter: Die Welt im Kopf, Faude Verlag, Konstanz, 1985
- Gleditisch, Jochen M.: Reflexzonen und Somatotopien, WBV Biologisch-Medizinische Verlagsgesellschaft mbH & Co KG, Schorndorf, 1983
- Gross, Dieter: Heilung über das Nervensystem? Hippokrates Verlag, Stuttgart 1972
- Gross, Dieter: Therapeutische Lokalanästhesie, 2., neubearbeitete Auflage, Hippokrates Verlag, Stuttgart, 1979
- Haid-Fischer, Freya und Haid, Helmut: Venenerkrankungen, 5. überarbeitete und erweiterte Auflage, Georg Thieme Verlag, Stuttgart / New York, 1985
- Heipertz, Wolfgang: Wirkung physiotherapeutischer Maßnahmen von Haut und Muskulatur des Menschen, Dr. Alfred Hüthig Verlag, Heidelberg, 1967
- Helmrich, Hermann E.: Die Bindegewebsmassage, I. und II. Band, 2. Auflage, Karl F. Haug Verlag, Heidelberg, 1969
- Hoffa-Gocht-Storck-Lüdke: Technik der Massage, 14. Auflage, neubearbeitet von Ulrich Storck, Ferdinand Enke Verlag, Stuttgart 1980
- Hoppenfeld, Stanley: Klinische Untersuchung der Wirbelsäule und der Extremitäten, Gustav Fischer Verlag, Stuttgart, 1982
- Kahle, Werner: Nervensystem und Sinnesorgane, 3., überarbeitete Auflage, Taschenatlas der Anatomie Band 3, Georg Thieme Verlag, Stuttgart, 1979
- Kern, Günther: Gynäkologie, 3. unveränderte Auflage, Georg Thieme Verlag, Stuttgart / New York, 1977
- Kohlrausch, Wolfgang: Reflexzonenmassage in Muskulatur und Bindegewebe, 2. neu/bearbeitete und erweiterte Auflage, Hyppokrates Verlag, Stuttgart, 1959
- Krack, Niels: Nasale Reflex-Thearpie mit äthterischen Ölen. Band 2, 3. überarbeitete Auflage, Karl F. Haug Verlag, Heidelberg, 1982
- Leonhardt, Helmut: Histologie, Zytologie und Mikroanatomie des Menschen, 6., überarbeitete und erweiterte Auflage, Georg Thieme Verlag, Stuttgart /New York, 1981
- Marquardt, Hanne: Reflexzonenarbeit am Fuß, 8. Auflage, Karl F. HaugVerlag GmbH, Heidelberg, 1978
- Muschinsky, B. Massagelehre in Theorie und Praxis, Gustav Fischer Verlag, Stuttgart / New York, 1984
- Namikoshi, Tokujiro: Shiatsu, Albert Müller Verlag, Rüschlikon-Zürich /Stuttgart / Wien, 1970

- Penzel, Willy: Energielehre, Eigenverlag, D 3452 Heyen, 1982
- Pischinger, Alfred: Das System der Grundregulation, 3., verbesserte und erweiterte Auflage, Karl F. Haug Verlag, Heidelberg, 1980
- Pitzen, Peter / Rössler, Helmut: Kurzgefaßtes Lehrbuch der Orthopädie, 15. Auflage, Urban & Schwarzenberg, München; Wien, Baltimore, 1964
- Poeck, Klaus: Neurologie, 6., völlig neubearbeitete Auflage, Springer Verlag, Berlin / Heidelberg / New York, 1982
- v. Puttkamer, Joachim: Organbeeinflussung durch Massage, 5. Auflage, Karl F. Haug Verlag, Ulm/Donau, 1962
- Rohen, Johannes W.: Funktionelle Anatomie des Nervensystems, 4., neu-bearbeitete Auflage, F. K. Schattauer Verlag, Stuttgart / New York, 1985
- Schettler, Gotthard: Innere Medizin, Band I und II, 5. überarbeitete und erweiterte Auflage, Georg Thieme Verlag, Stuttgart / New York, 1980
- Schlegel, Karl-Friedrich: Orthopädie, Ferdinand Enke Verlag, Stuttgart, 1978
- Schmidt, Robert F. und Thews, Gerhard: Physiologie des Menschen, 21., korrigierte Auflage, Springer-Verlag, Berlin / Heidelberg / New York, 1983
- Schuh, Ilse: Bindegewebsmassage, Ein Lehrbuch für Ausbildung und Praxis, Gustav Fischer Verlag, Stuttgart, 1986
- Sedlacek, Ernst: Heilmassage bei internen Erkrankungen, Karl F. Haug Verlag, Um/Donau, 1963
- Stüttgen, G.: Die normale und pathologische Physiologie der Haut, Gustav Fischer Verlag, Stuttgart
- Teirich-Leube, Dr. Hede: Grundriß der Bindegewebsmassage , 4. durchgesehene Auflage, Gustav Fischer Verlag, Stuttgart 1968
- Tilscher, H. und Eder, M.: Lehrbuch der Reflextherapie, Hippokrates Verlag, Stuttgart, 1986
- Wood, Elizabeth C. und Becker, Paul D.: Klassische Massagemethoden, Hippokrates Verlag, Stuttgart, 1984
- Zimmermann, M. und Handwerker, H.O.: Schmerz, Springer Verlag, Berlin / Heidelberg / New York / Tokyo, 1984

8.8 Namensverzeichnis

DICKE, Elisabeth, (1884 - 1952), Krankengymnastin in Freiburg und Überlingen. Sie leidet 1929 an Durchblutungsstörungen der Beine. Im Rahmen einer Selbstbehandlung entwickelt sie die Bindegewebsmassage. Somit wird sie als die Begründerin der BgM angesehen. 1938 kommt sie zusammen mit TEIRICH-LEUBE und KOHLRAUSCH an die KG-Schule nach Freiburg.

HEAD, Henry (1861 - 1940), Neurologe in London
Er beschreibt 1889 die Zusammenhänge zwischen Organ und Körperoberfläche und nennt diese Stellen als erster »Zonen«.

HUNEKE, Ferdinand (1892 - 1966) und HUNEKE, Walter (1897 - 1974),
Ärzte in Düsseldorf und Stuttgart-Bad Cannstatt
Sie injizieren 1925 das Rheumamittel Atophanyl intravenös bei einem Migräneanfall ihrer Schwester und lösen damit das »Sekundenphänomen« aus. Seitdem Neuraltherapie mit Procain.

KOHLRAUSCH, Wolfgang (1888 - 1980), Arzt und Hochschullehrer in Berlin, Freiburg, Straßburg und Freudenstadt
Er lehrt und forscht im Bereich der Physiotherapie und gründet Massage- und Krankengymnastikschulen (1920 Massageschule in Berlin und 1935 KG-Schule in Freiburg, später KG-Schule in Straßburg).

KRAUSE, Wilhelm, (1833 - 1910), Anatom in Göttingen und Berlin
Nach ihm sind die Kälterezeptoren der Haut als »Krausesche Endkolben« benannt.

MEISSNER, Georg (1829 - 1905), Anatom und Physiologe in Basel
Er beschreibt als erster die nach ihm benannten »Meissnerschen Tastkörperchen« in der Haut.

NISSL, Franz (1860 - 1919), Physiologe in Heidelberg
Der Zellkern der Nervenzelle erhält nach ihm die Bezeichnung »Nisslsches Körperchen«.

PACINI, Philippo (1812 - 1883), Anatom in Florenz
Zusammen mit VATER werden die Druckrezeptoren der Haut als »Vater-Pacinisches Lamellenkörperchen« benannt.

PAWLOW, Iwan, Petrow (1849 - 1936), Physiologe in Petersburg
Er erhält 1904 den Nobelpreis für seine Forschungen um den »Bedingten Reflex«.

RANVIER, Louis (1835 - 1922), Anatom in Paris
Die Stellen, an denen eine elektrische Erregung der Nervenmembran erfolgt, nennt man nach ihm »Ranviersche Schnürringe«.

RUFFINI, Angelo (1864 - 1929), Anatom in Siena und Bologna
Die Wärmerezeptoren der Haut werden nach ihm als »Ruffinisches Körperchen« bezeichnet.

SCHWANN, Fr., Th. (1810 - 1882), Anatom in Lüttich und Berlin
Seine Forschungen erstrecken sich besonders auf den Bereich der Nerven. Nach ihm sind Markscheiden (»Schwannsche Scheide«) und Kerne in der Umhüllungsmembran (»Schwannscher Kern«) benannt.

TEIRICH-LEUBE, Hede (1903 - 1979), Ärztin und Krankengymnastin in Freiburg
Gründet zusammen mit KOHLRAUSCH 1935 die Freiburger KG-Schule und holt 1938 DICKE nach Freiburg. 1946 Abschluß des Medizinstudiums. Von 1950 - 1970 Leitung der KG-Schule in Freiburg. Forscht und veröffentlicht Arbeiten über BgM. Weitere zahlreiche Veröffentlichungen über Bereiche der Krankengymnastik.

VATER, Abraham (1684 - 1751), Anatom in Wittenberg
Er beschreibt ca. 100 Jahre vor PACINI die Lamellenkörperchen in der Haut.

8.9 Sachverzeichnis

8.10 Verzeichnis der Abbildungen

8.11 Verzeichnis der Tabellen

8.12 Verzeichnis der Fußnoten